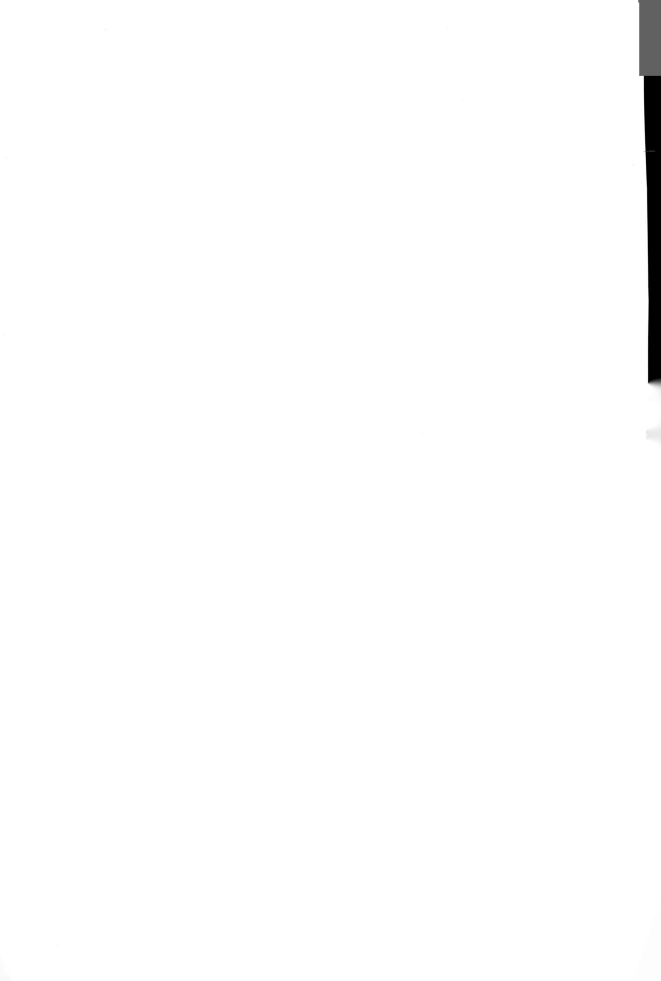

图像引导放射治疗理论与实践

Image-Guided Radiation Therapy Physics and Technology

原著　〔印〕B. 保罗·拉文德兰（B Paul Ravindran）

主审　于金明

主译　巩贯忠　杨　波　陈　利　胡彩容

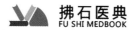

辽宁科学技术出版社
LIAONING SCIENCE AND TECHNOLOGY PUBLISHING HOUSE

拂石医典
FU SHI MEDBOOK

图书在版编目（CIP）数据

图像引导放射治疗理论与实践 / (印) B. 保罗·拉文德兰 (B Paul Ravindran) 著；巩贯忠等主译 . -- 沈阳：辽宁科学技术出版社，2024. 12. -- ISBN 978-7-5591-4004-3

Ⅰ . R815

中国国家版本馆 CIP 数据核字第 2024WB9887 号

Originally published as *Image-Guided Radiation Therapy* © IOP Publishing, Bristol 2022.
The Publisher is permitted to translate into Chinese and thereafter publish the Book as a paperback. It will add an appendix to the Book which is written by its own appointed authors. The new appendix is unique to the Chinese language edition and the original authors had no involvement in writing it.

著作权号 06-2024-247

出版发行：辽宁科学技术出版社

北京拂石医典图书有限公司

地址：北京海淀区车公庄西路华通大厦 B 座 15 层

联系电话：010-57262361/024-23284376

E-mail：fushimedbook@163.com

印刷者：三河市春园印刷有限公司

经销者：各地新华书店

幅面尺寸：185mm×260mm

字　数：443 千字

印　张：18

出版时间：2024 年 12 月第 1 版

印刷时间：2024 年 12 月第 1 次印刷

责任编辑：李俊卿　陈　颖

责任校对：梁晓洁

封面设计：潇　潇

封面制作：潇　潇

版式设计：天地鹏博

责任印制：丁　艾

如有质量问题，请速与印务部联系

联系电话：010-57262361

定　价：198.00 元

翻译委员会

主　审　于金明

主　译　巩贯忠　杨波　陈利　胡彩容

副主译　倪千喜　马娅　薛洁　郭建

译　者　（按照姓氏拼音排序）

陈进琥　山东省肿瘤医院

陈　利　中山大学肿瘤防治中心

程燕铭　福建省肿瘤医院

崔庆浩　临沂市中医医院

崔　振　山东省肿瘤医院

傅费超　上海联影医疗科技有限公司

高婉晴　山东第一医科大学

巩贯忠　山东省肿瘤医院

郭　建　苏州大学附属第一医院

韩　军　华中科技大学同济医学院附属协和医院

胡彩容　福建省肿瘤医院

黄思娟　中山大学肿瘤防治中心

姜　鹏　青岛大学附属医院

鞠相柏　山东大学附属威海市立医院

李秉桓　上海联影医疗科技有限公司

李国斌　上海联影医疗科技有限公司

李文博　北京协和医院

李　需　山东省肿瘤医院

李振江　山东省肿瘤医院

廖　璨　上海联影医疗科技有限公司

刘　斌　山东第一医科大学附属省立医院

刘　畅　上海联影医疗科技有限公司

刘　飞　华中科技大学同济医学院附属同济医院

刘　晖　武汉大学中南医院

马　娅　山东第一医科大学

倪千喜　湖南省肿瘤医院

潘羽晞　北京大学第三医院

仇清涛　山东省肿瘤医院

苏　亚　山东省肿瘤医院

孙海涛　北京大学第三医院

孙洪强　上海联影医疗科技有限公司

谭剑锋　湖南省肿瘤医院

汪之群　北京协和医院

王　彬　中山大学肿瘤防治中心

王骁踊　武汉大学中南医院

王芷妍　湖南省肿瘤医院

伍海彪　南华大学附属第一医院

谢　欣　福建省肿瘤医院

薛　洁　山东师范大学

杨　波　北京协和医院

杨　鑫　中山大学肿瘤防治中心

周婧劫　上海联影医疗科技有限公司

朱　健　山东省肿瘤医院

朱　俊　湖南省肿瘤医院

邹剑雄　上海联影医疗科技有限公司

主译简介

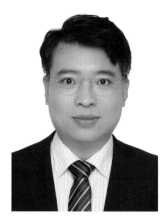

巩贯忠 副主任技师，山东省肿瘤医院放射物理师，放射物理技术科副主任，澳大利亚悉尼大学访问学者，山东第一医科大学医学物理系副主任，中国生物医学工程学会医学物理分会第二届青年委员会副主任委员，主要从事医学图像处理引导肿瘤精确放疗的基础研究及临床应用工作。

主持完成国家自然科学基金青年基金项目1项，山东省科技发展计划项目1项，山东省自然科学基金项目1项；参与国家自然科学基金项目5项，山东省重点研发工程项目2项。为首或通讯作者发表SCI论文20篇，主编（译）论著4部。荣获山东省科技进步二等奖3项，中国抗癌协会科技进步二等奖1项。

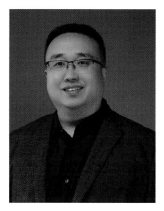

杨 波 副主任技师，北京协和医院副主任、物理组组长，中国生物医学工程学会医学物理分会第十一届委员会秘书，中国生物医学工程学会医学物理分会京津冀+放射物理专业组秘书、委员，北京医学会放射肿瘤治疗学分会第十一届委员会委员，中国计量测试学会电离辐射专业委员会委员，中国医学装备协会放射治疗装备技术分会第三届常委、副秘书长。

主要从事图像引导调强放疗、立体定向放疗、自适应放疗、能谱CT等放射治疗技术及质量保证与质量控制的研究。主持完成北京协和医院新技术推广项目1项；参与国家自然科学基金项目2项，科技部重大专项3项。为首或通讯作者发表SCI论文25篇，参编（译）论著4部，教材2部。荣获中华医学科技奖三等奖1项，北京医学科技奖二等奖1项。

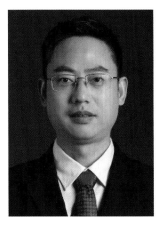

陈　利　副研究员，硕士生导师，中山大学肿瘤防治中心放疗科物理师，物理组组长，中国生物医学工程学会医学物理分会委员，广东省放射治疗质量控制中心秘书。

　　主要从事精准放射治疗技术及人工智能的临床应用研究。主持国家重点研发计划课题1项，国家自然科学基金面上项目1项，广东省自然科学基金项目1项；参与科技部"十三五"国家重点研发计划项目1项，广东省科技重点专项1项，广州市重点研发计划项目1项。以主要作者身份作者发表专业学术论文21篇，参编（译）论著3部。参与制定团体标准1项，获授权发明专利5项。

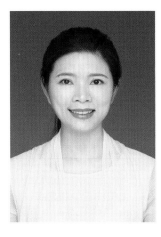

胡彩容　福建省肿瘤医院放疗物理师、副主任技师，福建医科大学放射医学／放射物理学与辐射剂量教研室主任，中国抗癌协会医学物理技术专业委员会常务委员，中国抗癌协会食管肿瘤整合康复专业委员会委员，中华医学会放射肿瘤治疗学分会放射物理学组委员，中华医学会影像技术学分会医学影像物理专业委员会委员，中国生物医学工程学会医学物理分会国际交流工作组副组长，中国生物医学工程学会精确放疗技术分会放射物理学组委员会委员，中国医学装备协会放射治疗装备技术分会委员会委员，中国医药教育协会肿瘤放射治疗专业委员会委员，福建省核学会第七届理事会理事，福建省核学会放射肿瘤治疗学分会常务理事，福建省医学会放射肿瘤治疗学分会物理学组委员，福建省肿瘤质控中心放疗专家组成员兼秘书，《中华放射医学与防护杂志》通讯编委。

　　主要从事肿瘤放射治疗图像引导技术和辐射剂量学的临床应用及相关研究工作。主持承担省科技厅引导性项目1项，省卫健委厅级课题1项；指导省科技厅项目1项、省卫健委厅级课题4项；参与福建医科大学启航基金项目1项，省自然科学基金面上项目1项，福建省科技厅重点项目1项，国家自然科学基金1项。国内外学术期刊发表专业论文20余篇，参编（译）论著2部，参与制定国家癌症中心／国家肿瘤质控中心5项指南。

主编简介

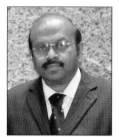

B Paul Ravindran 教授，博士，DipRP，FCCPM

Ravendran 博士是印度 Vellore 的 Christian 医学院（Christian Medical College，CMC）放射物理学专业的教授，现已退休。

Ravendran 博士在医学物理方面有超过 35 年的教学经验，一直在为 CMC 放射肿瘤学住院医师、医学物理硕士研究生、放射治疗和影像技术的学生教授放射物理学课程；曾担任 CMC 联合健康科学系副主任，任期四年。2005—2019 年，Ravendran 博士是印度 Christian 医学会（Christian Medical Association of India，CMAI）医疗放射技术培训委员会（Medical Radiation Technology Training committee，MRTTC）的召集人；具有丰富的国际工作经验，曾任加拿大医学院的研究员，在加拿大 London 地区癌症项目工作组工作过两年。他在同行评审的期刊上发表了 60 多篇论文，并多次在印度国内及国际学术会议上进行大会报告；为 Tamil Nadu Dr M.G.R. 医科大学培养了 5 名医学物理专业的博士研究生。

Ravendran 博士曾是印度科技部项目审查委员会委员，也是生物技术部高级别专家委员会委员；曾作为国际原子能机构（International Atomic Energy Agency，IAEA）专家代表，多次访问东南亚和太平洋地区各国。2019—2020 年，Ravendran 博士还在 IAEA 担任了为期一年的医学物理学家的全职顾问，并在近期被亚洲 – 大洋洲医学物理组织联合会（Asia-Oceania Federation of Organizations for Medical Physics，AFOMP）授予"杰出医学物理学家"奖。

Ravindran 博士目前在印度 Dimapur 基督教健康科学与研究所担任首席医学物理师。

原著前言

　　医学成像技术的飞速进步大大地提升了肿瘤放射治疗的精确度，通过图像引导放疗（Image Guided Radiation Therapy，IGRT）能够将放射剂量准确地传输到肿瘤区域，从而保护更多的健康组织。IGRT 的进步不仅有助于提高肿瘤控制概率（Tumor Control Probability，TCP）、降低正常组织并发症概率（Normal Tissue Complication Probability，NTCP），而且还可以使放射治疗期间肿瘤位置、大小和形状的变化能够被量化和解释，进而提高剂量传输的几何精度和准确性。值得注意的是，除了在放疗中使用 MV 级成像进行图像引导外，几乎所有的诊断级成像方法，如 kV 级 X 射线、计算机断层扫描成像（Computed Tomography，CT）、磁共振成像（Magnetic Resonance Imaging，MRI）和超声成像，都被用于放疗中的图像引导。IGRT 发展的意义重大，尽管有部分教材和论文描述了 IGRT 设备的物理原理和临床技术，但广大肿瘤放射治疗从业者一致认为，一本能够全面提供 IGRT 技术细节、物理原理以及质量保证要求的专业教材将有助于医学物理专业、放射肿瘤学专业和放射治疗技术专业的学生学习并应用好 IGRT 这项技术。

　　尽管 IGRT 这一术语是在近十年随着先进成像技术的涌现而被正式提出的，但基于胶片的 2D 平面成像一直被用于指导放疗中的患者摆位误差纠正和剂量验证。为了给学生们展现 IGRT 的发展历程，本书从基于胶片成像的 IGRT 开始；为了更好地理解 IGRT，本书的章节设置旨在遵循 IGRT 成像方法的分类。第 1 章对放射治疗和 IGRT 进行了概述，第 2～6 章讨论了基于电离辐射成像方法的 IGRT，而第 7～9 章分别对包括超声、MRI 和光学体表容积成像等非电离辐射的 IGRT 技术进行了介绍。IGRT 可以进一步分为在线和离线引导，这些内容在第 2～4 章中进行了讨论。第 2 章讨论了 2D 胶片平面成像技术和计算机放射成像技术（Computed Radiography，CR），第 3 章和第 4 章分别讨论了在线 2D 图像引导，即电子射野平面成像（Electronic Portal Imaging，EPI）和 kV 级平面成像技术。容积成像技术和 IGRT 设备的质量保证则分别在第 5 章和第 6 章中进行了介绍。

　　从本书的章节安排可以看出，它的受众主要是医学物理专业的学生和住院医师。本书的内容设计重于相关的物理原理的描述性内容，而未加入太多的数学内容。本书的重点是介绍 IGRT 技术的物理原理、技术细节、临床工作流程和质量保证等内容。本书也可以作为放射肿瘤学住院医师和放射治疗技术专业学生的参考用书。衷心期望本书能为医学物理专业、放射肿瘤学专业和放射治疗技术专业的医学生和住院医师在学习和实践中提供有力支持。

原著序

我非常荣幸且愉快地为 Ravindran 博士所著的这本内容详实的 IGRT 专业教材撰写序言。

我与 Ravindran 博士相识已逾四十载，他是一位杰出的教育家，不仅在数学与计算机领域拥有深厚的学识，还对放射肿瘤学领域从业者与学生的职业需求了如指掌，深知如何引领他们成为 IGRT 领域的佼佼者。凭借其在医学物理学领域丰富的国内外工作经验，以及致力于以较低成本开发新技术替代品的热情，他成功推动了这本内容丰富的教材的出版。

当前，放射肿瘤学的发展趋势是"所见即所得"。临床实践的目标在于确保邻近正常组织不受或仅受最小剂量辐射的同时，给予足以杀灭肿瘤细胞的均匀剂量。而 IGRT 已成为实现这一目标不可或缺的关键环节。众多现代化放疗技术均依赖于多样化的成像手段，放疗的成功与否在很大程度上取决于对这些系统的正确使用。广大从业人员往往需要耗费大量时间与精力，从少数经典文献中汲取知识，以助其理解和实践 IGRT。如今，以平板探测器为基础的 kV 级成像系统、CT 成像、MRI 成像、PET 成像、超声成像以及表面引导放疗（SGRT）等 IGRT 系统，已成为放射治疗设备的重要组成部分。

本书开篇即对传统 2D 图像引导进行了介绍，随后对 EPID 系统进行了深入的剖析。书中还详细阐述了基于 kV 级 2D 成像和 3D 容积成像的 IGRT 技术，以及超声和 MRI 成像在 IGRT 中的应用。此外，各种成像模式的调试、验收及质量保证项目也在专门的一章中得到了逐一介绍。同时，本书还对即将广泛应用的 SGRT 系统进行了详尽的阐述。

Ravindran 博士在本书中总结了各种 IGRT 系统的优势与不足。总体而言，这本书无疑将成为一本极具价值的工具书，为广大放射治疗与放射物理从业人员在学习及临床应用 IGRT 时提供更多、更全面的知识。在此，我预祝 B Paul Ravindran 教授未来一切顺利，并期待他继续为医学物理专业做出更多卓越的贡献。

M Ravikumar PhD，Dip RP，FICRO
HOD，DRP，KMIO 前主任委员
Sri Shankara 癌症研究中心放射物理系主任、教授
Bengaluru-560004，印度

主审序

放射治疗（放疗）在肿瘤治疗中的作用日趋重要。如何保证放疗的精度与安全，一直以来都是放疗人所关心的核心问题。随着影像技术的发展，现代化的放疗技术基本实现了"所见即所得"。在这其中图像引导放疗技术（IGRT）发挥了不可替代的作用。而随着新型的高精度放疗技术如质子放疗、重离子放疗、中子放疗等的引进及应用，对肿瘤位置的准确性提出了更严格的要求。

"看得见、打得准"是现代化放疗新技术最基本也是最高层次的要求。近半个世纪以来，IGRT 系统经历了从二维平面成像，到三维容积成像、四维动态成像的发展；也完成了从有电离辐射的 X 射线 IGRT 到基于超声、MRI 及光学体表成像等无电离辐射 IGRT 的升级。技术越来越先进，功能越来越强大，IGRT 系统的复杂性也越来越高。如何让广大放疗从业人员系统了解、学习及应用 IGRT 技术，是我一直在思索的一个问题。

我们医院作为亚洲最早引进 kV 级 IGRT 系统（2005 年安装带 kV 级 CBCT 的直线加速器）的单位之一，经过近 20 年的发展，医院已经配备了 kV 级 CBCT、kV 级正交立体成像、MV 级 EPID、MVCT、MR–Linac、CT–Linac、光学体表成像等的 IGRT 设备。在基于这些 IGRT 系统的临床实践及科研教学中，团队深感目前国内缺少一本系统介绍 IGRT 的教材。

我院放射物理师巩贯忠同志联合国内各大肿瘤中心的优秀青年物理师共同翻译的印度 Ravindran 教授主编的《Image–Guided Radiation Therapy：Physics and Technology》一书，为国内放疗的从业人员学习及应用 IGRT 系统提供了一本实用的参考书。希望年轻的放疗学者通过学习本书，能够学有所得、学有所长、学有所用，进而为广大的肿瘤患者提供更专业、更规范的 IGRT 放疗服务。

2024 年 9 月

主译序

放射治疗（放疗）作为肿瘤综合治疗的主要手段之一，已经发挥了不可替代的作用。从1895年伦琴发现X射线以来，放疗经历了近130年的发展，经过传统的二维普通放疗，再到三维适形放疗、逆向调强放疗、螺旋断层放疗、图像引导放疗、立体定向放射外科/放疗、生物引导放疗、质子/重离子放疗等一系列变迁，放疗精度与安全性越来越高，疗效越来越好，这些都得益于医学成像技术的发展及应用。医学成像技术在放疗中的应用，推动了肿瘤放疗的一个里程碑式技术——图像引导放疗（IGRT）的研发及应用。IGRT不仅在当下肿瘤放疗中发挥了重要作用，在未来也将是开展高精度放疗的必备工具。

什么是IGRT？不同的专家会给出不同的答案，很多初学放疗的从业人员可能会简单地认为IGRT就等同于CBCT或者EPID。其实不然，IGRT在临床中的应用已经超过了半个世纪，有其特定的发展模式及演变规律。这需要广大从业人员建立IGRT的系统性知识架构及体系。因为目前缺少IGRT的系统性培训教材，大部分学者只能通过论文或者部分书籍的个别章节中了解和学习某一种特定的IGRT技术，而在我国IGRT教学及临床应用中，这种现象尤为明显。

印度Ravindran教授主编的《Image-Guided Radiation Therapy：Physics and Technology》一书是目前国际上为数不多的系统介绍IGRT的教材。初次接触这本书，翻译团队的小伙伴们无比兴奋，当下国内正好缺少这样一本集各种IGRT设备或技术于一体的专业教材。在大家的一切努力下，经过近1年时间，反复核对、修改、校稿，《图像引导放射治疗理论与实践》终于正式出版了。

鉴于当前我国放疗设备及技术的自主创新成果，及放疗从业人员对国产设备了解的迫切需求；经过与原著主编商议，在本书的附录部分，将我国放疗设备研发的代表性企业——上海联影医疗科技股份有限公司的相关放疗产品进行了介绍。

希望本书的翻译出版能为我国放疗从业人员了解、学习、应用IGRT技术有所帮助。衷心感谢广大读者对本书的关注及帮助。

巩贯忠

2024年10月

目 录

第1章 放射治疗及图像引导放疗概述 ·· 1
1.1 放射治疗的基本原理 ··· 1
1.2 放射治疗（Radiation therapy，RT）的实现方法 ························· 3
1.2.1 三维适形放疗（Three-Dimensional Conformal Radiation Therapy，
3D-CRT） ·· 3
1.2.2 调强放疗（Intensity Modulated Radiation Therapy，IMRT） ········· 3
1.2.3 容积旋转调强放疗（Volumetric Modulated Arc Therapy，VMAT）····· 4
1.2.4 螺旋断层放疗系统（Tomotherapy） ·································· 5
1.3 放射治疗中进行医学成像的必要性 ··· 5
1.3.1 2D 图像引导——平面成像 ··· 6
1.3.2 千伏级（Kilo Voltage，kV）平面成像 ······························ 7
1.3.3 基于容积图像的 IGRT 系统 ·· 7
1.3.4 基于 CBCT 的容积成像 ··· 8
1.3.5 基于分子影像成像的 IGRT 系统——生物引导放疗 ················· 8
1.4 非电离辐射成像的 IGRT 系统 ··· 9
1.4.1 基于超声的 IGRT 系统 ·· 9
1.4.2 基于磁共振（Magnetic Resonance Image，MRI）成像的 IGRT 系统 ··· 9
1.4.3 光学体表成像的 IGRT 系统（Surface Guided Radiation Therapy，SGRT） ··· 10
1.5 IGRT 系统的优点 ··· 10
参考文献 ··· 10

第2章 基于离线 2D 影像的 IGRT 系统 ··· 14
2.1 基于放射胶片的 IGRT 系统 ·· 14
2.1.1 带金属滤网胶片探测器的需求 ·· 15
2.1.2 放射治疗中胶片及平面成像的临床应用 ···························· 16
2.1.3 胶片平面成像的几何问题 ·· 17
2.1.4 数字影像的转换 ··· 17
2.2 计算机辅助的 X 线摄影（CR）引导放射治疗系统 ···························· 17
2.2.1 概述 ··· 17
2.2.2 CR 影像板－光激励存储荧光板 ····································· 18
2.2.3 光激励荧光板成像的原理 ·· 19
2.2.4 CR 读取器 ·· 20

2.2.5　CR 信息读取过程 ·· 20

2.2.6　CR 成像特点 ··· 20

2.2.7　应用 CR 进行患者放疗位置的验证 ·························· 22

2.2.8　在 ^{60}Co 治疗机上应用的 CR 平面成像系统 ············ 23

2.2.9　直线加速器上应用的 CR 平面成像系统 ················· 24

2.2.10　直方图均衡化 ·· 24

2.2.11　CR 图像配准 ·· 25

2.3　CR 平面成像在 IGRT 中的应用进展 ······························· 26

2.4　小结 ·· 26

参考文献 ··· 28

第 3 章　基于电子射野影像装置的 IGRT 系统 ···················· 30

3.1　概述 ·· 30

3.2　基于视频相机（TV camera）的 EPID ······························ 31

3.2.1　探测器 ··· 31

3.3　基于光纤的 EPID ··· 33

3.3.1　光纤 EPID 的缺点 ·· 34

3.4　基于液体电离室的 EPID ··· 35

3.5　基于有源矩阵平板成像仪（Active-matrix，flat-panel imager，AMFPI）的 EPID ··· 37

3.5.1　直接转换平板成像仪 ·· 38

3.5.2　间接转换 EPID ··· 39

3.5.3　市售 AMFPI 的问题 ··· 42

3.5.4　重影和噪音 ·· 42

3.6　EPID 的临床使用 ··· 43

3.6.1　EPID 的一般工作流程 ·· 44

3.6.2　基于标志物 EPID 的使用 ··· 44

3.6.3　利用 EPID 追踪植入标志物进行 4D 放射治疗 ··········· 45

3.6.4　误差及在线和离线纠正策略 ·· 46

3.6.6　纠正策略 ·· 48

3.7　小结 ·· 50

参考文献 ··· 52

第 4 章　基于 2D 的 kV 级影像的 IGRT 系统 ···················· 57

4.1　基于 kV 级 X 射线的立体成像系统 ···································· 57

4.1.1　BrainLAB ExacTrac X 射线 6D 立体定向影像引导放射治疗（IGRT）系统 ··· 57

4.1.2　ExacTrac 动态系统——SGRT 和 IGRT 系统的集成 ····· 61

4.1.3　Cyberknife 系统（Cyberknife） ··································· 62

4.1.4　立体成像系统的优缺点 ·· 66

4.2 机载式 2D kV IGRT 系统 ·· 66

4.2.1 发展历程 ·· 66

4.2.2 商用机载式 2D-kV IGRT 系统 ·· 67

4.2.3 kV 级 X 射线集成的 Elekta 直线加速器（X-Ray Volume Imager，XVI）····· 67

4.2.4 kV 级 X 射线集成的 Varian 直线加速器（On-Board Imager，OBI）····· 68

4.2.5 使用 kV 级 X 射线系统进行摆位验证 ·· 69

4.2.6 基于标记的位置验证 ·· 70

4.2.7 去金属伪影（MAR） ·· 71

4.2.8 标记物移位 ·· 72

4.3 小结 ·· 73

参考文献 ·· 74

第5章 基于容积成像的 IGRT 系统 ·· 78

5.1 概述 ·· 78

5.1.1 CT 机的发展 ·· 79

5.1.2 CT 图像重建 ·· 81

5.1.3 扇形束 CT 图像重建 ·· 82

5.2 滑轨 CT 机（放射治疗室内的 CT 机） ·· 83

5.2.1 基于滑轨 CT 机的 IGRT 系统的工作流程 ·· 86

5.2.2 基于滑轨 CT 机的 IGRT 系统的不确定性 ·· 86

5.2.3 基于滑轨 CT 机的 IGRT 系统的临床应用及进展 ·· 87

5.3 Tomotherapy 系统 ·· 87

5.3.1 Tomotherapy 中基于 MV 级 CT 的 IGRT 系统 ·· 87

5.3.2 Tomotherapy 中的 MV 级 CT 成像系统 ·· 90

5.3.3 Tomotherapy 中基于 kV 级 CT 成像系统 ·· 90

5.3.4 Tomotherapy 中 IGRT 的工作流程 ·· 90

5.4 基于 CBCT 的 IGRT 系统 ·· 91

5.4.1 CBCT 图像重建 ·· 91

5.4.2 MV 级 CBCT 系统 ·· 93

5.4.3 MV 级 CBCT 系统的发展历程 ·· 94

5.5 Halcyon 治疗机 ·· 94

5.5.1 Halcyon 治疗机 IGRT 的工作流程 ·· 95

5.6 基于 kV 级 CBCT 的 IGRT 系统 ·· 96

5.6.1 搭载 kV 级 CBCT 的 Halcyon 治疗机 ·· 96

5.6.2 搭载 4D IGRT 系统的 Vero 治疗机 ·· 96

5.6.3 搭载 IGRT 系统的 Sidharth II 治疗机 ·· 97

5.6.4 基于 C 形臂直线加速器的 CBCT 系统 ·· 98

5.6.5 蝶形滤波器 ·· 105

5.6.6　纵向扩展 FOV 的 IGRT 系统 ⋯⋯⋯⋯⋯⋯⋯⋯⋯⋯⋯⋯⋯⋯⋯⋯⋯ 106

5.6.7　呼吸关联的 CBCT 成像系统（4D-CBCT）⋯⋯⋯⋯⋯⋯⋯⋯⋯⋯⋯ 107

5.6.8　4D CBCT 重建 ⋯⋯⋯⋯⋯⋯⋯⋯⋯⋯⋯⋯⋯⋯⋯⋯⋯⋯⋯⋯⋯⋯⋯ 109

5.6.9　条纹伪影去除术 ⋯⋯⋯⋯⋯⋯⋯⋯⋯⋯⋯⋯⋯⋯⋯⋯⋯⋯⋯⋯⋯⋯ 109

5.6.10　投影图像数量与图像质量的关系 ⋯⋯⋯⋯⋯⋯⋯⋯⋯⋯⋯⋯⋯⋯ 110

5.7　图像配准 ⋯⋯⋯⋯⋯⋯⋯⋯⋯⋯⋯⋯⋯⋯⋯⋯⋯⋯⋯⋯⋯⋯⋯⋯⋯⋯⋯ 111

5.7.1　图像配准的基本原理 ⋯⋯⋯⋯⋯⋯⋯⋯⋯⋯⋯⋯⋯⋯⋯⋯⋯⋯⋯⋯ 111

5.7.2　图像形变配准 ⋯⋯⋯⋯⋯⋯⋯⋯⋯⋯⋯⋯⋯⋯⋯⋯⋯⋯⋯⋯⋯⋯⋯ 112

5.7.3　图像配准中的特征空间和相似性测量 ⋯⋯⋯⋯⋯⋯⋯⋯⋯⋯⋯⋯ 112

5.7.4　图像转换模型 ⋯⋯⋯⋯⋯⋯⋯⋯⋯⋯⋯⋯⋯⋯⋯⋯⋯⋯⋯⋯⋯⋯⋯ 113

5.7.5　肿瘤放射治疗图像形变配准的应用 ⋯⋯⋯⋯⋯⋯⋯⋯⋯⋯⋯⋯⋯ 113

5.8　3D 容积 IGRT 系统的临床应用 ⋯⋯⋯⋯⋯⋯⋯⋯⋯⋯⋯⋯⋯⋯⋯⋯⋯ 114

5.8.1　自适应放射治疗（ART）⋯⋯⋯⋯⋯⋯⋯⋯⋯⋯⋯⋯⋯⋯⋯⋯⋯⋯⋯ 114

5.9　小结 ⋯⋯⋯⋯⋯⋯⋯⋯⋯⋯⋯⋯⋯⋯⋯⋯⋯⋯⋯⋯⋯⋯⋯⋯⋯⋯⋯⋯⋯ 118

参考文献 ⋯⋯⋯⋯⋯⋯⋯⋯⋯⋯⋯⋯⋯⋯⋯⋯⋯⋯⋯⋯⋯⋯⋯⋯⋯⋯⋯⋯⋯ 119

第 6 章　IGRT 系统的验收、质量保证及辐射剂量 ⋯⋯⋯⋯⋯⋯⋯⋯⋯⋯⋯⋯⋯ 127

6.1　概述 ⋯⋯⋯⋯⋯⋯⋯⋯⋯⋯⋯⋯⋯⋯⋯⋯⋯⋯⋯⋯⋯⋯⋯⋯⋯⋯⋯⋯⋯ 127

6.2　IGRT 系统质量保证项目的要求 ⋯⋯⋯⋯⋯⋯⋯⋯⋯⋯⋯⋯⋯⋯⋯⋯⋯ 128

6.2.1　安全性 ⋯⋯⋯⋯⋯⋯⋯⋯⋯⋯⋯⋯⋯⋯⋯⋯⋯⋯⋯⋯⋯⋯⋯⋯⋯⋯ 128

6.2.2　几何精度 ⋯⋯⋯⋯⋯⋯⋯⋯⋯⋯⋯⋯⋯⋯⋯⋯⋯⋯⋯⋯⋯⋯⋯⋯⋯ 128

6.2.3　图像质量 ⋯⋯⋯⋯⋯⋯⋯⋯⋯⋯⋯⋯⋯⋯⋯⋯⋯⋯⋯⋯⋯⋯⋯⋯⋯ 128

6.3　EPID 系统的验收及质量保证 ⋯⋯⋯⋯⋯⋯⋯⋯⋯⋯⋯⋯⋯⋯⋯⋯⋯⋯ 128

6.3.1　机械性能校准 ⋯⋯⋯⋯⋯⋯⋯⋯⋯⋯⋯⋯⋯⋯⋯⋯⋯⋯⋯⋯⋯⋯⋯ 128

6.3.2　机械性能及安全性测试 ⋯⋯⋯⋯⋯⋯⋯⋯⋯⋯⋯⋯⋯⋯⋯⋯⋯⋯⋯ 129

6.3.3　成像系统性能测试 ⋯⋯⋯⋯⋯⋯⋯⋯⋯⋯⋯⋯⋯⋯⋯⋯⋯⋯⋯⋯⋯ 129

6.3.4　图像校准 ⋯⋯⋯⋯⋯⋯⋯⋯⋯⋯⋯⋯⋯⋯⋯⋯⋯⋯⋯⋯⋯⋯⋯⋯⋯ 132

6.3.5　EPID 软件验收 ⋯⋯⋯⋯⋯⋯⋯⋯⋯⋯⋯⋯⋯⋯⋯⋯⋯⋯⋯⋯⋯⋯⋯ 133

6.3.6　EPID 质量保证 ⋯⋯⋯⋯⋯⋯⋯⋯⋯⋯⋯⋯⋯⋯⋯⋯⋯⋯⋯⋯⋯⋯⋯ 133

6.4　立体成像系统的验收及质量保证 ⋯⋯⋯⋯⋯⋯⋯⋯⋯⋯⋯⋯⋯⋯⋯⋯⋯ 135

6.4.1　BrainLab 的 ExacTrac X 射线 6D 立体定向 IGRT 系统 ⋯⋯⋯ 135

6.4.2　ExacTrac X 线系统与直线加速器等中心的对齐测试 ⋯⋯⋯⋯⋯ 136

6.4.3　ExacTrac 系统的日常周期性质量保证项目 ⋯⋯⋯⋯⋯⋯⋯⋯⋯ 138

6.4.4　射波刀放射治疗系统 ⋯⋯⋯⋯⋯⋯⋯⋯⋯⋯⋯⋯⋯⋯⋯⋯⋯⋯⋯⋯ 138

6.5　滑轨 CT 的 IGRT 系统的验收及质量保证 ⋯⋯⋯⋯⋯⋯⋯⋯⋯⋯⋯⋯ 142

6.5.1　几何精度 ⋯⋯⋯⋯⋯⋯⋯⋯⋯⋯⋯⋯⋯⋯⋯⋯⋯⋯⋯⋯⋯⋯⋯⋯⋯ 142

6.5.2　图像质量 ⋯⋯⋯⋯⋯⋯⋯⋯⋯⋯⋯⋯⋯⋯⋯⋯⋯⋯⋯⋯⋯⋯⋯⋯⋯ 143

6.5.3　激光灯系统 ⋯⋯⋯⋯⋯⋯⋯⋯⋯⋯⋯⋯⋯⋯⋯⋯⋯⋯⋯⋯⋯⋯⋯⋯ 143

6.5.4　端到端的测试 ··· 143

6.6　Tomotherapy 系统中 MV 级 IGRT 系统的验收及质量保证 ············· 143
6.6.1　几何性能测试 ·· 144
6.6.2　图像质量测试 ·· 145

6.7　Halcyon IGRT 装置 ··· 149
6.7.1　安全联锁装置 ·· 149
6.7.2　几何测试 ·· 149

6.8　机架式 kV-X 射线平面和 CBCT 成像系统 ······························ 151
6.8.1　几何校准 ·· 152
6.8.2　X 射线参数的校准 ··· 154
6.8.3　图像校准：kV 级平面图像 ·· 154
6.8.4　kV 级 CBCT 图像 ·· 155
6.8.5　缩放比例和距离的精度 ·· 156
6.8.6　对比度分辨率 ··· 156
6.8.7　空间分辨率 ·· 157
6.8.8　均匀性和噪声 ··· 157
6.8.9　HU 校准和精度 ·· 158
6.8.10　图像配准 ·· 159
6.8.11　安全性测试 ··· 161

6.9　IGRT 中的辐射剂量 ··· 161
6.9.1　介绍 ··· 161
6.9.2　IGRT 中成像剂量管理的重要性 ····································· 162
6.9.3　射野成像期间的剂量 ··· 163
6.9.4　立体成像剂量 ··· 165
6.9.5　滑轨 CT 的成像剂量 ··· 166
6.9.6　MVCT 的成像剂量 ··· 166
6.9.7　MV 级 CBCT 的成像剂量 ·· 168
6.9.8　kV 级 CBCT 的成像剂量 ·· 168
6.9.9　成像剂量管理 ··· 169

6.10　小结 ··· 170

参考文献 ·· 171

第 7 章　外照射放疗中基于超声的 IGRT 系统 ······························· 178
7.1　概述 ·· 178
7.2　超声成像的物理原理 ·· 178
7.3　超声成像中的超声波频 ·· 180
7.4　扫描模式 ··· 180
7.5　超声成像技术 ·· 181

7.5.1　经直肠超声（TRUS）成像 ·· 181

7.5.2　经腹部超声（TAUS）成像 ·· 182

7.5.3　经会阴超声（TPUS）成像 ·· 182

7.6　3D 超声成像系统 ·· 182

7.7　基于超声的商用 IGRT 系统 ··· 183

7.7.1　BAT 系统 ·· 183

7.7.2　Sonarray® ·· 184

7.7.3　Clarity® 系统 ·· 185

7.8　分次间和分次内超声 IGRT 的工作流程 ································ 185

7.8.1　分次间超声成像 ·· 185

7.8.2　分次内超声成像 ·· 187

7.8.3　应用超声影像进行器官运动估算的技术（4DUS） ············· 187

7.9　基于超声 IGRT 系统的验收及质量保证 ································ 190

7.9.1　激光灯系统 ··· 190

7.9.2　系统校准 ··· 190

7.9.3　模体偏移测试 ··· 191

7.9.4　激光灯偏移测试 ·· 191

7.9.5　光学系统稳定性测试 ·· 191

7.9.6　图像质量及其一致性测试 ··· 191

7.9.7　端到端的测试 ··· 192

7.10　超声 IGRT 系统的发展 ·· 193

7.11　应用超声 IGRT 的挑战 ·· 194

7.12　小结 ··· 195

参考文献 ·· 195

第 8 章　基于磁共振的 IGRT 系统 ··· 199

8.1　概述 ·· 199

8.2　MRI 物理原理 ·· 199

8.2.1　净磁场的产生和氢质子 ··· 199

8.2.2　进动 ·· 200

8.2.3　射频（RF）能量和共振 ·· 201

8.2.4　T_1 弛豫 ··· 201

8.2.5　T_2 弛豫 ··· 202

8.2.6　重复时间（TR）和回波时间（TE） ································· 203

8.2.7　MR 脉冲序列 ··· 204

8.3　将 MRI 集成到直线加速器进行 IGRT 的挑战 ······················ 204

8.3.1　磁场对直线加速器的影响 ··· 204

8.3.2　电子聚焦效应（EFE） ·· 205

　　8.3.3　电子回转效应（ERE） ·································· 205

　　8.3.4　直线加速器对 MRI 图像的影响 ···················· 207

　　8.3.5　MR Linac 方向 ·································· 209

8.4　多种 MRIgRT 系统 ·································· 209

　　8.4.1　ViewRay MR-linac ·································· 210

　　8.4.2　Elekta MR Unity IGRT 系统 ·································· 213

　　8.4.3　Aurora-RT™ 核磁加速器 ·································· 220

　　8.4.4　澳大利亚的 MRI-linac 系统 ·································· 220

　　8.4.5　序贯式的 MRgRT 的系统 ·································· 221

8.5　小结 ·································· 222

参考文献 ·································· 223

第 9 章　基于光学体表成像的 IGRT 系统 ·································· 227

9.1　光学体表引导放疗基本原理 ·································· 227

9.2　临床用 SGRT 系统 ·································· 228

　　9.2.1　与参考体表的融合配准 ·································· 228

9.3　AlignRT 光学体表成像系统 ·································· 229

　　9.3.1　AlignRT 光学体表成像系统的基本原理 ·································· 230

　　9.3.2　AlignRT 光学体表成像系统的校准及质量保证 ·································· 230

9.4　Catalyst™/Sentinel™ 的 SGRT 系统 ·································· 233

　　9.4.1　Sentinel™ 光学引导治疗系统 ·································· 233

　　9.4.2　Catalyst™ 光学体表扫描仪 ·································· 233

　　9.4.3　基于 Catalyst™/Sentinel™ 的 SGRT 系统的质量保证 ·································· 234

9.5　SGRT 的优点 ·································· 235

9.6　SGRT 的局限性 ·································· 236

　　9.6.1　对外部因素的敏感性 ·································· 236

　　9.6.2　系统延迟 ·································· 236

　　9.6.3　人体皮肤表面与内部解剖结构运动的关联性 ·································· 236

9.7　小结 ·································· 236

参考文献 ·································· 237

附录　国内图像引导放疗设备介绍 ·································· 239

1　一体化诊断级 CT 引导直线加速器 ·································· 239

　　1.1　C 形臂 CT 引导直线加速器 ·································· 239

　　1.2　环形 CT 引导直线加速器 ·································· 247

　　1.3　诊断级 CT 图像引导放疗技术特点 ·································· 248

　　1.4　诊断级 CT 图像引导放疗临床应用 ·································· 250

　　1.5　CT-linac 图像引导的重要指标与性能 ·································· 254

参考文献 ·· 255
2 一体化 MR 引导直线加速器 ······································· 255
2.1 国内 MR-LINAC 技术发展现状介绍 ·························255
3 CT 模拟定位机 ··· 257
3.1 CT 模拟定位机功能介绍 ·····································257
3.2 设备原理和组成 ··257
3.3 国内 CT 模拟定位机产品介绍 ······························259
3.4 CT 模拟定位机未来技术发展 ·······························261
参考文献 ·· 261
4 MR 模拟定位机 ··· 262
4.1 MR 模拟定位机的组成 ··262
4.2 与传统 MR 的区别 ···262
4.3 磁共振用于放射治疗的优势 ·································263
4.4 结论 ··265
参考文献 ·· 265

第1章

放射治疗及图像引导放疗概述

第一章概述了放射治疗（Radiation Therapy，RT）和高精度 RT 的最新进展，如调强放疗（Intensity Modulated Radiation Therapy，IMRT），容积旋转调强治疗（Volumetric Modulated Arc Therapy，VMAT）和立体定向体部放疗（Stereotactic Body Radiation Therapy，SBRT），以及对图像引导放疗（Image Guided Radiation Therapy，IGRT）的需求。本章还概述了基于 2D 胶片的平面成像、计算机射线摄像（Computer Radiography，CR）的平面成像、使用电子射野成像设备（Electronic Portal Imaging Devices，EPID）的在线成像，治疗机房内的 2D 立体和 kV 级成像、MV 和 kV 级容积成像等 IGRT 系统的不同成像方法。此外，本章还介绍了基于无电离辐射的超声、MRLinac 和光学体表成像的 IGRT 系统。

在世界上大多数国家，癌症是导致死亡的主要原因。国际癌症研究机构（International Agency for Research on Cancer，IARC）在线数据库 GLOBOCAN 2020 中提供了一项估算数据：2020 年全球有 1930 万癌症新发病例，近 1000 万病例因癌症死亡[1]。癌症治疗取决于肿瘤的病理类型、大小、位置、分期和治疗目的（治愈性或姑息性的）以及患者对健康的要求。癌症可以采用手术、放疗、化疗、免疫治疗、姑息治疗、激素治疗、干细胞移植，或其中两种或多种方式组合治疗。

1.1 放射治疗的基本原理

无论是单独使用还是与手术或化疗联合使用，放射治疗都是癌症患者治疗的重要组成部分。放射治疗使用电离辐射可以治疗恶性肿瘤和部分良性肿瘤。目前，超过 60% 的癌症患者在治疗的某个阶段需要接受放射治疗[2]。脱氧核糖核酸（deoxyribonucleic acid，DNA）是细胞内放射治疗的主要靶点，放射治疗的生物学作用来自于 DNA 的损伤，使用带电粒子或不带电粒子，如 X 射线或 γ 射线，直接与生物组织细胞中的关键靶物质发生电离辐射，致使靶物质本身的原子被电离或激发，从而产生生化反应，被称为电离辐射的直接作用［图 1.1（a）］，是高线性能量传递（Linear Energy Transfer，LET）射线辐射的主要过程，如质子、重离子、中子或 α 粒子[3]。第二种方式是射线电离细胞中的原子或分子，进而与水分子相互作用产生自由基，达到破坏关键靶物质的效应，这被称为电离辐射的间接作用［图 1.1（b）］。间接作用是低 LET 辐射的主要作用过程。据估计，X 射线导致的损伤三分之二是由电离辐射间接作用引起的[3]。

在使用电离辐射治疗癌症时，无法完全避免正常组织的损伤，因为实现肿瘤控制所需的辐射剂量通常与可能导致并发症的剂量有重叠。RT 的目的在于控制肿瘤而不引起过多正常组织的毒性反应。也就是说 RT 需要具有较高的治疗率，即在 50% 受照射患者（D_2）中正常组织产生严重并发症所需的剂量与在相同数量患者（D_1）中肿瘤局部控制所需的剂量之比[4]。治疗率的曲线如图 1.2 所示。

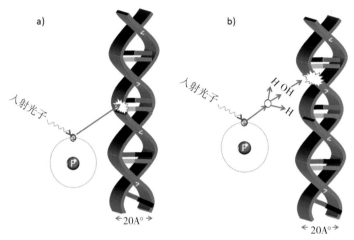

图 1.1　电离辐射对 DNA 破坏的直接作用（a）和间接作用（b）

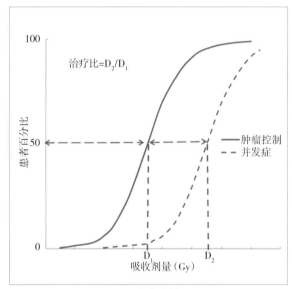

图 1.2　治疗比的图示

　　1975 年，放射治疗专家根据 2D（Two Dimension，2D）放疗时代的经验，建立了肿瘤控制概率（Tumour Control Probability，TCP）与剂量之间的关系，这是一个用于计算肿瘤杀伤百分比和可用于描述正常组织损伤并发症概率（Normal Tissue Complication Probability，NTCP）的参数。同年，学者们建立了放射生物学的"4R"原则，即决定 TCP 的四个因素[5]：亚致死性 DNA 损伤再修复、细胞周期再分布、细胞再增殖和乏氧细胞再氧合。

　　目前普遍的共识是：在几周内用多个分次完成的放射治疗，对大多数肿瘤可以获得比单分次放疗更好的治疗率[6]。将处方剂量分成几个分次完成，是基于亚致死损伤再修复的剂量和细胞再增殖之间的考虑，主要是为了保护正常组织。同时，由于乏氧细胞再氧合和细胞周期再分布，分次治疗可以增加对肿瘤的杀伤作用。每天一个分次 RT，通常被称为常规分割剂量治疗，其他的剂量分割方案如超分割、交替分割和低分割在 RT 中也有广泛应用[3, 6]。

1.2　放射治疗（Radiation therapy，RT）的实现方法

RT 通过使用 ^{60}Co 治疗机、直线加速器（Linac）、粒子加速器完成外照射（External Beam RT，EBRT）或近距离放疗。近距离放疗将放射源置于组织内、体腔内或体表。大多数患者接受的 RT 为 EBRT，此时需要对具有明确范围的肿瘤靶区进行电离辐射。多年来，由于复杂的放疗技术快速发展，EBRT 已经从 2D 治疗发展到高精度、新的高适形度的 3D 剂量传输方法。

1.2.1　三维适形放疗（Three-Dimensional Conformal Radiation Therapy，3D-CRT）

最初，外照射放疗主要是使用带有 ^{60}Co 源的 2D 放疗。但在 1953 年引入直线加速器后，高能 X 射线辐射的使用开始变得非常普遍。在 2D 放疗中，无论是 ^{60}Co 源还是直线加速器，射线束大多用一对准直器塑形为正方形或矩形照射野，其他关键结构用铅块屏蔽。随着计算机断层扫描仪（Computed Tomography，CT）的出现及其在 RT 放疗计划设计中的应用，显著提高了肿瘤靶区与危及器官的确定精度，进而促使 3D-CRT 成为可能。现代化 3D-CRT 包括手动分割肿瘤，使得辐射线束的形状、大小与肿瘤相适应，使用具有 3D 图像重建功能的专门计算机计划系统进行治疗计划设计。随后，过去常用的铅块被多叶准直器（Multi-Leaf Collimator，MLC）取代，MLC 可以轻松塑造 3D-CRT 辐射线束的形状，并且通过记录和验证系统（Record and Verify System，R&V）进行放疗过程的监督，减少了先进 RT 技术剂量传输中可能发生的错误。3D-CRT 的目的是使处方剂量在空间的分布符合肿瘤靶区的形状，包括临床肿瘤靶区和空间不确定性的补偿，进而使周围正常组织结构的放疗剂量最小。

1.2.2　调强放疗（Intensity Modulated Radiation Therapy，IMRT）

1991 年至 2000 年，一种称为 IMRT 的高级放疗技术得到了迅速发展和临床推广[8]。自从在放疗计划设计中引入直线加速器和 CT 影像以来，IMRT 被认为是放射肿瘤学中最重要的技术进展[9, 10]。Bortfeld[9] 在关于 IMRT 的综述中提到，Brahme 等在 1982 年发表的论文是 IMRT 技术发展及临床应用的基石。这篇论文提出了一个问题："如果要想射线束产生期望的径向吸收剂量分布，那么侧向剂量分布（强度水平）应该是什么样的？"[12]。IMRT 的基本思想是调节入射人体 X 射线束的强度，以便在肿瘤靶区内实现剂量分布一致性更高的放射治疗。

与其他大多数放疗技术相比，IMRT 可以实现靶区剂量分布的一致性更高和 / 或对正常组织的更优保护，特别是对于形状复杂和 / 或存在凹形区域的肿瘤靶区或者危及器官（Organs at Risk，OAR）[13]。IMRT 的临床应用很多，最适合那些被关键组织结构或 OAR 包围的肿瘤靶区。IMRT 已经被证实非常适合计划靶区体积（Planning Target Volume，PTV）非常接近脊髓等 OAR 的头颈部肿瘤的放射治疗；其次就是前列腺癌的放射治疗，其 PTV（包括前列腺和精囊）包裹在 OAR（直肠）的周围。图 1.3 显示了基于胶片测量的应用 7 野 IMRT 进行头颈部肿瘤凹

形靶区照射的典型剂量分布。在高剂量照射肿瘤靶区的同时，OAR（脊髓）获得了很好的保护。

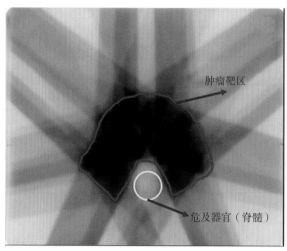

肿瘤靶区

危及器官（脊髓）

图 1.3   应用胶片对头颈部肿瘤 7 野 IMRT 保护 OAR 剂量分布测量的示意图

基于 MLC 的 IMRT 可以通过两种最常用的方法来实现，即静态（分段式）IMRT 和动态 IMRT[9, 14]。在静态 IMRT（也称为步进式 IMRT）中，在每个射束方向，创建了多个不同形状的 MLC 子野。通过对所有子野的剂量贡献求和来实现强度调制。只有当 MLC 形成子野，并处于适当位置时，才开始照射。这种方法被称为步进式 IMRT[14]。

然而，在动态 IMRT 治疗过程中，当射束开始出射线后 MLC 叶片处于连续运动中。在固定角度 IMRT 的射野中，相对位置的一对 MLC 叶片通过连续移动可以实现强度调制[14]。引导叶片和跟随叶片位置可以独立变化，以增加或减少实际照射剂量，并将所需的剂量分布传输到特定解剖部位。这种传输方法可以产生比步进式 IMRT 适形度更优的剂量分布。由于动态 IMRT 叶片运动的复杂性，需要执行更严格的质量保证程序。

1.2.3   容积旋转调强放疗（Volumetric Modulated Arc Therapy，VMAT）

弧形调强放疗（Intensity Modulated Arc Therapy，IMAT）由 Yu 教授于 1995 年提出。IMAT 是一种放射剂量传输技术，其在普通直线加速器上使用常规 MLC 实现了连续旋转的 IMRT 照射技术[10, 15]。Otto 等[16] 在 2008 年提出了一种新的放射治疗计划优化算法，可在机架单次旋转 360° 的过程中完成治疗靶区的剂量传输，该技术被称 VMAT，这是一种新的 IMRT 实现方式。Varian 医疗系统（Palo Alto，California，美国）于 2008 年将 VMAT 进行了商业化，引入了 RapidArc 的概念。RapidArc 是一种单弧解决方案（随后具备多弧照射功能）。紧接着 Elekta（Atlanta，Georgia，美国）开发了单弧和多弧照射的解决方案[17]。在 VMAT 中，直线加速器围绕患者使用连续旋转的锥形束进行治疗。该锥形束通过动态 MLC、可变剂量率和可变机架速度进行剂量强度调制，进而通过单个照射弧产生与 IMRT 质量相当的剂量分布[15]。

VMAT 成功的主要原因是基于 MLC 叶片位置直接优化的算法，该方法由 Otto 等[16] 在 2008 年引入。为了达到剂量分布所需的强度调制水平，优化算法在直线加速器硬件的允许范围内对剂量率、MLC 位置以及机架速度加以限制。优化过程从少量控制点开始（即特定机架角度下射线束传输的某些参数），逐渐增加到的足够数量，以确保剂量计算的准确性。Varian 公司的治疗计划系统（Eclipse）最多可以使用 177 个控制点进行全弧照射，即约每 2° 有一个控制点[15]。VMAT 能够产生与固定角度 IMRT 相当或者更好的剂量分布。除了具有优良的剂量分布优势外，VMAT 的主要优势还在于减少了治疗时间和机器跳数（Monitor Unit，MU）[18]。这对控制因漏射而增加患者全身剂量方面具有显著优势，从而降低了继发癌症发生的风险。

1.2.4　螺旋断层放疗系统（Tomotherapy）

最早实现强度调制式放射治疗的方法之一是断层放疗系统，即"切片式放疗方法"[19, 20]。Tomotherapy 使用旋转的扇形射线束提供强度调制式放疗。通过直线加速器机头旋转，配合患者不同层面的依次或者连续平移，以步进式或连续式的断层放疗模式，完成不同层面的剂量传输。螺旋断层放疗（Helical Tomotherapy，HT）时，射线持续出束。在机头连续旋转的同时，通过治疗床的持续运动，患者在治疗机孔径内平移。2002 年，TomoTherapy Inc.（Madison，威斯康星州，美国）开发了 Hi-Art，专门用于螺旋断层放疗[15, 19]。

HT 是一种新型 RT 概念，结合了螺旋 CT 扫描仪和兆伏级（megavoltage，MV）直线加速器的元件。Hi-Art HT 系统由一个 6 MV 的 X 线直线加速器、一个安装在环形机架上的二元运动准直器、患者同步运动治疗床和断层放疗系统的内置探测器组成，可以提供 MV 级计算机断层扫描（Megavoltage Computed Tomographic，MVCT）图像。由于 Hi-Art 断层放疗系统的设计理念是提供强度调制射线束，不需要射线均整器，其在等中心处的最大剂量率可提高到约 8Gy/min[20]。HT 的 MLC 系统有 64 个叶片，在等中心处的投影宽度为 0.625cm，可提供 40cm 的扇形束长度。在治疗过程中，扇形束宽度保持不变，在等中心处的投影宽度为 1、2.5 或 5cm。在治疗过程中，X 线直线加速器上恒定速度旋转，MLC 每旋转一圈打开 51 次，并在不同投影间隙完全关闭，从而在 7° 旋转间隔内实现特有的强度调制模式。

在 HT 治疗中，患者在治疗床上以恒定速度移动的同时通过机架中的辐射束。机架旋转周期为 10 ～ 60s。每次旋转，治疗床将患者平移，以恒定宽度通过扇形束，这被称为剂量传输螺距，其值在 0.2 ～ 0.5 之间，该螺距在一定程度上决定了治疗床运动方向上剂量调制的分辨率[20, 21]。HT 是最早在射线束出射侧装有辐射探测器的 IGRT 系统之一。

1.3　放射治疗中进行医学成像的必要性

在 RT 中，增加肿瘤剂量或照射范围往往会提高 TCP 和 NTCP[22]。TCP 和 NTCP 之间的剂量差异称为治疗窗。肿瘤局部区域漏照射和肿瘤细胞加速再增殖等因素会降低 TCP，从而缩小治疗窗。为了避免肿瘤局部区域漏照射，需要在肿瘤周围提供更大范围的照射余量（在初始范围基础上扩大的照射范围）。然而，这不仅增加了放疗肿瘤靶区的大小，而且增加了进入射束范围内的正常组织的体积，进而限制了肿瘤靶区剂量的提升。

在前面章节中讨论的由计算机生成的高适形度放射治疗计划和剂量传输方法的假设是：患者每次实际放射治疗时的解剖形状和位置与用于放疗计划设计的初始图像完全一致[23]。然而，多个因素可能会影响这个假设，即患者摆位误差、患者不自主移动、呼吸运动、射束屏蔽器位置不合适、周围正常组织变化、射束位置不正确等。基于体表标记进行患者放疗时容易造成部分区域肿瘤漏照射，这是因为在计划设计阶段和实际放射治疗期间患者体表的外部标记与内部器官之间位置的不一致造成的，而这个问题在整个放射治疗的每个分次治疗中都会存在[24]。

质量控制是 RT 中一个永恒不变的工作流程。尽管在 RT 中可以达到误差 ≤ ±5% 的剂量测定精度，但 RT 中患者定位或射线束位置的可重复性可能无法达到足够高的准确度。不合格的治疗是指照射剂量或剂量分布与初始计划发生了偏差。由于这些偏差会导致肿瘤靶区剂量不足或正常组织剂量过高[25]。这些问题限制了实现放疗一致性的程度。需要高精确度的方法或者流程来提升肿瘤控制率，并减少健康组织的毒副反应。这些实际需求推动了 RT 中成像子系统的发展，其唯一目标是指导每天的放射治疗，提高体内剂量传输的准确性和精度。此外，RT 时的成像也可增加对器官运动范围、摆位误差和生理运动变化的量化及分析，例如治疗过程中肿瘤大小和形状发生的变化[26]。

1.3.1 2D 图像引导——平面成像

一些研究已经证实，平面成像引导和通过屏蔽块（如肺挡块）的位置可视化来进行"斗篷野"照射位置的确认，是提高患者摆位和剂量传输精度的有效方法之一[27, 28, 29]。平面成像使用治疗级 X 射线束对被照射区域进行成像[30]。RT 中使用的高能光子束是最小能量为 1.25MeV（平均能量）的 ^{60}Co γ 射线和直线加速器中 4MV 的 X 射线束。在这样的能量下，射线与物质相互作用的主要模式是康普顿散射。而 2D 平面成像时入射光子穿过患者身体时与原子之间的光电吸收作用很小。光电作用截面与射束光子能量的三次方成反比，与吸收介质的原子序数的三次方成正比。

光电效应在很大程度上是决定低能量下图像对比度的主要因素，这是诊断级 X 线成像的主要基础。康普顿效应的发生概率取决于吸收材料中每克物质中的电子数量。除氢外，大多数元素的电子数量基本相同（约 3×10^{23}）。氢原子核中没有中子，其电子密度是其他元素的两倍（约 6×10^{23}）。康普顿效应与吸收物质的原子序数（Z）无关，并可以产生散射光子和反冲电子，这对高对比度成像来说不利。当光子能量为 35keV 时，软组织中的光电效应和康普顿效应的发生概率几乎相等。除此之外，康普顿效应是 10MV 以上，甚至是 30MV 能量的光子与物质发生的主要作用，这就使得用高能光子进行成像面临非常大挑战。RT 中应用的射线能量通常在 MV 级范围内，在这个能量范围内，康普顿效应是光子与物质相互作用的主要形式。康普顿效应不依赖于原子序数，与诊断级 X 射线相比，MV 级平面成像中目标物体的固有对比度较低[30]。^{60}Co γ 射线束成像中还有一个额外问题，即射线源尺寸较大（约 2cm），导致图像不清晰和缺乏细节对比度[31]。

由于无法通过降低治疗用射线束能量来提高平面成像质量，需要考虑用其他方法来提高图像质量。平面成像系统已经从密闭封装的胶片发展到在特殊金属盒中封装的不同胶片、具有特殊荧光屏幕盒的高对比度胶片、基于相机及非晶硅（a-Si）探测器的 EPID 系统。由于 IGRT 系统已被证明可以提高患者定位和摆位精度，很多专家尝试了多种方法来提高图像质量。虽然 EPID 实现了 2D 图像引导，但 MV 级射线成像具有图像质量差和对比度低的局限性。此外，平面成像仅提供组织结构在 2D 平面上的可视化，故治疗机房内的 CT 成像对获得患者 3D 成像具有重要意义。治疗机房内的 CT 成像是目前放射治疗计划设计中正常器官和肿瘤靶区定位的主要依据。

1.3.2　千伏级（Kilo Voltage，kV）平面成像

1.3.2.1　基于机载 kV 级成像的 IGRT 系统

为了克服 MV 级 X 射线成像对比度低的限制，引入了诊断级质量的图像用于患者放疗的位置验证。位于治疗机房内的机载 kV 级 X 射线球管和高效能探测器被整合到了 RT 治疗机中，以改进射线传输过程中的成像质量。kV 级 X 射线在非常低的成像剂量下即可对骨结构或金属标记进行更高对比度成像。在治疗前或射束传输过程，kV 级透视常被用于在 MV 级成像中对比度较低、不透射线标记物的成像[32]。

多年来，人们尝试了将 kV 级 X 射线球管和探测器集成到直线加速器的几种方法[33-36]。其中，安装在与治疗射束呈 90° 正交方向的 kV 级 X 射线球管和探测器成为成像系统与直线加速器集成的最常用方法[37]。Elekta 和 Varian 在其直线加速器中提供了分别称为 XVI 和 OBI 系统的 kV 级 X 射线成像系统，这些系统可以提供平面成像、透视成像和容积成像。这些系统及其应用将在第 4 章和第 5 章中进行详细论述。

1.3.2.2　基于立体成像的 IGRT 系统

安装在治疗机房内的 kV 级成像系统可作为安装在直线加速器上的 kV 级 X 射线成像系统的替代产品。在这些系统中，一对 kV 级 X 射线球管和一对探测器面板倾斜安装在地板和天花板的相对位置上，或反之亦然，以提供立体几何形状成像。除了提供成像目标的 3D 坐标外，该立体系统还能够同时提供植入标记物的 4D 影像采集[35]。该系统的一个问题是，在机架旋转中，X 射线成像系统的射线束路径可能会被阻挡。使用这种立体成像方式的两个常见商业系统是 BrainLab ExacTrac 和 CyberKnife 系统。BrainLab ExacTrac 系统安装在用于患者摆位和跟踪的直线加速器上，主要用于引导立体定向放射治疗。ExacTrac 由安装在地板上的两个 kV 级 X 射线球管和固定在天花板上的两个探测器面板组成[38]。

CyberKnife 包括天花板上安装的一对 kV 级 X 射线球管和地板上安装的一对非晶硅探测器面板，提供对目标结构的立体几何形状成像。该 kV 级成像系统与机器人操作的直线加速器、治疗床集成在一起，旨在指导无固定框架的立体定向放射外科手术（Stereotactic Radiosurgery，SRS）和立体定向体部放疗（Stereotactic Body Radiation Therapy，SBRT）。该系统结合了肿瘤的 X 射线靶向成像和近乎实时的呼吸监测，来跟踪整个治疗过程中的肿瘤位置。

1.3.3　基于容积图像的 IGRT 系统

为了进行肿瘤及正常组织的 3D 可视化，科学家们开发并推广了室内 CT 成像系统，也称为"滑轨 CT"，实际上就是在放射治疗机房内安装一台诊断级的 CT 机[39, 40]。由于其诊断级质量的图像和断层成像能力，机载 kV 级成像已成为医用直线加速器用于 IGRT 的关键组成部分。kV 级 X 射线管和探测器安装在与 MV 级平面成像子系统呈正交方向设置的机架位置上，进而与放射治疗射线源共享一个等中心位置[41]。这一结构方式源于 Jaffray 等[36] 的工作设计。非晶硅（a–Si）平板探测器成像系统的进步，以及通过射线源和探测器围绕物体的一次性同步旋转可以产生完整 3D 容积图像的探索，使得应用 kV 级锥形束 CT（kV Cone Beam CT，kV CBCT）在 RT 中进行 3D 图像引导成为了可能[42]，从而助力 RT 中图像引导完成从 2D 到 3D、

4D 的跨越。

另一种用于 3D 图像引导的有趣成像方法是，使用治疗级 MV 级射线束和 EPID 面板来生成 MV 级 CBCT 图像。虽然与 kV 级 CBCT 相比，软组织的对比度较低，但当有金属物体存在时具有更好的图像质量，并且在高对比度解剖区域（例如肺组织）中优势明显[43, 44]。MV 级 CBCT 的另一个优点是不需要额外的硬件，例如 kV 级射线球管及探测器。因为 MV 级 CBCT 成像使用与放射治疗源相同射线源。MV 级 CBCT 的一个问题是放射剂量，目前已经开发了灵敏度更高的成像面板系统来降低 MV 级 CBCT 的成像剂量[43]。

如前所述，Tomotherapy 可在治疗体位下为患者提供 MVCT 扫描，是最早的 3D IGRT 系统之一。螺旋 Tomotherapy 传输系统可用于获取治疗体位下患者的扇形束 MVCT 图像[40, 45]。螺旋 Tomotherapy 治疗使用的探测器是一种充满 Xe 的气体电离室阵列，类似于过去老式诊断 CT 使用的探测器。探测器系统可以用于采集处于治疗体位下患者的 MVCT 影像。成像的射线与治疗用射线束由同一个加速器产生。但对于扇形束 MVCT，射线束标称能量降低到了 3.5MeV[40, 46]。

MVCT 可以在治疗前，甚至可在治疗期间获得。射束旋转与治疗床在机架孔内的连续纵向同步运动，在患者周围不同角度用二元开关控制 MLC 进行螺旋射线束成型照射模式，该模式下射线束在等中心处准直宽度为 4mm，并且通常以 1、2 或 3 的螺距获取 MVCT 图像，分别重建出 2、4 和 6mm 层厚的影像[40]。在成像过程中，除了降低射线束能量外，脉冲重复频率也会降低，以保证患者接收的剂量远低于 3cGy[47]。

1.3.4　基于 CBCT 的容积成像

具有非晶硅平板的成像系统的进步及放射源和探测器围绕治疗目标的单次旋转即可形成 3D 容积图像，使得 RT 期间使用锥束 CT 进行图像引导成为可能。借此，以各种机架角度获取对象的 2D 投影图像，并重建数据的容积数据集。现已有具有 MV 射线束和 kV 射线束的 CBCT 图像引导系统。MV 级 CBCT 系统的主要优点是使用治疗源和射野成像器来获取 2D 投影图像。因此 CBCT 图像具有与治疗单元相同的等中心处，可确保良好的几何形状，而不会导致由高对比度物体引起的伪影[48]。最近，Varian Halcyon 系统已可提供 MV 级 CBCT 图像引导。

目前有两种类型的 kV 级 CBCT 系统可用，一种是 kV 级射线源和探测器安装在 C 形直线加速器的机械臂上，与治疗射线束呈 90° 正交，并且 kV 级 X 射线源中心轴与 MV 级治疗射线束中心轴在等中心处相交时，两种射束的中心点完全重合[36]。其他系统也提供了类似的在环形直线加速器的环形机架上安装 kV 成像系统[50, 51]。这些系统可在 360°（全弧）或 200°（部分弧）旋转下获取多个投影图像，进而重建出 CBCT 影像。

在 CBCT 成像过程中的呼吸运动容易引起伪影。为了解决这个问题，科学家们开发了一种与呼吸运动相关的 CBCT 采集程序[52]。这种 4D 成像系统使用替代结构，例如胸壁、膈肌或外部标记物来获取肿瘤位置，以门控或跟踪 CBCT 的成像射线束。人体内植入的基准标志物也被用作跟踪肿瘤运动的替代物[53]。

1.3.5　基于分子影像成像的 IGRT 系统——生物引导放疗

Ishikawa 等[54]在 2010 年提出了整合 PET 成像的直线加速器系统新概念，设计使用平行平板 PET 探测仪进行患者位置验证及分子影像引导的 RT。在 2018 年的 ASTRO 会议上，RefleXion 公司进一步宣布了 PET 引导下的 RT 相关研究。由 RefleXion 医疗公司（Hayward，CA）开发的生物引导放疗（Biology-guided RT，BgRT）是 PET/CT 和放疗设备整合在单一系统中的首次尝试。这是于 2020 年 3 月获得 FDA 批准的基于 CT 图像引导（即非 BgRT）下 IMRT、SBRT 和 SRS 的 X1 系统的升级版[55]。在此新型图像引导方法中，PET/CT 扫描仪与直线加速器一起整合在所谓的 BgRT 系统中。这一系统利用患者的正电子发射断层扫描（PET）射线，而非使用图像。这种新技术可对多个病变自动进行连续剂量测量及重建，从而提升肿瘤靶区剂量，并降低对敏感组织的毒副作用。

1.4　非电离辐射成像的 IGRT 系统

1.4.1　基于超声的 IGRT 系统

放射治疗机房内 IGRT 系统使用的第一种成像方式是超声成像。NOMOS BAT 系统被设计为用于在患者治疗体位下的前列腺的定位，并建立前列腺和 RT 治疗坐标系之间相关性。该系统集成了耻骨上超声探头和直线加速器治疗床附近的计算机辅助靶向定位系统[56]。随后，通过引入的 3D 超声成像系统，可以在绝对坐标下采集肿瘤靶区的 3D 容积影像。目前，最先进的超声成像系统包括使用 Clarity 系统（Autoscan，Elekta）对肿瘤靶区进行 4D 实时跟踪，该系统主要用于前列腺癌放疗[57]。

1.4.2　基于磁共振（Magnetic Resonance Image，MRI）成像的 IGRT 系统

尽管使用 kV 级 CBCT 可以获得高质量的容积成像，但由于对肿瘤的分辨能力有限，IGRT 的过程主要依赖基于骨性结构的刚性配准。尽管这对于大多数临床应用场景来说已经足够了。但在某些情况下，需要软组织对比度更高的肿瘤成像。针对软组织对比度需求较高的实际临床困境，有学者提出了一种集成 MRI 的 ⁶⁰Co 治疗机的想法。建议使用 ⁶⁰Co 治疗机主要是考虑避免 MRI 成像系统和直线加速器系统之间的磁场干扰[58]。ViewRay 公司了开发了一种在 MRI 扫描仪中集成 ⁶⁰Co 治疗机的装置。该系统由一个磁场强度为 0.35T 的 MR 扫描仪组成，在该扫描仪环形机架上间隔安装了三个 ⁶⁰Co 治疗机头，每个机头配备独立的双聚焦 MLC[59]。随后，由 ViewRay Inc.（Oakwood，USA）公司开发的 MRIdian 直线加速器将 ⁶⁰Co 放射源替换为了直线加速器，该直线加速器将 0.35T 的超导磁体（双环形结构）与 6MV 无均整器的（flattening fllter Free，FFF）直线加速器集成在了一起[60]。

在 Utrecht 大学医学中心放射治疗科、英国 Crawley 公司、荷兰 Elekta 公司和德国 Hamburg 飞利浦研究所的共同努力下，将诊断级高质量 1.5T MRI 扫描仪与 6MV 直线加速器集成在一起，用于分次放疗内的在线 IGRT[61]。诊断级 MRI（1.5T）具有非常高的软组织分辨率，并为 RT 期间的直接在线 IGRT 提供多种成像模式。用于 IGRT 的 MRI 提供了肿瘤和周围 OAR 的可视化，进一步减少了外放边界[62]。另一个完全集成的 MRI 引导 RT（MR-guided RT，MRgRT）装置已经研发成功，它集成了最先进的直线加速器剂量传输系统、高剂量率后装近距离放射治疗机和超导高场强的 MR 扫描仪，在保证现有剂量传输系统临床功能的同时，实现了基于 MR 的在线引导放疗，并可以进行自适应放疗计划设计及放疗反应追踪[37]。

1.4.3　光学体表成像的 IGRT 系统（Surface Guided Radiation Therapy，SGRT）

SGRT 在放疗中使用光学成像获得患者的摆位的体表标记并追踪患者。最近，使用 SGRT 进行患者放疗摆位及位置验证的应用显著增多，特别是在 SRS 和深吸气屏气下进行乳腺癌放疗方面[63, 64]。在 SGRT 中，使用激光扫描仪或结构光学系统对患者皮肤进行光学成像，实时重建 3D 表面并与模拟定位或者首次放疗时采集的参考表面影像进行比对。将结构光图案投影到患者身上，相机通过获取图像生成 3D 表面数据。结构光图案可以改变颜色，范围从一维线性结构到 2D 网格再到多个伪随机图案。为了避免重建过程中的偏差，使用仿真模体验证并确定在每个点获得唯一的信息[65]。截止到撰写本书时，有三种商业 SGRT 系统在使用，Align RT 的 VisionRT 系统，C-Rad 的 Sentinel 和 Catalyst 系统以及 Varian 的 Identify 系统。前两个系统将在第 9 章中进行详细介绍。

1.5　IGRT 系统的优点

IGRT 系统最初设计的目的是为了减少肿瘤放疗中的几何不确定性，进而减少正常组织被照射的体积。然而，正如 Jaffray[23] 所述，它还有几个特点，包括质量、毒性降低，剂量增加，少分割，体素化和适应性。IGRT 系统通过准确定位肿瘤靶区来确保放射治疗的精度。一旦用 IGRT 系统实现了肿瘤靶区的准确定位，就可以减少 CTV 到 PTV 外放边界，外放边界的减少有利于减少进入照射范围内的正常组织，减少对正常组织的照射剂量、降低毒性反应的发生，有助于提升肿瘤照射剂量，增加处方剂量及减少放疗的分次数（例如，大分割放疗）。为肿瘤提供均匀剂量是 RT 的目标之一，这主要基于"肿瘤靶区内所有区域的辐射反应相同"的理想假设。但是随着集成了 PET-CT 和 MRI 的 IGRT 系统的研发及临床应用，可以通过这些成像解释肿瘤内部和器官内部不同区域的异质性[55, 62]。IGRT 使自适应 RT 能够通过不同成像手段来追踪、量化及反馈 RT 过程中肿瘤及正常器官解剖结构的变化，进而及时调整肿瘤的放射治疗计划[66]。

本书讨论的内容局限于 IGRT 系统的物理原理和应用，IGRT 技术分为有电离辐射和无电离辐射，并进一步分为 2D 和 3D。

参考文献

[1] Sung H, Ferlay J, Siegel R L, Laversanne M, Soerjomataram I, Jemal A and Bray F 2021 Global Cancer Statistics 2020: GLOBOCAN estimates of incidence and mortality worldwide for 36 cancers in 185 countries CA Cancer J. Clin. 71 209–49

[2] Abshire D and Lang M K 2018 The evolution of radiation therapy in treating cancer Semin. Oncol. Nurs. 34 151–7

[3] Hall E J and Giaccia A J 2019 Radiobiology for the Radiologist 5th edn (Philadelphia, PA: Wolters Kluwer)

[4] Johns H E and Cunningham J R 1983 The Physics of Radiology 4th edn (Springfield, IL: Charles C Thomas)

[5] Chargari C, Magne N, Guy J-B, Rancoule C, Levy A, Goodman K A and Deutsch E 2016 Optimize and refine therapeutic index in radiation therapy: Overview of a century Cancer Treat. Rev. 45 58–67

[6] Kirthi Koushik A S, Harish K and Avinash H U 2013 Principles of radiation oncology: A beams eye view for a

surgeon Indian J. Surg. Oncol. 4 255–62

[7]　Thwaites D I and Tuohy J B 2006 Back to the future: the history and development of the clinical linear accelerator Phys. Med. Biol. 51 R343–62

[8]　Nutting C 2003 Intensity-modulated radiotherapy (IMRT): The most important advance in radiotherapy since the linear accelerator? Br. J. Radiol. 76 673

[9]　Bortfeld T 2006 IMRT: a review and preview Phys. Med. Biol. 51 R363–79

[10]　Yu C X 1995 Intensity-modulated arc therapy with dynamic multileaf collimation: An alternative to tomotherapy Phys. Med. Biol. 40 1435–49

[11]　Brahme A, Roos J E and Lax I 1982 Solution of an integral equation encountered in rotation therapy Phys. Med. Biol. 27 1221–9

[12]　Brahme A 1988 Optimization of stationary and moving beam radiation therapy techniques Radiother. Oncol. 12 129–40

[13]　Boyer A, Butler E B, DiPetrillo T A and Engler MJ 2001 Intensity-modulated radiotherapy: current status and issues of interest Int. J. Radiat. Oncol. Biol. Phys. 51 880–914

[14]　Taylor A and Powell M E B 2004 Intensity-modulated radiotherapy—What is it? Cancer Imaging 4 68–73

[15]　Elith C, Dempsey S E, Findlay N and Warren-Forward H M 2011 An introduction to the intensity-modulated radiation therapy (IMRT) techniques, tomotherapy, and VMAT J. Med. Imaging Radiat. Sci. 42 37–43

[16]　Otto K 2008 Volumetric modulated arc therapy: IMRT in a single gantry arc Med. Phys. 35 310–7

[17]　Massat M B 2014 VMAT: The next generation of IMRT Applied Radiation Oncology

[18]　Palma D, Vollans E, James K, Nakano S, Moiseenko V, Shaffer R, McKenzie M, Morris J and Otto K 2008 Volumetric modulated arc therapy for delivery of prostate radiotherapy: comparison with intensity-modulated radiotherapy and three-dimensional conformal radiotherapy Int. J. Radiat. Oncol. Biol. Phys. 72 996–1001

[19]　Beavis A W 2004 Is tomotherapy the future of IMRT? Br. J. Radiol. 77 285–95

[20]　Fenwick J D, Tomé W A, Soisson E T, Mehta M P and Rock Mackie T 2006 Tomotherapy and other innovative IMRT delivery systems Semin. Radiat. Oncol. 16 199–208

[21]　Kissick M W, Fenwick J, James J A, Jeraj R, Kapatoes J M, Keller H, Mackie T R, Olivera G and Soisson E T 2005 The helical tomotherapy thread effect Med. Phys. 32 1414–23

[22]　Nuraini R and Widita R 2019 Tumor control probability (TCP) and normal tissue complication probability (NTCP) with consideration of cell biological effect J. Phys.: Conf. Ser. 1245 012092

[23]　Jaffray D A 2012 Image-guided radiotherapy: From current concept to future perspectives Nat. Rev. Clin. Oncol. 9 688–99

[24]　Ravindran P 2007 Dose optimisation during imaging in radiotherapy Biomed. Imaging Interv. J. 3 e23

[25]　Byhardt R W, Cox J D, Hornburg A and Liermann G 1978 Weekly localization films and detection of field placement errors Int. J. Radiat. Oncol. Biol. Phys. 4 P881–7

[26]　Dawson L A and Sharpe M B 2006 Image-guided radiotherapy: Rationale, benefits, and limitations Lancet Oncol. 7 848–58

[27]　Marks J E, Haus A G, Sutton H G and Griem M L 1976 The value of frequent treatment verification films in reducing localization error in the irradiation of complex fields Cancer 37 2755–61

[28]　Marks J E, Davis M K and Haus A G 1974 Anatomic and geometric precision in radiotherapy Radiol. Clin. Biol. 43 1–20

[29]　Creutzberg C L, Visser A G, De Porre P M, Meerwaldt J H, Althof V G and Levendag P C 1992 Accuracy of patient positioning in mantle field irradiation Radiother. Oncol. 23 257–64

[30]　Langmack K A 2001 Portal imaging Br. J. Radiol. 74 789–804

[31] WalkerMA, Steinheimer D N,Weir V A, Homco L D, Green RW,Morris E L and HessME 1999 A review of portal screen-film technology and five radiologists' evaluations of some existing products Vet. Radiol. Ultrasound 40 318–22

[32] Dawson L A and Jaffray D A 2016 Advances in image-guided radiation therapy J. Clin. Oncol. 25 938–46

[33] Biggs P J, Goitein M and Russell M D 1985 A diagnostic x-ray field verification device for a 10 MV linear accelerator Int. J. Radiat. Oncol. Biol. Phys. 11 635–43

[34] Oelfke U, Tücking T, Nill S, Seeber A, Hesse B, Huber P and Thilmann C 2006 Linacintegrated kV-cone beam CT: Technical features and first applications Med. Dosim. 31 62–70

[35] Chen G T Y, Sharp G C and Mori S 2009 A review of image-guided radiotherapy Radiol. Phys. Technol. 2 1–12

[36] Jaffray D A, Drake D G, Moreau M, Martinez A A and Wong J W 1999 A radiographic and tomographic imaging system integrated into a medical linear accelerator for localization of bone and soft-tissue targets Int. J. Radiat. Oncol. Biol. Phys. 45 773–89

[37] Jaffray D A, Carlone M C, Milosevic M F, Breen S L, Stanescu T, Rink A, Alasti H, Simeonov A, Sweitzer M C and Winter J D 2014 A facility for magnetic resonance-guided radiation therapy Semin. Radiat. Oncol. 24 193–5

[38] Jin J-Y, Yin F-F, Tenn S E, Medin P M and Solberg T D 2008 Use of the BrainLAB ExacTrac X-Ray 6D system in image-guided radiotherapy Med. Dosim. 33 124–34

[39] De Los Santos J et al 2013 Image guided radiation therapy (IGRT) technologies for radiation therapy localization and delivery Int. J. Radiat. Oncol. Biol. Phys. 87 33–45

[40] Bissonnette J-P, Balter P A, Dong L, Langen K M, Lovelock D M, Miften M, Moseley D J, Pouliot J, Sonke J-J and Yoo S 2012 Quality assurance for image-guided radiation therapy utilizing CT-based technologies: A report of the AAPM TG-179 Med. Phys. 39 1946–63

[41] Yin F-F et al 2009 The Role of In-Room kV X-Ray Imaging for Patient Setup and Target Localization (AAPM Report No 104)

[42] Jaffray D A and Siewerdsen J H 2000 Cone-beam computed tomography with a flat-panel imager: initial performance characterization Med. Phys. 27 1311–23

[43] Sillanpaa J, Chang J, Mageras G, Riem H, Ford E, Todor D, Ling C C and Amols H 2005 Developments in megavoltage cone beam CT with an amorphous silicon EPID: Reduction of exposure and synchronization with respiratory gating Med. Phys. 32 819–29

[44] Morin O, Gillis A, Chen J, Aubin M, Bucci MK, RoachMand Pouliot J 2006 Megavoltage cone-beam CT: system description and clinical applications Med. Dosim. 31 51–61

[45] Ruchala K J, Olivera G H, Schloesser E A and Mackie T R 1999 Megavoltage CT on a tomotherapy system Phys. Med. Biol. 44 2597–621

[46] Jeraj R, Mackie T R, Balog J, Olivera G, Pearson D, Kapatoes J, Ruchala K and Reckwerdt P 2004 Radiation characteristics of helical tomotherapy Med. Phys. 31 396–404

[47] Yartsev S, Kron T and Van Dyk J 2007 Tomotherapy as a tool in image-guided radiation therapy (IGRT): Theoretical and technological aspects Biomed. Imaging Interv. J. 3 e16

[48] Miften M, Gayou O, Reitz B, Fuhrer R, Leicher B and Parda D S 2007 IMRT planning and delivery incorporating daily dose from mega-voltage cone-beam computed tomography imaging Med. Phys. 34 3760–7

[49] Malajovich I, Teo B-K K, Petroccia H, Metz J M, Dong L and Li T 2019 Characterization of the megavoltage cone-beam computed tomography (MV-CBCT) system on HalcyonTM for IGRT: Image quality benchmark, clinical performance, and organ doses Front. Oncol. 9 496

[50] Malajovich I, Teo B-K K, Petroccia H, Metz J M, Dong L and Li T 2019 Characterization of the megavoltage cone-beam computed tomography (MV-CBCT) system on HalcyonTM for IGRT: Image quality benchmark,

clinical performance, and organ doses Front. Oncol. 9 496

[51] Nakamura M, Ishihara Y, Matsuo Y, Iizuka Y, Ueki N, Iramina H, Hirashima H and Mizowaki T 2018 Quantification of the kV X-ray imaging dose during real-time tumor tracking and from three- and four-dimensional cone-beam computed tomography in lung cancer patients using a Monte Carlo simulation J. Radiat. Res. 59 173–81

[52] Sonke J-J, Zijp L, Remeijer P and van Herk M 2005 Respiratory correlated cone beam CT Med. Phys. 32 1176–86

[53] Keall P J et al 2006 The management of respiratory motion in radiation oncology report of AAPM Task Group 76 Med. Phys. 33 3874–900

[54] Ishikawa M, Yamaguchi S, Tanabe S, Bengua G, Sutherland K, Suzuki R, Miyamoto N, Nishijima K, Katoh N and Shirato H 2010 Conceptual design of PET-linac system for molecular-guided radiotherapy Int. J. Radiat. Oncol., Biol., Phys. 78 S674

[55] Shirvani SM, Huntzinger C J, Melcher T, Olcott P D, Voronenko Y, Bartlett-Roberto J and Mazin S 2020 Biology-guided radiotherapy: Redefining the role of radiotherapy in metastatic cancer BJR 94 20200873

[56] Lattanzi J, McNeeley S, Pinover W, Horwitz E, Das I, Schultheiss T E and Hanks G E 1999 A comparison of daily CT localization to a daily ultrasound-based system in prostate cancer Int. J. Radiat. Oncol. Biol. Phys. 43 719–25

[57] Fontanarosa D, van der Meer S, Bamber J, Harris E, O'Shea T and Verhaegen F 2015 Review of ultrasound image guidance in external beam radiotherapy: I. Treatment planning and inter-fraction motion management Phys. Med. Biol. 60 R77–114

[58] Kron T, Eyles D, Schreiner L J and Battista J 2006 Magnetic resonance imaging for adaptive cobalt tomotherapy: A proposal J. Med. Phys. 31 242–54

[59] Mutic S and Dempsey J F 2014 The ViewRay system: Magnetic resonance-guided and controlled radiotherapy Semin. Radiat. Oncol. 24 196–9

[60] Klüter S 2019 Technical design and concept of a 0.35 T MR-Linac Clin. Transl. Radiat. Oncol. 18 98–101

[61] Lagendijk J J W, Raaymakers B W and van Vulpen M 2014 The magnetic resonance imaging-linac system Semin. Radiat. Oncol. 24 207–9

[62] Lagendijk J JW, Raaymakers BW, Raaijmakers A J E, Overweg J, Brown K J, Kerkhof EM, van der Put R W, Hårdemark B, van Vulpen M and van der Heide U A 2008 MRI/linac integration Radiother. Oncol. 86 25–9

[63] Shah A P, Dvorak T, Curry M S, Buchholz D J and Meeks S L 2013 Clinical evaluation of interfractional variations for whole breast radiotherapy using three-dimensional surface imaging Pract. Radiat. Oncol. 3 16–25

[64] Cerviño L I, Pawlicki T, Lawson J D and Jiang S B 2010 Frame-less and mask-less cranial stereotactic radiosurgery: A feasibility study Phys. Med. Biol. 55 1863–73

[65] BrainLab white paper Potential and challenges of SGRT https://www.brainlab.com/wpcontent/uploads/2019/11/potential-and-challenges-of-sgrt_brainlab.pdf (accessed 6 July 2021)

[66] Sonke J-J, Aznar M and Rasch C 2019 Adaptive radiotherapy for anatomical changes Semin. Radiat. Oncol. 29 245–57

第 2 章

基于离线 2D 影像的 IGRT 系统

使用影像辅助放射治疗摆位由来已久，在早期普通放射治疗中已经开始使用。放射影像用于验证使用复杂射野的患者摆位，特别是在使用不规则射野保护正常组织的情况下。本章首先从影像引导放射治疗的历史视角开始，探讨了放射治疗期间放射影像的成像细节，以及电视屏幕、增强胶片（EC-L）等技术用于提高 MV 级（Megavoltage，MV）影像的质量。本章同时介绍了放疗中离线平面成像使用光激励磷光体（Photostimulable Phosphor，PSP）的计算机 X 射线摄影技术（Computed Radiography，CR），并详细阐述了 PSP 成像的物理原理、CR 读取器的技术细节和数字影像增强的方法。

2.1 基于放射胶片的 IGRT 系统

自放射治疗开展以来，质量控制一直是必要措施。在放射治疗过程中达到可接受的重复性水平是主要目标之一。将实际治疗剂量与处方剂量、计划系统计算剂量之间存在的偏差定义为不符合规范的治疗[1]。患者定位误差可能由两个原因造成：（1）患者自身运动；（2）患者体表标记物移位。前者更为常见，并且会导致明显的定位误差，头颈部肿瘤患者皮肤和皮下组织相对于内部解剖结构的运动较少[2]，后者在头颈部肿瘤患者放疗中并不常见。

早期放射治疗中，最常见的验证和记录摆位误差的方法是 X 线定位片。多数放射治疗机构使用 X 线定位片验证摆位精度，分析实际辐射剂量与治疗计划系统计算结果的符合程度[3]。从射线装置产生放射线经人体传输到载体生成的影像被 AAPM 工作组（Task Group，TG）24（3）号报告定义为 X 线定位片。在放射治疗领域，该报告将 X 线定位片分成三类：

（1）位置验证 X 线定位片，指用于验证摆位精度的短曝光 X 线定位片；

（2）射野验证 X 线定位片，在治疗中，将影像载体暴露于治疗野并获取相关影像信息的 X 线定位片；

（3）双曝光 X 线定位片，实际上也是位置验证 X 线定位片，是通过连续两次曝光获取影像。首先是照射野形状，然后是一个稍大的矩形野，根据患者解剖结构的影像验证患者治疗野的边界[3]。

位置和射野验证 X 线定位片的其它作用是研究复杂照射野的重复性，例如挡铅野。挡铅野使用特定形状的铅块，在保护肺组织、脊髓、喉、心脏和肱骨的同时，确保病变淋巴组织接受到足够辐射剂量。这些非常复杂的照射野使得精确摆位很难实现。相关研究表明，使用

X 射线定位片可以提高复杂射野的摆位精度 [4, 5]。

位置验证 X 线定位片采用胶片作为载体，其感光度和灵敏性需确保可以接受 1 ~ 4cGy 的辐射剂量，作为射野验证 X 线定位片的载体则需确保可以接受 40 ~ 80cGy 的辐射 [1]。

AAPM TG 24 号报告提到造成高能射线成像质量差的几种原因 [3]：

（1）在 MV 级能量下，射线与物质作用康普顿效应占主导，吸收康普顿散射不依赖于原子序数，导致人体不同组织的吸收差异较小，引起影像对比度差。

（2）散射光子和二次电子造成图像污染。

（3）大焦点导致结构模糊，随着患者和胶片距离增加，结构模糊程度更加严重。

（4）长时间曝光中，患者运动会导致结构模糊。

（5）几何半影和散射半影导致难以区分射野边界处的结构，其中散射半影是主要原因。

（6）技术问题导致图像质量差，例如不正确的曝光条件，使用非常薄的暗盒前屏，导致散射电子未被完全吸收到达胶片，从而影响成像质量。

2.1.1　带金属滤网胶片探测器的需求

若干影像记录技术已应用于影像引导放射治疗，例如干板 X 线照相术（xeroradiography）。但最常用的技术是使用不同厚度铅屏的射线成像技术 [6]。

影像不是主要入射光子形成，而是来自胶片附近的屏材料产生的康普顿反冲电子。在没有屏的情况下，从患者和 / 或治疗床的出射面发射的电子会产生 X 射线生成影像。电子通量的空间变化显然与穿过患者的光子通量成正比，包含了影像及对比度信息，但这些电子是斜向散射和非均匀衰减的，产生不理想的影像对比度，造成影像模糊 [3]。提高分辨率可以通过使用高密度屏，缩小电子范围和使用低原子序数材料减少电子散射。由于物理密度随原子序数的减小而降低，最佳屏材料必须适当平衡物理密度和原子序数 [3, 7]。

如果包括金属屏之间的放射胶片的影像载体暴露在高能 X 线下，X 线在屏上产生的次级电子范围可能远远大于胶片的乳液厚度。根据空腔理论，当金属屏厚度足以建立电子平衡时，乳液薄膜中的能量沉积与金属屏接收的剂量成正比 [6]。屏剂量是屏材料能量吸收系数和入射 X 射线能谱上积分能量通量的乘积。

光密度，即入射光强度与透射光强度之比的对数。X 线影像中的光密度变化是穿过受体 X 线通量的空间变化所形成 [6]。胶片特性曲线是指光密度与相对曝光度对数的关系图，如图 2.1 所示。曲线包含伽马区，即直线区，其斜率相对恒定，代表对比度。趾区，即欠曝光区。肩区，即过度曝光区。宽容度（latitude）是胶片曝光可以记录的影像和对比度的范围，在此范围内曝光，才会产生有用的影像。

Hammoudah 等 [8] 认为，胶片获得 MV 级影像的最佳技术方法是将诊断 X 射线胶片夹在两片铅箔之间，置于胶片盒中，可以获取质量最好的影像，该结构保证了胶片和铅箔之间良好的接触。其认为后面的铅箔提高了对比度，前面的铅箔提高了影像清晰度。在 ^{60}Co、4MV 和 10MV X 线下，后面铅箔的最佳厚度分别为 0.1mm、0.2mm 和 0.5mm，而前面铅箔的厚度应该是后面铅箔的两倍 [8]。但也有其他研究表明，单层乳胶胶片，后铅屏会降低前屏的分辨率 [7]。

如果探测器与成像物体之间有一段距离，那么物体中由光子相互作用产生的电子在穿过该段距离时会广泛扩散，然后到达探测器（胶片），导致探测器曝光相对均匀。如果使用薄箔或不使用箔，这些电子会导致图像的对比度降低。相反，如果使用厚屏，因为到达胶片的所有电子都来自屏材料，无论是否存在该段距离，图像都具有更好的对比度[7]。

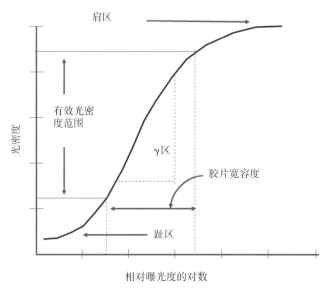

图 2.1　胶片特征曲线的伽玛区、宽容度、趾区和肩区

　　AAPM TG 24 号报告对成像的建议是，应选择高伽玛区的胶片获取影像，胶片光密度应选择 1.3 ～ 1.8 之间。该报告还建议，1.5g/cm² 铜前屏适用于 ⁶⁰Co 射线能量到 8MV X 射线能量之间。

2.1.2　放射治疗中胶片及平面成像的临床应用

　　临床应用中，胶片存在的问题之一是影像对比度差。如果曝光过度或曝光不足，会对影像引导的精度产生影响，在区别解剖结构时存在困难。Droege 等[9] 分离了射线的主要成分与散射成分，率先提出了"技术图表"有助于减少曝光过度或曝光不足，从而提高成像质量。通过屏厚度和光子能量关系产生 1.6 的胶片密度，可以获得最优的暗盒剂量。影响暗盒剂量的因素包括源皮距、目标厚度、目标背侧到暗盒的距离。

　　根据 AAPM TG 24 号报告推荐，Faermann 和 Krutman[10] 开发了 10MV X 射线增感屏 – 胶片组合的技术图表。该技术图表依据患者不同体厚，通过调整射野大小和源到暗盒距离获得 1.6 的胶片密度。该研究使用柯达 X–OMAT TL 未包装的胶片，该胶片前、后屏分别采用 2g/cm²和 0.4g/cm² 的铜。

　　1996 年，柯达公司推出一种用于 MV 级射线照相术的新型胶片 – 屏幕组合系统。该系统由对比度增强（Enhanced Contrast，EC）胶片和两个暗盒组成，两个暗盒中一个用于定位（Enhanced Contrast Localization，C–L），另一个用于验证（Enhanced Contrast Verification，EC–V）。EC–L 暗盒前、后屏分别采用 1mm 铜和 Lanex 快速硫氧化钆[11]。与传统金属板 / 胶片组合相比，该胶片 – 屏组合系统具有三种优点：

　　（1）采用了微立方体薄膜晶粒结构，新型 EC 胶片颗粒度比传统的胶片低；

　　（2）采用荧光屏的设计，X 射线可以直接作用于荧光屏，提高了 EC–L 暗盒的量子效应；

（3）具有 3.5 倍的伽马区，可改善 MV 级射线影像中低对比度结构的分辨率[11]。

Lee 等[12] 为 EC-L 胶片的成像，开发了一种估算曝光时间或机器跳数（MU）的方法，可以使光密度达到 1.8，并根据 ^{60}Co、6MV、10MV 和 18MV X 射线束流的源到片盒距离和患者体厚研发出一种技术图表[12]。随后，Munro 等[11] 开发出一种数字胶片，由金属板 / 荧光屏、导光板、光电二极管传感器和电子计数器组成。该数字胶片可以直接测量荧光屏在照射期间发出的光子数量。他们根据数字胶片的测量结果，确定不同射野大小、患者体厚、患者与暗盒之间距离条件下优化 EC 胶片曝光条件的因素[11]。Sandilos 等[13] 开发了 6MV 射束下 Kodak EC 胶片与 EC-L 慢胶片成像的技术图表。临床结果表明，使用 Kodak EC-L 系统采集的影像，对比度高于使用传统影像，而更高质量的影像可改善基于胶片的评估结果[14]。

2.1.3　胶片平面成像的几何问题

使用胶片平面成像验证实际治疗与计划或模拟定位是否完全相同，由于缺乏共同参考框架导致对比存在困难[3]。此外，其它几何条件限制也使得该项任务更加困难，比如不同放大倍率和非正交胶片平面成像定位等。在解决这些几何问题时，胶片平面成像中使用了一种名为"网格"的工具，可以投影出物理尺度和等中心的位置[3]。

2.1.4　数字影像的转换

用于改善影像对比度的方法大多是通过改进胶片技术来实现的，例如使用金属板或微立方体胶片颗粒结构。但是，也有一些诊疗机构采用数字化影像技术增强对比度[15-17]。数字化影像技术采用高质量低光摄像机或激光扫描技术来获取数字化影像[3]，然后进行数字影像增强。影像增强技术的发展可以优化影像的可视性，例如在非锐化滤波处理后进行限制对比度的自适应直方图均衡[18]。该技术的主要缺点是需要额外时间来实现影像数字化。

2.2　计算机辅助的 X 线摄影（CR）引导放射治疗系统

2.2.1　概述

如前一节所述，临床已使用了多种方法来获得 X 线定位片。最常见的方法是使用带或不带金属屏的 X 射线摄影胶片，这些高能 X 射线束获得的影像对比度差，缺乏解剖细节。因此，科学家们尝试了各种方法来提高射野胶片的图像质量和细节。优化金属屏的类型和厚度及照相复制等方法都很有帮助，但在增强对比度方面的作用有限。

计算机数字成像技术的出现，促使大家开始将射野胶片转换为数字影像，以便通过数字技术提高图像的质量和对比度。为了实现数字化影像（胶片），Leong[19] 率先使用了视频摄像机技术。随后，Meertens 等[20] 的研究表明，通过使用密度扫描仪对射野胶片进行数字化处理可获得显著改进。他们还建议，直接使用计算机接口的影像探测器替换胶片，可能获得更好的照射野影像。

计算机 X 射线摄影（Computed Radiography，CR）是一种使用光激励荧光体（Photo-Stimulable Phosphor，PSP）作为成像器的技术。由 Sonada 等[21] 于 1983 年引入到诊断成像。Wilenzick 等[22]

首先研究了 CR 在放疗中的应用,用于 MV 级照射野成像。CR 的工作流程有三个步骤(图 2.2),首先将平板暴露在辐射下,成像目标位于光束路径中。在 PSP 板中形成所接受能量模式的潜影。然后,通过用红色激光扫描 PSP 板上的潜影捕获由荧光体发出的光(影像)来读取图像。第三,通过将 PSP 板暴露于高强度光下消除残影。

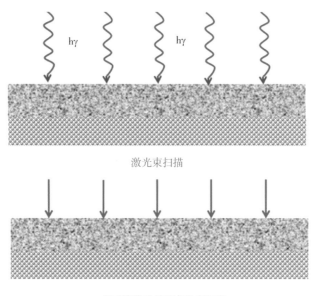

激光束扫描

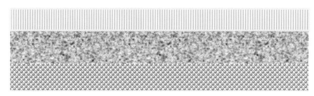

用于擦除残影的高强度泛光

图 2.2　PSP 影像处理

2.2.2　CR 影像板 – 光激励存储荧光板

PSP 板,也称为成像板(Image Plate,IP),放置在一个类似于标准 X 光胶片盒中。该 IP 与胶片盒的增感屏类似,由一层有机粘合剂覆盖的聚合物基材组成,其中嵌入了功能性荧光颗粒。增感屏可产生辐射诱导的自发光,与增感屏不同,PSP 板产生辐射诱导的光激励发光(Photostimulable Luminescence,PSL)[23]。影像接收器是一块 1mm 厚的软板,由掺有铕的氟化钡晶体用有机粘合剂固定,涂覆在软背板上[22]。CR 板的活性层是一个 PSP(BaSrFBr:Eu^{2+}),大约 300 微米厚,涂覆在 0.9mm 厚的柔性塑料板上[24]。IP 的构造如图 2.3 所示。CR 板具有不同结构层,如保护层、荧光层、反射层、导电层、颜色层、支持层和背衬层。

(1)保护层是非常薄、坚韧、透明的塑料,可保护荧光层。

(2)荧光层(或活性层)可在曝光期间"捕获"电子。通常由氟化钡家族的荧光材料制成(例如,氟化钡、氯化物或溴化物晶体)。该层还可能包含一种染料,该染料可不同程度地吸收激励光,尽可能防止扩散,与传统 X 光屏中的染料功能相似。

(3)光反射层可确保在盒式阅读器中释放的光只朝一个方向发射。这一层可能是黑色的,用来减少激励光传播和发射光逃逸。在这个过程中会丢失一些细节。

（4）导电层由吸收和减少静电的材料构成。

（5）更新的板可能包含一个颜色层，位于活性层和支持层之间。该层可吸收激励光，同时反射发射光。

（6）支持层由一种半刚性材料构成，为 IP 板提供一定的刚性强度。

（7）背衬层由软聚合物构成，可保护盒的背面[25]。

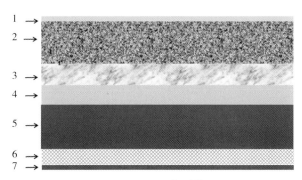

图 2.3　PSP 板结构

（1）保护层；（2）荧光层；（3）光反射层；（4）导电层；（5）支持层；（6）遮光层；（7）背衬层

2.2.3　光激励荧光板成像的原理

当暴露于电离辐射时，PSP 的晶体充当能量陷阱，产生潜影[22]。辐射产生的电子和空穴被捕获在周围的电子和空穴陷阱中，不重新组合，并将能量转移到发光中心。IP 包含 X 射线辐射剂量的潜影，与这些捕获载体的密度成比例。只要荧光体不暴露于光或热，就不会发生重组，相当一部分电子和空穴仍然处于亚稳态[26]。存储过程的简化模型如图 2.4 所示。含有存储荧光体晶体板中捕获电荷的空间分布构成了 CR 中的潜影。商业上使用的存储介质是碱土卤化物 $BaF(Br_x, I_{1-x}): Eu^{2+}$，其中含有 $(1-x)$ 的碘离子分数，以及碱土卤化物 $RbBr: Tl^+$[23]。

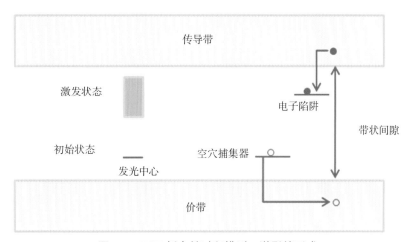

图 2.4　PSP 板存储过程模型：潜影的形成

有盒的 PSP 系统包含一个条形码标签的窗口，可使影像与患者信息匹配。尽管影像的退化几乎立即开始，这种捕获的信号仍能持续数小时甚至数天。实际上，捕获的信号永远不会完全丢失。一定量的曝光仍然被捕获，成像板上的信息永远不可能被完全清除。然而，残留的捕获电子数量非常少，不会干扰随后的曝光[25]。

2.2.4　CR 读取器

被捕获的电子对光敏感，当暴露于红光或近红外光时，光子提供足够的能量给捕获的电子以促使逃逸。这导致电子与捕获的空穴重新结合，从而以发光的形式释放能量，就像传统荧光体一样（见图 2.5）。存储荧光体发出的光子具有比激励捕获电子的光子更高的能量，即该过程是反斯托克斯过程。与传统的发光相比，这被称为 PSL，在传统发光中，较低能量的光子是由较高能量的光子产生的，也称为激发发光。

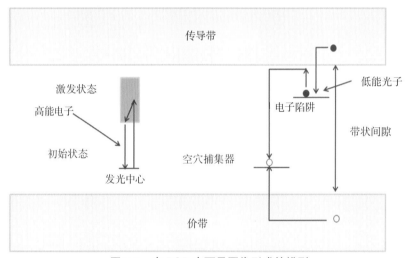

图 2.5　在 PSP 中可见图像形成的模型

CR 读取器由一个红激光组成，该激光被聚焦到一个旋转的镜子上，反射氦氖红激光（HeNe 激光）到成像板上。当激光扫描到成像板上时，成像板同时在扫描方向上缓慢移动。当红激光扫描到 IP 上时，IP 上的每个像素都会被逐一激发，其发出的光与该像素中存储的能量成正比。发出的光通过光导传输到光电倍增管（PMT），PMT 将光信号转换为电信号。信号被放大并使用模数转换器转换为数字格式，传输到计算机中存储为数字化图像文件。这种 CR 读取器也被称为飞点扫描仪。CR 阅读器的示意图见图 2.6。在激光读取过程中，大约 80% ～ 90% 的图像信息会被擦除。图像读取后，将 IP 放置于 CR 数字化仪内，被十个 100 瓦卤素灯泡产生的高强度白光擦除剩余的图像信息[27]。

2.2.5　CR 信息读取过程

如前所述，每个 IP 上都有一个条形码信息，在插入 CR 阅读器进行图像获取之前，使用条形码扫描仪读取。此条形码将图像与计算机中的患者 ID 关联。在商业 CR 阅读器中，将装有 IP 的盒插入阅读器；系统将 IP 从盒中取出并读取图像。读取和擦除图像后，IP 被放回盒中并从阅读器中弹出,可以重复用于下一个患者的成像。商业 CR 阅读器见图 2.7。

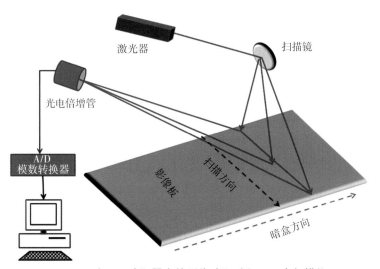

图 2.6　在 CR 读取器中的影像读取过程 – 飞点扫描仪

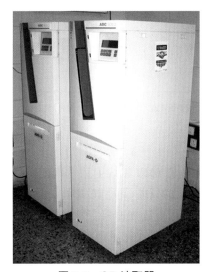

图 2.7　CR 读取器

2.2.6 CR 成像特点

Fujita 等[28]研究了 CR 成像系统的特性曲线。他们研究了三种不同类型的曲线,分别代表与(1)模拟和数字信息不进行图像处理,(2)显示和(3)CR 系统组件整体相关的响应。通过这些曲线,他们研究了这些系统组件的线性、灵敏度及相互关系。该研究还确定了分辨率和噪声等参数,并使用这些参数确定了探测器量子检测效率(Detective Quantum Efficiency,DQE)。DQE 是实际探测器与理想探测器效率的绝对度量。

DQE 的定义为:

$$DQE = ((SNR_{OUT}) / (SNR_{IN}))^2 \tag{2.1}$$

其中 SNR_{OUT} 和 SNR_{IN} 分别是输出和输入的信噪比。

由其所确定的特性曲线展示了 CR 系统的灵活性和根据灰度设置在 10 ～ 1000 以上的宽动态范围。Fujita 等 [28] 使用调制传递函数（Modulation Transfer Function，MTF）来分析总的空间分辨率，发现标准成像板的 MTF 与中速屏 / 胶片系统的 MTF 相当。他们在激光束的数据采样阶段观察到 MTF 显著降低。为确定 DQE，Fujita 等 [28] 首先确定了由 MTF 得到的噪声等效量子（Noise Equivalent Quanta，NEQ），即 SNR_{OUT} 的平方。结果表明，该 CR 的成像可与屏 / 胶片系统相媲美或更优越。

在印度 Vellore 的 CMC 基督教医学院进行了一项尝试，以客观评估用于临床照射野成像的 CR 影像质量 [29]。其使用了 Las Vegas 型模体来评估 CR 成像质量。图 2.8 显示了使用 ^{60}Co 疗机和 6MV 射束在 Primus 直线加速器上获取的模体图像。

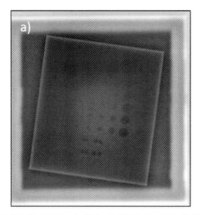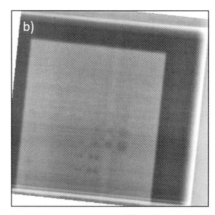

图 2.8　分别用（a）Primus 直线加速器的 6MV X 线射束和（b）Theratron 780C ^{60}Co 治疗机获得的 CR 影像（经 Timothy Peace 博士许可转载）

与使用西门子 Primus 直线加速器 6MV X 线射束获取的图像相比，使用 Theratron 780C ^{60}Co 束获取的模体图像空间分辨率较低，只能看到 16 个孔，而前者可以看到 24 个孔。由于源尺寸较小，尽管光子能量较高，但使用直线加速器获取的影像具有更高空间分辨率。

Soh 等 [30] 通过对 6MV 和 10MV X 射线光子束的 PortalVision™ 对比度细节模体采集图像，进行了射野图像质量的定性评估。他们对比了 6MV 和 10MV X 射线光子束。结果表明，CR 系统具有非常高的低对比度空间分辨率。能够在使用 CR 获取的 6MV 照射野图像上看到一个直径 1mm 的圆圈，这代表 1.75% 的对比度。他们建议以 CR 系统作为 EPID 和 Kodak EC-L 胶片的替代。

2.2.7　应用 CR 进行患者放疗位置的验证

放射治疗的目标是根除临床靶区（Clinical Target Volume，CTV）内的肿瘤细胞，同时尽可能保护周围正常组织细胞。这需要考虑摆位和治疗的其他不确定性，将治疗野精准照射到 CTV 及其外扩区域。考虑到肿瘤形状、大小、运动和摆位的不确定性，在 CTV 上外扩的区域称之为计划靶区（Planning Target Volume，PTV）。通过减少 CTV 外扩范围，以降低正常组织辐射剂量，会导致肿瘤靶区丢失。因此，量化并降低摆位误差非常重要。虽然摆位误差可以通过图像引导来测量，但是在高能量光子下物体的吸收差异小、对比度低导致的图像质量不佳的缺点不可忽略。光子散射和患者运动等也会显著降低图像质量 [31]。

早期关于使用 CR 成像，Wilenzick 等[22] 和 Gur 等[31] 的研究结果令人鼓舞，尤其是在图像质量方面。Wilenzick 等[22] 使用同一患者和模体，分别采集了 6MV 和 10MV 的 X 射线 CR 图像及常规胶片平面图像，并进行了比较，发现 CR 图像质量与常规胶片平面图像相当。Gur 等[31] 调研了工作人员（主要是治疗技师和医生）对 CR 平面图像的接受程度。他们请工作人员对 CR 图像质量的两个方面进行评估：（1）治疗野验证；（2）与传统成像的对比。大多数工作人员认为 CR 成像与传统成像相比，图像质量相当或更优[31]。此外，Soh 等[30] 使用对比度细节模体，比较了 CR（Fuji film Co.，Ltd，Tokyo，Japan）系统和 EPID（Varian 医疗系统，Inc.，Palo Alto，USA）以及胶片系统（Eastman Kodak Co.，New York，USA）获取图像的质量。结果显示，对于 6MV 和 10MV X 射线光子束，CR 系统在低对比度分辨率方面的表现最佳。对于 6MV X 射线光子束，可见圆圈直径达 1mm，即对比度为 1.75%。对于 10MV 的 X 射线光子束，可见圆圈直径也达到 1mm，即对比度为 1.33%[30]。Soh 等[30] 通过 CR 与 EPID 获取同一患者的图像比较发现，与使用 EPID 获得图像相比，处理后的 CR 图像更容易区别解剖结构。

数字化格式的图像使得边缘增强和非锐化掩模等处理成为可能，从而改善了图像中软组织和骨骼的可视化，并且数字化图像的存储和检索更加方便[22]。通过数字叠加可以实现引导图像和治疗计划图像的直观对比。早期研究表明，与传统胶片相比，CR 的辐射剂量减少了两到三倍[31]。此外，一个 CR 单元可为多个治疗单元提供成像，并采用非晶硅结构的 EPID 作为备用成像系统。PSP 探测器固有的宽曝光宽容度使其可用于低能 X 射线照射诊断成像，以及用于放射治疗中的位置验证，10 ～ 100cGy 辐射可用于治疗计划验证，但需要调整 PMT 增益，避免出现饱和现象[32]。

2.2.8　在 ⁶⁰Co 治疗机上应用的 CR 平面成像系统

钴 –60（⁶⁰Co）射线装置仍然是许多中、低收入（Low and Middle Income，LMI）国家临床配置的主要放射治疗装置，但这些装置一般没有成像功能。⁶⁰Co 治疗机的平面成像存在一些挑战，例如，平均能量 1.25MeV 时较低的组织对比度和由于源尺寸大、几何半影大导致的空间分辨率低。印度的韦洛尔 CMC 尝试使用 CR 进行 ⁶⁰Co 射野成像，虽然图像质量较差，但用于验证患者和挡铅位置仍可接受。图 2.9 显示了使用 Theratron 780C ⁶⁰Co 获取的双重曝光的肺部和斗篷野肺部挡铅的 CR 图像。

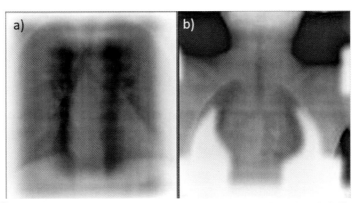

图 2.9　（a）使用 ⁶⁰Co 射束进行胸部治疗，（b）用于斗篷野肺部保护的挡铅成像的 CR 图像。转载已获 Timothy Peace 博士许可

2.2.9 直线加速器上应用的 CR 平面成像系统

正如前一节所讨论的，一些研究表明基于 CR 的平面成像系统可用于直线加速器治疗摆位的验证[22, 31, 32]。Whittington 等[32]的研究认为，CR 图像必须进行数字处理，以便临床医生识别解剖结构并正确评估摆位精度，特别是对于前列腺治疗的侧面或斜面的平面成像。他们还建议对前列腺治疗射野，骨盆成像需要借助直方图均衡化来帮助识别解剖结构。

在印度的韦洛尔 CMC，有研究使用 CR 进行直线加速器成像，作为 EPID 故障时的备用成像方法。该方法使用两个 MD40 CR 暗盒（Agfa–Gevaert，德国），尺寸为 14 × 17 英寸（像素矩阵为 2828 × 2320），用于获取 CR 图像。采用双重曝光成像，第一次曝光包含治疗野平面图像，第二次曝光为治疗野所有方向均匀外扩最少 5cm，通过解剖标记的双重曝光成像验证摆位误差。图 2.10 显示了头颈部和肺部的双重曝光图像。

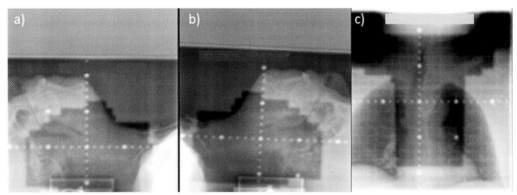

图 2.10　在 Primus 直线加速器上获取的 CR 图像。（a）头颈部左侧成像，（b）头颈部右侧成像，（c）肺部前后位成像。转载已获 Timothy Peace 博士许可

2.2.10 直方图均衡化

如前所述，CR 图像是数字化的，为数字处理以增强对比度提供了可能。CR 图像的直方图均衡化处理是常用方法之一，为通过修改灰度直方图强度分布来调整对比度。图 2.11 显示了头颈治疗 CR 图像在直方图均衡化前后的对比情况。直方图均衡化处理使用 MatLab®。

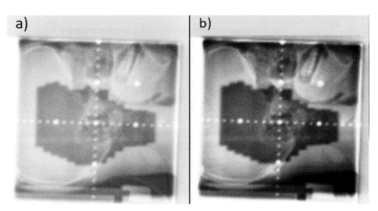

图 2.11　在 Primus 直线加速器上获取的头颈部 CR 图像（a）直方图均衡化前（b）直方图均衡化后。转载已获 Timothy Peace 博士许可

在盆腔成像中通常很难区分解剖结构，经过数字处理，如直方图均衡化处理和平滑，可以更好地识别解剖结构。图 2.12 和 2.13 显示了进行直方图均衡化处理和平滑处理前和处理后的盆腔图像。

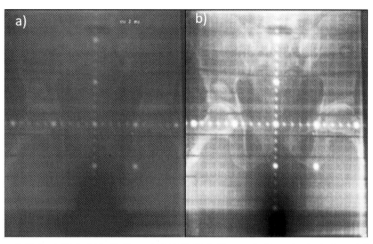

图 2.12　在 Primus 直线加速器上获取的用于引导骨盆放疗的 CR 图像。（a）直方图均衡化前；（b）直方图均衡化后。转载已获 Timothy Peace 博士许可

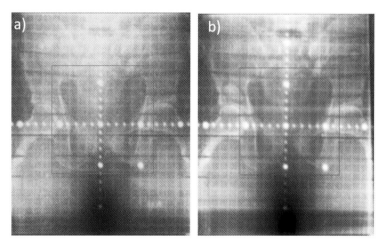

图 2.13　在 Primus 直线加速器上获取的用于骨盆治疗的 CR 图像。（a）在应用平滑滤波处理之前；（b）在应用平滑滤波处理之后。转载已获 Timothy Peace 博士许可

2.2.11　CR 图像配准

为量化摆位误差，需要将 CR 图像与参考图像配准。首先，影像引导系统和 X 射线辐射束必须在同一个等中心。因此，在获取 CR 图像时，需使用一个带有不透射线的网格标记，其可以滑入准直器槽中。因网格中标记的间距（1cm）已知，故有助于确定 CR 图像的放大倍数。为了将 CR 图像与参考数字重建图（Digitally Reconstructed Radiograph，DRR）或模拟器图像进行配准，印度 Vellore 的 CMC 基督教医学院开发了一个独立的内部软件。该软件具有距离测量、放大镜、基于点的轮廓绘制等软件工具，用于验证配准结果。CR 成像使用 Aktina 胶片获取网格，

该网格可在中心处形成不透射线的十字架图案的放射性不透明标记。网格的投影有助于确定束流中心和图像的放大倍数，用于评估 CR 图像与参考图像的配准精度。该软件通过对 Rando 模体不同部位的 CR 成像进行了验证。在配准后，在已知偏移距离放置模体，使用软件测量实际偏移距离来验证成像及测量的准确性。

2.3　CR 平面成像在 IGRT 中的应用进展

与胶片成像相比, CR 平面成像具有若干优点。CR 图像的数字化具有对比度增强、易于传输、存档和通过影像归档通信系统（Picture Archival Communication System，PACS）网络查看，以及大量图像轻松存储和精准图像分析的优势 [27]。CR 数字化后处理克服了传统放射胶片组织对比度差的主要缺点 [32]。CR 使用 PSP 板产生高质量的平面图像，仅使用 1～2MU 的放射剂量 [33]，CR 成像引起的辐射剂量明显减少。CR 成像与胶片相比更经济、高效，同时节省运行成本并且不需要暗房设施进行处理。与电子射野影像装置（Electronic Portal Imaging Device EPID）相比，CR 系统的初期投资明显减少。EPID 易受电子器件辐射敏感性的限制。PSP 板与胶片的物理相似性，使其优于 EPID [24]。一套 CR 系统可以用于多个远程治疗系统。Olch 等 [24] 已经证明使用商业 CR 阅读器和存储荧光板系统可以准确测量 6MV X 射线光子束的绝对剂量和剂量分布。

除射野成像和摆位验证中使用 CR 外，部分研究证明，CR 在放射治疗中可以用于剂量测量和质量保证 [24, 34]。Olch 等 [24] 使用 CR 进行 6MV X 射线光子束的剂量测量。结果显示，CR 测量的 X 射线束流剖面与 XV 胶片剂量测量的结果相似，与放疗计划横截面剂量分布的比较结果也非常良好。Patel 等 [34] 使用 CR 进行常规直线加速器和模拟机质量控制。结果显示，CR 成像可以广泛用于 MV 和千伏（kilovoltage，kV）X 射线质量控制。

2.4　小结

（1）在放射治疗早期，胶片是摆位验证和记录治疗几何精度最常用的方法。

（2）放射影像类型：

- 定位放射影像：用于验证患者摆位短曝光的影像。
- 验证放射影像：将图像载体暴露于照射野获取图像。
- 双重曝光影像：实际是定位 X 光片，由两次曝光产生，第一次曝光形成射野形状的图像，第二次曝光产生更大的方形或矩形图像。

（3）影响高能射野影像质量的因素：

- 康普顿散射（不依赖于原子数）为主；
- 散射光子和次级电子；
- 源 / 焦点尺寸；
- 患者移动；
- 半影；
- 不正确的曝光条件；

（4）照射野影像是由暗盒屏释放的康普顿反冲电子形成，不是由入射主光子束直接形成。

（5）改善射野影像分辨率的方法：

- 使用高密度屏缩短电子射程；
- 使用低原子序数材料降低电子散射。

（6）光密度是入射光强度与透射光强度比值的对数。

（7）产生恰当光密度的曝光范围称为胶片宽容度。

（8）对于胶片系统，根据 AAPM TG24 号报告建议，曝光后的光密度应在 1.3 至 1.8 之间，建议使用高 γ 区的胶片。

（9）射野影像技术图表被用来获得一致的图像质量，并减少曝光不足或过度曝光的可能性。

（10）有两类屏，分别是 EC-L（增强对比度定位）屏和 EC-V（增强对比度验证）屏。

（11）EC-L 屏使用了 1mm 厚的前铜板和一对 Lanex 的高速镓铝磷酸盐荧光屏。

（12）EC-L 屏系统的优点包括：

- 采用微立方胶片颗粒结构，胶片颗粒度显著降低；
- 使用荧光屏可以提高量子成像效率，因为 X 射线量子可以直接在荧光屏和金属板上发生作用；
- 屏系统具有 3.5 倍 γ 值，能够更好地显示低对比度物体。

（13）使用胶片成像的限制：

- 缺乏与模拟定位图像对比的参考框架；
- 与模拟图像相比，存在一定程度的放大；
- 在采集过程中非正交定位成像。

（14）CR 使用 PSP 板作为成像设备：

- 通过红激光扫描 PSP 板，读出辐射形成的潜影；
- PSP 平板通过能量陷阱产生辐射诱导的 PSL（光激发光）；
- 被捕获的电子在暴露于红光或近红外光时，从中获得足够能量逃脱。这些电子与被捕获的空穴重组，并以发光的形式释放能量，类似于传统荧光材料；
- 图像读取后，PSP 平板会暴露于高强度光线下以擦除图像。

（15）DQE 是虚拟（理想）探测器效率的绝对测量值，当输入信号相同时，产生的 SNR（信噪比）与真实探测器相同。

（16）在放射治疗中使用 CR 进行成像的优点包括：

- CR 图像质量可以通过数字技术增强；
- 一个 CR 读取器可以用于多个设备；
- PSP 板可以重复使用约 40000 次；
- 成像剂量低；
- 成本更低。

参考文献

[1]　Byhardt R W, Cox J D, Hornburg A and Liermann G 1978 Weekly localization films and detection of field

placement errors Int. J. Radiat. Oncol. Biol. Phys. 4 881–7

[2]   Marks J E and Haus A G 1976 The effect of immobilisation on localisation error in the radiotherapy of head and neck cancer Clin. Radiol. 27 175–7

[3]   Lawrence E R, Howard I A, Peter J B, Ronald T D, Alexander B F and Wendell R L et al 1987 Radiotherapy portal imaging quality AAPM Report No 24 American Association of Physicists in Medicine

[4]   Griffiths S E, Pearcey R G and Thorogood J 1987 Quality control in radiotherapy: the reduction of field placement errors Int. J. Radiat. Oncol. Biol. Phys. 13 1583–8

[5]   Creutzberg C L, Visser A G, De Porre P M, Meerwaldt J H, Althof V G and Levendag P C 1992 Accuracy of patient positioning in mantle field irradiation Radiother. Oncol. 23 257–64

[6]   Droege R T and Bjärngard B E 1979 Influence of metal screens on contrast in megavoltage x-ray imaging Med. Phys. 6 487–93

[7]   Droege R T and Bjärngard B E 1979 Metal screen-film detector MTF at megavoltage x-ray energies Med. Phys. 6 515–8

[8]   Hammoudah M M and Henschke U K 1977 Supervoltage beam films Int. J. Radiat. Oncol.Biol. Phys. 2 571–7

[9]   Droege R T and Stefanakos T K 1985 Portal film technique charts Int. J. Radiat. Oncol. Biol.Phys. 11 2027–31

[10] Faermann S and Krutman Y 1992 Generation of portal film charts for 10 MV x-rays Med. Phys. 19 351–3

[11] Munro P, Jordan K, Lewis C and Heerema T 2001 Technique charts for EC film: direct optical measurements to account for the effects of x-ray scatter Int. J. Radiat. Oncol. Biol. Phys. 50 829–36

[12] Lee P C and Glasgow G P 1998 Technique charts for Kodak's new film-screen systems for portal localization Med. Dosim. 23 113–6

[13] Sandilos P, Antypas C, Paraskevopoulou C, Kouvaris J and Vlachos L 2006 Technique charts for Kodak EC-L film screen system for portal localization in a 6MV x-ray beam Technol. Health Care 14 467–72

[14] Foulkes KM, Ostwald PMand Kron T 2001 A clinical comparison of different film systems for radiotherapy portal imaging Med. Dosim. 26 281–4

[15] Sherouse G W, Rosenman J, McMurry H L, Pizer S M and Chaney E L 1987 Automatic digital contrast enhancement of radiotherapy films Int. J. Radiat. Oncol. Biol. Phys. 13 801–6

[16] Leong J 1984 A digital image processing system for high energy x-ray portal images Phys. Med. Biol. 29 1527–35

[17] Meertens H 1985 Digital processing of high-energy photon beam images Med. Phys. 12 111–3

[18] Rosenman J, Roe C A, Cromartie R, Muller K E and Pizer S M 1993 Portal film enhancement: Technique and clinical utility Int. J. Radiat. Oncol. Biol. Phys. 25 333–8

[19] Leong J 1984 A digital image processing system for high energy x-ray portal images Phys. Med. Biol. 29 1527–35

[20] Meertens H 1985 Digital processing of high-energy photon beam images Med. Phys. 12 111–3

[21] Sonoda M, Takano M, Miyahara J and Kato H 1983 Computed radiography utilizing scanning laser stimulated luminescence Radiology 148 833–8

[22] Wilenzick R M, Merritt C R and Balter S 1987 Megavoltage portal films using computed radiographic imaging with photostimulable phosphors Med. Phys. 14 389–92

[23] von Seggern H 1999 Photostimulable x-ray storage phosphors: a review of present understanding Braz. J. Phys. 29 254–68

[24] Olch A J 2005 Evaluation of a computed radiography system for megavoltage photon beam dosimetry Med. Phys. 32 2987–99

[25] Themes U F O Photostimulable Phosphor Image Capture [Internet]. Radiology Key. 2016 [cited 2020 Jun 2].

Available from https://radiologykey.com/photostimulable-phosphorimage-capture/

[26] Leblans P, Vandenbroucke D and Willems P 2011 Storage phosphors for medical imaging Materials (Basel) 4 1034–86

[27] Peace T, Subramanian B and Ravindran P 2008 An experimental study on using a diagnostic computed radiography system as a quality assurance tool in radiotherapy Australas. Phys. Eng. Sci. Med. 31 226–34

[28] Fujita H, Ueda K, Morishita J, Fujikawa T, Ohtsuka A and Sai T 1989 Basic imaging properties of a computed radiographic system with photostimulable phosphors Med. Phys. 16 52–9

[29] Peace T An investigation on the applications of digital imaging in radiation therapy for quality assurance and dosimetry PhD Thesis The Tamil Nadu Dr MGR Medical University

[30] Soh H S, Ung N M and Ng K H 2008 The characteristics of Fuji IP Cassette Type PII and application for radiation oncology quality assurance tests and portal imaging Australas. Phys. Eng. Sci. Med. 31 146–50

[31] Gur D, Deutsch M, Fuhrman C R, Clayton P A, Weiser J C and Rosenthal M S et al 1989 The use of storage phosphors for portal imaging in radiation therapy: therapists' perception of image quality Med. Phys. 16 132–6

[32] Whittington R, Bloch P, Hutchinson D and Bjarngard B E 2002 Verification of prostate treatment setup using computed radiography for portal imaging J. Appl. Clin. Med. Phys. 3 88–96

[33] Ravindran P 2007 Dose optimisation during imaging in radiotherapy Biomed. Imaging Interv. J. 3 e23

[34] Patel I, Natarajan T, Hassan S S and Kirby M C 2009 The use of computed radiography for routine linear accelerator and simulator quality control Br. J. Radiol. 82 827–38

第3章

基于电子射野影像装置的 IGRT 系统

电子射野影像装置（Electronic Portal Imaging Devices，简称 EPID）是最早应用于肿瘤放射治疗中的 MV 级在线成像系统。EPID 能实现快速摆位验证，并且使实时剂量监测成为可能。本章详细介绍了从基于 TV 相机的 EPID 到当今非晶硅平板成像的 EPID 系统的发展历程。本章还分别讨论了使用非晶硒和非晶硅平板成像系统进行直接或间接成像的优缺点。除此之外，本章还讨论了 MV 级 EPID 成像的物理原理。对比度差是 MV 级成像的主要局限之一，本章介绍了使用不透 X 线标志物克服这一问题的方法及其在 4D 追踪中的应用。本章也探讨了系统误差和随机误差，以及在临床应用中用于纠正系统误差的离线纠正策略。

3.1　概述

CT、MRI 以及 PET 等先进成像系统使肿瘤靶区精准勾画成为可能。动态 MLC、3D 治疗计划系统、立体定向摆位系统和 IMRT 的发展为在三维方向上以适应肿瘤形状的射线能量传输以进行放射治疗奠定了技术基础。该技术可以在不影响正常组织和关键器官的情况下，向肿瘤靶区提供高剂量的放射治疗。临床靶区（Clinical Target Volume，CTV）外放边界的缩小以及对肿瘤边界更严格的定义使得患者摆位的准确性变得更为关键。三维适形放疗（3DCRT）提高了放射剂量传输的精度。为了确保患者摆位的准确性，避免位置错位，一个可以提供射野方向观（Beams Eye View，BEV）的患者摆位信息，并与治疗计划图像进行比较的成像系统必不可少。

通过将图像接收器（Image Receptor，IR）暴露于放射治疗照射野发出射束上而产生的图像称为射野图像。射野成像的主要方法是基于胶片成像。人们提出了几种使用胶片获得更高质量射野图像的方法[1-4]，这些方法理论上可行，但主要不足在于耗时，不能提供实时成像。早在 1958 年，人们就开始尝试使用非胶片方法进行射野成像[5]。人们在 EPID 的设计和开发中投入了大量精力、创造力和创新思维。最初，伦琴线电视（television-Roentgen，TVR）系统被用于放射治疗中患者位置的可视化[6, 7]。一种用于患者位置实时监测的早期系统是将 TVR 系统安装在机架上。该系统由 X 射线图像增强器（x-ray image intensifier）组成，通过反射镜透镜装置与 TV 相机（TV camera）进行光学耦合。当患者在 200kV 的 X 射线加速器上接受放射治疗时，该装置会围绕患者旋转。该系统的主要限制在于视野非常小，只有 5 英寸[8]。在同一时期，一台 2MeV 的基于范德格拉夫起电机的加速器使用了一个带有荧光（ZnCdS）屏幕的射野成像系统，通过反射镜透镜装置用相机从该屏幕捕获图像[8, 9]。通过在 ZnCdS 荧光屏上添加一层 1.5mm 厚的相同尺寸的白色铅涂层，可以增加光输出。这种增强型射野成像装置常与电子感应加速器一起使用，可以使 30MV 的 X 射线转换为 10MeV 次级电子。虽然数量很少，但足以显著提高荧光材料的成像效率。

　　还有几种成像设备被开发作为胶片的替代品来进行射野成像，包括扫描二极管阵列（scanning diode arrays）[10, 11]、扫描闪烁体阵列（scanning scintillator arrays）[12]、编码孔径成像系统（coded aperture arrays）[13]、电离室矩阵系统（matrix ion chamber systems）[14, 15]、基于 TV 相机的系统（TV camera-based systems）[16-20] 和平板探测器系统[21-24]。这些设备可分为两类：（1）能够捕获整个射束的区域系统（area systems）；（2）探测器仅捕获一小部分射束并在患者下方进行线性扫描以获得完整图像的扫描系统[8]。除此之外，还有文献提出了另外两类系统，即光学和非光学系统[5]。在以下章节中，我们将讨论基于 TV 相机的 EPID、光纤 EPID、基于液体电离室的 EPID 和非晶硅平板成像系统。

3.2　基于视频相机（TV camera）的 EPID

　　基于 TV 相机的 EPID 采用了常见成像应用中的简单技术，由附在金属板上的硫氧化钆（Gd_2O_2S）屏幕组成，类似于放射诊断时所使用的屏幕。当高能光子与金属板相互作用时，会产生高能电子，然后由 Gd_2O_2S 屏幕转换为可见光光子。之后，光子被 45° 前表面反射镜反射，被 TV 相机的大光圈镜头收集。这种结构可以避免射束直射在光学系统的相机上。最后，使用图像捕捉器将来自相机的图像信号进行数字化并输入到计算机。基于 TV 相机的 EPID 系统的示意图如图 3.1 所示。

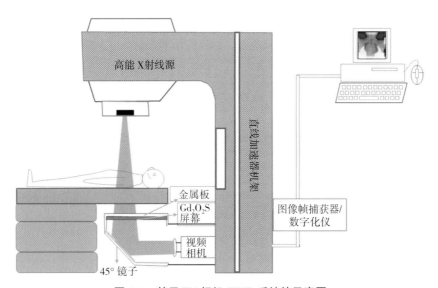

图 3.1　基于 TV 相机 EPID 系统的示意图

3.2.1　探测器

　　探测器由一块平坦金属板和固定在金属板上的荧光屏组成。金属板有两个主要功能：（1）将入射的 X 射线光子转换为次级电子，进而在荧光屏上成像；（2）阻挡患者体内产生的次级电子。金属板的厚度应至少等于入射到该金属板的次级电子的最大射程。对于 ${}^{60}Co\ \gamma$ 射线、

4MV、6MV 和 15MV X 射线直线加速器（linacs），铜片的厚度分别为 0.83、1.09、1.68 和 4.01g/cm²。一般使用铜，但钨、铅和钽可能更有利，因为原则上密度越高的材料越薄，可以显著提高空间分辨率[20]。金属板还可用作低能散射射线吸收器，否则会降低成像系统的对比度。荧光屏，即磷光板，可由稀土材料或钨酸钙组成[20]。这种荧光屏可以将穿过的高能电子的一部分能量转换成光子，光子从镜子的侧面射出并反射到相机上[5]。选择屏幕时，应考虑可用屏幕的厚度及量子检测效率（DQE），以实现发射光谱和相机光谱响应度之间的最佳匹配[20]。

光学系统的耦合效率 G 是透镜放大倍数 M、光圈数 F（光圈数是系统焦距与入瞳直径之比）和透镜透射率 T 的函数。耦合效率 G 由公式给出[20]：

$$G = \frac{T}{4F^2}\left[\frac{M}{1+M}\right]^2 \qquad （3.1）$$

入瞳直径是光学系统中的一个重要的参数，它代表了入射光束的位置和口径。入瞳是限制入射光束的有效孔径，是孔径光阑对前方光学系统所成的像。简单来说，入瞳是孔径光阑在物空间中的共轭像，其位置和直径直接影响了入射光束的位置和口径。入瞳与出瞳相对应，出瞳是孔径光阑在像空间的共轭像。入瞳直径的大小直接影响着光学系统的性能，包括光能的传递效率和成像质量。

荧光屏产生的光强度非常低，应选择合适的 TV 相机。这种基于 TV 相机的 EPID 有如下几个优点：

（1）X 射线探测器覆盖整个射野区域，可以捕获从患者体内发出的所有射线，并在 EPID 中产生信号。

（2）图像以每秒 30 帧的速度实时获取，只要 EPID 处于捕获图像的位置，就可以连续监测治疗中患者的位置。

（3）可以在每次治疗中获取射野图像，用于评估患者单次治疗中或分次治疗间的运动情况。

（4）如果其他噪声源保持在较低水平，与胶片相比，在线系统可以具有更高的信噪比（SNR）。

（5）这种实时在线系统不必进行像胶片一样的加载或处理，可以节省大量时间[20]。

该系统的主要缺点是可见光在荧光屏内高度散射，可影响光学系统的光收集效率。尽管光以相等的概率从荧光屏后方向各个方向发射，但只有相机镜头所对的圆锥的范围内发射的少量 X 射线光子会产生信号，实际上只有 0.01% 到 0.1% 的 Gd_2O_2S 荧光屏发射的光子能够到达摄像机。

已经进行了多次尝试来改善基于 TV 相机 EPID 的 DQE。还曾尝试通过在相机中使用大镜头来捕获更多从荧光屏发出的光子。尽管实验结果表明，使用厚度更大的 400mg/cm² 荧光屏可以提高图像质量，但因较厚的屏幕会降低空间分辨率，分散视觉注意力，商用系统使用厚度为 150mg/cm² 的荧光屏[8, 25, 26]。

使用大光圈镜头有三个问题需要解决：

（1）大光圈镜头由于球面差而降低了空间分辨率。

（2）大光圈镜头存在渐晕，导致镜头中心的图像比边缘更亮。图像亮度的这种差异很难通过更改窗宽窗位设置获得更好的视觉效果。通过改变窗宽窗位对射野图像的一部分进行可视化时，会因亮度水平差异而遮盖图像的其他部分。为了解决这个问题，制造商必须结合硬件和软件校正来补偿镜头晕影。

（3）大光圈镜头会产生失真，例如枕形失真或桶形失真，这会导致图像中的直线出现弯曲，尤其是在视野边缘。必须确保这些几何失真可以忽略不计，否则射野图像中可能会出现几何畸变[8]。

几年前，印度 Vellore 的 CMC 基督教医学院组装了一台基于 TV 相机的 EPID 作为研究和教学工具。该装置在金属板下方有一个 Gd_2O_2S 荧光屏，镜子放置在 45° 处，如图 3.1 所示，摄像头装置与带有高速帧抓取器的计算机相连，用于从反射镜中获取图像。图 3.2（a）和（b）显示了在远距离 ^{60}Co 治疗机上使用斗篷野治疗肺时保护挡块的位置以及计算机屏幕上捕获的图像。

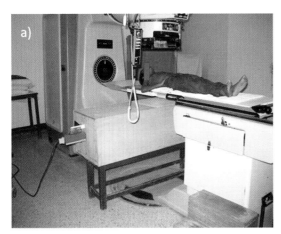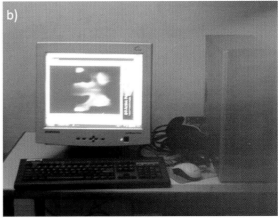

图 3.2　（a）外照射 ^{60}Co 治疗机上的基于 TV 相机的 EPID 装置；（b）获得的带有肺部挡块的胸部图像

3.3　基于光纤的 EPID

基于 TV 相机的 EPID 提供了良好的射野图像，但是大反光镜的存在使其在一些治疗中难以实施[27]。人们尝试使用 2D 阵列的光纤图像衰减器（fibre optic image reducers）取代反光镜。光纤衰减器由塑料制成，中间是预成型的单个透明聚苯乙烯晶柱，外面有一层薄的丙烯酸外壳。每个光纤单元都是通过将晶柱垂直拉过环形加热炉制成的[16]。每根光纤的横截面积为 1.6mm × 1.6mm，误差约为 0.05mm。两种塑料的折射率差异使光能够穿过光纤，如果光的入射角度满足外壳内反射的条件就能产生"光通道"[16]。

除了使用光纤图像衰减器代替反光镜外，该 EPID 的光学系统与上一节讨论的基于 TV 相机的 EPID 光学系统类似。如图 3.3 所示，X 射线光子与 1.5mm 厚的铜板相互作用，产生电子，然后在 $250 \sim 500mg/cm^2$ 厚的 Gd_2O_2S 荧光屏将电子转换成可见光，之后被光纤图像衰减器捕获，并传输到相机[27]。这种"多光纤"衰减器由 16 × 16 个横截面积小至 0.1mm × 0.1mm 的单独光纤组成，通过加热将这些独立的光纤减速器聚集在一起[16, 27]。衰减器的末端通过一个 90° 的转接头与摄像机相连。这个 16 × 16 的多光纤衰减器阵列组装在一个不透光外壳中，形成完整的图像衰减器。这种方法得到的成像器厚度为 15cm。复合设备由 256×256 根光纤组成，可观察 $40 \times 40 cm^2$ 的区域。图像输出区的面积仅为 $3 \times 3 cm^2$，通过一个高分辨率玻璃光纤衰减器阵列直接耦合到微光摄像机上。该摄像机用一个玻璃光纤面板来代替镜头。摄像机传感器的对角线尺寸为 $1.2 \times 1.2 cm^2$，可查看 $36 \times 36 cm^2$ 的输入图像。摄像机的输出图像通过视频帧捕获器进行数字化，并输入计算机进行处理和查看，就像基于反光镜的 EPID 情况一样[27]。

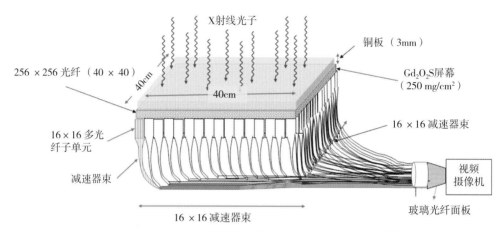

图 3.3　根据 Boyer 等的描述绘制的光纤 EPID 示意图[27]

为了使光能够沿光纤传输，光必须以小于最大可接受角的角度入射到光纤表面，并且接受角必须使得进入光纤的光线以小于全内反射的临界角度入射到壁面。临界角（θ_c）由聚苯乙烯和丙烯酸的折射率决定。光纤是锥形的，输入端直径很大，而输出端直径很小。输入面的接受角（θ_a）根据临界角、光纤的输入端直径 d_1 和输出端直径 d_2 确定，公式如下[27]：

$$\sin(\theta_a) = (d_2/d_1) \sin(\theta_c). \tag{3.2}$$

所有光纤的累积立体角是对光纤衰减器聚光率的测量。聚光率还与其他因素有关，例如衰减器的锥度长度（taper length）和元件之间使用的光学胶的类型，这些都会影响光纤末端的嵌入损耗（insertion losses）。光纤耦合器的效率（efficient）与高效透镜系统的效率大致相同[27]。

在单个光纤束中，光传输的变化为 ±15%，在光纤束边缘的偏差会更大[16]。Munro 等[28]用 1mm 狭缝光束测量了初始样本的分辨率，该光束由两个高度抛光的 12cm 高铜块准直。结果表明，该系统在探测器平面上的分辨率为每毫米 0.3 个线对[27]。

3.3.1　光纤 EPID 的缺点

目前已经发现，尽管输入端的束间包装容差为 0.05mm，但由于光纤输出尺寸较小，输出端光纤束排列的微小不规则（即使是 0.1mm 左右）也会使图像扭曲，增加输出图像的失真度。为了校正这种失真，可以通过机械扫描输入光纤阵列上的单个小光源来生成几何图，将每根光纤位置与显示屏上相应的像素集关联起来。

此外，还有一些其他因素，例如屏幕厚度变化、摄像机荧光粉、光纤束中的光传输等都会导致输出图像的不均匀性。为了校正射野图像的不均匀性，首先，需要获取泛光野（flood-field）

图像（没有任何物体获取的图像），然后将获取的射野图像以泛光野图像校正[27]。在目前最新的 EPID 系统中仍在使用泛光野图像来校正不均匀的图像。

3.4 基于液体电离室的 EPID

早在 1984 年荷兰癌症研究所就研究了使用电离室探测器阵列获取高能光子图像的可能性[29]。

Meertens 等[29] 开发了一种具有两个电路板（PCB）的探测器。这种探测器在 PCB 一侧有 32 个铜条，每个铜条的宽度为 1.27mm，间隔 1.27mm。两块板之间的空间，即探测器体积，充满了 2，2，4，– 三甲基戊烷液体，用于测量辐射剂量[29]。随着条带分离（strip separation）增加，单元格电流（cell current）变小。该探测器的视野大小为 78×78mm²，在实验中必须移动模体穿过光束才能获得完整图像[29]。可采用专用的微型计算机电路来获取数据和重建图像。

升级后的系统由 128×128 个充满液体的电离室矩阵组成，视野为 320mm×320mm。该设备具有非常扁平的盒式外壳，易于操作，可与现有放射治疗设备配合使用。盒式外壳的外部尺寸为 600mm×600mm×50mm，由 128 通道静电计系统、128 通道高压开关系统和相关控制电子设备组成。该盒式外壳内有 1mm 的液体薄膜（Iso-octane. Spectroscopical pure，Merck）作为电离介质。该系统也有 PCB，但有 128 个条带，这些条带在后板上形成电极并用作信号（列）电极，每个条带都连接到低电流探测器。前面板上的 128 个条带状电极用作高压（行）电极，每个条带都连接到高压开关。整个矩阵由 128×128 个电离室组成，每个电离室的尺寸为 2.5mm×2.5mm×1mm，总视野为 320mm×320mm。电极宽度和之前的系统一样为 1.27mm，每个电离室的有效尺寸约为 1.8mm×1.8mm×1mm[14]。

下一个升级版本采用了液体电离室，该电离室由两个电极平面组成，电极平面之间有 0.8mm 的间隙。与之前的系统一样，间隙中充满了液体，当电离室受到照射时，液体充当电离介质。每个电极平面由 256 根平行导线组成，间距为 1.27mm。两个平面上的电极彼此垂直放置，从而形成一个 256×256 个电离单元的矩阵，可提供 325mm×325mm 的视野。在电离室上方安装了一块 1mm 厚的注塑铁氧体板，以将高能 X 射线光子转化为高能电子，同时阻挡低能散射[30]。其中一个平面（高压平面）上每个电极分别施加了 300V 高压，另一个平面（信号平面）上的电极分别连接到静电计。整个成像仪由电离室矩阵、256 通道高压开关系统、256 通道静电计和控制电子设备组成[30]。

充液矩阵成像系统的工作原理是利用 256 个静电计同时测量 256 个电离室的电离电流。通过电子扫描每一行的电离室，将极化电压脉冲施加到 256 行电极，以形成 256×256 像素的矩阵图像。该电极由有 256 个通道的高压开关系统控制。在最初系统中，高压脉冲长度约为 20ms，大约 5 秒内即可获得完整图像[31]。

由于辐射检测扫描的自身特点，这种 EPID 模型在量子利用率方面存在问题。因为在特定时间内，256 个高压电极中只有一个处于活动状态。但 2，2，4- 三甲基戊烷中产生的信号大大提高了电离室的量子利用率[26]。电离室测量的信号取决于电离流体中离子对的形成速率和重组速度。即使施加到电极上的电压为零，2，2，4 三甲基戊烷中产生的离子对重组速度也相对较慢。在没有高压时，电离室中的相对离子对浓度会随着辐照时间的增加而增加，直到离子对生成达到平衡。这种增加是电离室剂量率和离子对复合的函数。离子对复合速度与离子对浓度的平方成正比[26]。

在施加高压的前 5 ～ 20ms 内，电离室任何电极测量的信号与剂量率无关，而是取决于电极之前的辐照。电荷积分的有效时间为 0.5s，与图像总采集时间相比很短，因此，大部分与电离室相互作用的射线不会产生可测量的任何信号。正因如此，与其他射野成像设备相比，电离室需要更高剂量才能生成图像[26]。

这种电离室矩阵探测器的一个重要问题是，必须处理来自电离室矩阵 EPID 的原始信号，以适应静电计产生暗信号和每个电离室灵敏度的变化[26]。因此，应该每个月对电离室矩阵 EPID 进行校准。此外，电离室矩阵 EPID 是一种扫描型射野成像仪，图像采集过程中剂量率变化可能会产生伪影。所以，射束必须在光束开启后稳定下来，这通常需要大约一秒钟才能采集图像。为了获得最佳图像质量，高压电极的扫描应与直线加速器的射线脉冲同步。建议对每个在临床上使用的剂量率进行 EPID 校准。与线性探测器相比，它的一个显著的区别是其 DQE 随着剂量的减少而增加，这是因为液体中的潜影会导致较低剂量率下的积分时间增加[26]。

VanHerk 等[31]测量了 250V 极化电压下不同辐射强度和不同电极距离下的 SNR，结果显示：①考虑到成像装置的低量子效率，SNR 值非常高；②当光子通量率降低 100 倍时，SNR 值会降低 3 到 5 倍；③SNR 在电极距离为 0.72 ～ 0.8mm 时最大，但信号最大值在 0.25mm 处获得[31]。

图 3.4（a）和（b）分别显示了装有商用液体电离室矩阵阵列射野成像系统的直线加速器和使用该 EPID 获得的 Alderson rando 头部模体 MV 级图像。

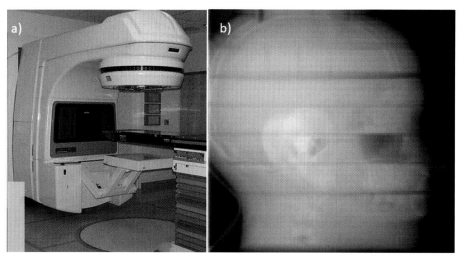

图 3.4　（a）装有液体电离室矩阵阵列射野成像系统的商用直线加速器；（b）使用液体电离室 EPID 获取的 Alderson rando 头部模体的 MV 级图像

与以前的 EPID 相比，液体电离室矩阵探测器的重要优势在于：

（1）体积小，可以通过机械臂固定在直线加速器的机架上，不使用时可完全缩回设备；

（2）使用该 EPID 获得的图像没有几何失真。

缺点是：

（1）产生图像所需的总剂量大于其他 EPID；

（2）该系统检测元件的采样频率低于其他 EPID。

3.5　基于有源矩阵平板成像仪（Active-matrix，flat-panel imager，AMFPI）的 EPID

AMFPI 最初由密歇根大学 XeroxPARC 的科学家于 1987 年提出 [32]，这些有源矩阵探测器成为了之后十年发展的重点。对放射治疗 MV 级实时成像的需求使得大表面积、抗辐射的固态成像器成为放射治疗中成像的一个非常有吸引力的应用 [27]。随后，氢化非晶硅（a-Si:H）材料的发展使这种成像系统成为可能 [22, 27, 33]。根据定义，有源矩阵阵列中的每个像素都包含一个薄膜开关，连接到某种形式的电容元件。

图像传感器是光电二极管，由底部金属触点、掺杂层 n、本征层 i 和掺杂层 p 组成，其顶部有一个透明金属触点。对该二极管施加反向偏压以完全耗尽 i 层。像素 / 光电二极管排列在 2D 网格中，像素开关的导电性通过改变控制线电压来控制。控制线连接到像素开关上。每个光电二极管都连接一个具有薄膜场效应的晶体管（field Effect Transistor，FET）。同一行中所有光电二极管 FET 的栅极都连接到一条公共 FET 线上。每个 FET 的源极连接到其关联的光电二极管，而同一列中所有 FET 的漏极都连接到一条公共数据线上 [27]。

该 a-Si:H 阵列位于金属板和荧光屏组合的正下方；金属板的功能与荧光 TV 相机系统中的功能相同，即将 X 射线转换为高能次级电子并阻挡患者体内产生的次级电子。a-Si:H 阵列取代了基于 TV 相机的 EPID 中的反光镜、灯箱和相机以及光纤 EPID 的光纤线路。

像素开关的电导率通过改变控制线的电压来控制，每条控制线连接到每行中所有像素开关。FET 线 / 像素开关在图像采集期间保持在负电压，以使整个 FET 阵列不导电。磷光体发出的光被高效地转换为光电二极管 i 层中的电子 – 空穴对，并收集和存储在光电二极管电容中。当电容元件中收集到足够图像信号时，存储的信号被读出。通常一次读出一行信息，以提供最大的空间分辨率。尽管可以一次读出多行以获得更快的读出速度，但分辨率较低。这种单行读出是通过改变相应 FET 线上的电压以使该线上的所有 FET/ 像素开关连通来实现的。这允许存储在光电二极管中的信号通过 FET 传播到数据线上，然后由外部电子设备处理并将这些信号数字化。之后 FET 线上的电压恢复到初始状态，并对下一行重复该过程，直到整个阵列的信息都被读出。每次需要新的图像帧时，都可以重复此操作。光电二极管靠近荧光屏，使得大部分发射光（＞ 50%）被拦截并转换为信号。读出像素的操作也会重新初始化。根据开关类型和 X 射线转换器的性质，可能需要额外的初始化步骤。

综上所述，该装置由以下系统组成：

（1）大面积的 1mm 厚铜板。其作用是阻挡低能光子和患者体内产生的次级电子到达荧光屏，并作为建成区；

（2）高原子序数的荧光屏，即放置在铜板下方的 340μm Gd_2O_2S 荧光屏（Gd_2O_2S:Tb）；

（3）位于屏幕正下方的安装在 1.1mm 玻璃基板上的光电二极管阵列；这些光电二极管又连接到薄膜晶体管（TFT）；

（4）以计算机控制系统控制图像的采集、处理、增强和存储 [30]，如图 3.5 所示。

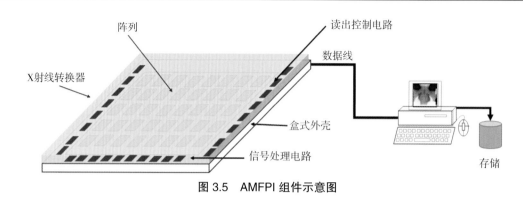

图 3.5　AMFPI 组件示意图

迄今为止，AMFPI 仍在使用由 a-Si:H 制成的 TFT，可以非常有效地吸收可见光子，从而成为光伏设备的优良基板。有两种不同的方法可以将入射 X 射线能量转换为 AMFPI 中每个电容元件中存储的电荷：（1）间接转换方法；（2）基于在像素中生成和存储图像信号的直接转换方法[5, 30]。在间接转换的情况下，金属板和荧光屏组合用作 X 射线转换器。通常将约 1.5mm 厚的铜板作为建成区。荧光屏与 a-Si 平板阵列紧密接触，这增加了荧光屏的吸收剂量[34]。穿过金属板的高能 X 射线和金属板产生的高能电子落在荧光屏或闪烁体上并产生可见光。荧光屏或闪烁体直接放置在光电传感器上方，尽管一些光会从闪烁体中逸出，进入光电传感器的每个光子都会转换为电子 – 空穴对。该信号存储在电容元件中，该元件是光电传感器结构的一部分[5]。

3.5.1　直接转换平板成像仪

直接转换 AMFPI 使用 X 射线光电导体作为主要检测元件，将吸收的 X 射线光子直接转换为可收集电荷载体，产生信号。在 AMFPI 涂布合适的 X 射线光电导体材料，例如稳定的非晶态硒（a-Se），然后在其表面进行电极处理施加偏置电压。每个像素都有一个偏置光电导体和一个存储电容器，用于收集光电导体产生的电荷。每个光电导体都充当单独的 X 射线探测器。通过施加偏置电压在光电导体内部建立电场，使得电荷载体（即光电导体中通过吸收 X 射线光子产生电子 – 空穴对）可以移位并被"收集"在每个像素的电容器中被读出[35]。AMFPI 阵列的示意图如图 3.6 所示。

Pang 等[34] 研究了一种诊断级直接转换平板作为 EPID，使用 a-Se 作为 X 射线光电导体，将 X 射线图像转换为电荷图像，并使用 a-Si:H 有源矩阵阵列读取图像。

图像面板从上到下具有多层结构，如图 3.7 所示。其顶层由 2.5mm 厚（0.4g/cm²）的碳复合材料制成，起到保护作用。其后是厚度约为 1.5mm 的空气间隙。这些下面是厚度为 0.4mm（0.08g/cm²）的电致发光复位灯、厚度约为 500Å 的偏置电极和厚度约为 80μm 的介电绝缘层。介电绝缘层下方放置了厚度约为 500μm（0.22g/cm²）的 a-Se 层、2D 有源矩阵 TFT 阵列、像素电极、厚度为 3mm 的玻璃基板和底部电致发光灯。放置在 a-Se 上方的所有这些充当固有建成区，总厚度为 0.49g/cm²。介电层用于最大限度地减少暗电流并保护 TFT 免受高压损坏。在操作过程中，X 射线在固有建成区和非晶硒层中发生作用，产生高能次级电子，进而在非晶硒层中形成自由电子 – 空穴对[34]。

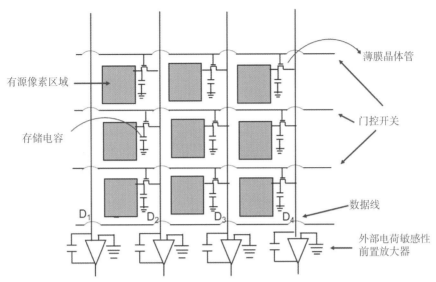

图 3.6　间接或直接检测 AMFPI 阵列和矩阵的一部分

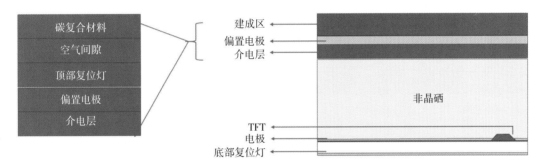

图 3.7　根据 Pang 等 [34] 的描述绘制的直接转换平板成像仪的横截面示意图

　　这种直接转换的图像采集过程如下：首先在探测器上施加高偏置电压并进行 X 射线曝光。入射到 a-Se 层上的 X 射线会产生电荷，这些电荷在 X 射线照射期间会不断积累在像素电极上。照射完成后，偏置电位会降至零，读出并存储电荷图像 [34]。为了擦除图像以进行下一次照射，需要使用由电致发光复位灯产生的泛光照明来启动电荷擦除程序。

3.5.2　间接转换 EPID

　　目前，所有基于 AMFPI 的商用 EPID 系统都采用间接检测方法，该方法可以实现图像的快速采集，且动态范围宽、像素分辨率高。大多数系统在每个像素中都有一个独立的 a-Si:H 光电二极管作为光电传感器。表 3.1 列出了一些当前可用的 EPID 系统及其技术细节。第一个商用系统由 Varian 医疗系统于 2000 年推出，是一个 $30 \times 40 cm^2$ 的 AMFPI 探测器。随后，Elekta 肿瘤医疗系统于 2001 年中期推出了采用类似技术的 EPID，检测面积为 $41 \times 41 cm^2$。Siemens 推出了基于 AMFPI 的 EPID，检测面积为 $41 \times 41 cm^2$。图 3.8（a）和（b）展示了安装在 primus 直线加速器上的 Siemens AMFPI 型 EPID，图 3.9 展示了带有周围电子设备的 a-Si 平板和铜板。

表 3.1　当前可用的 EPID 系统

EPID 模型	a–Si1000（Varian）	a–Si1200（Varian）	iViewGT（Elekta）
最大照射面积（cm^2）	30×40	43×43	41×41
有效面积（cm^2）	30×40	40×40	41×41
总像素矩阵	768×1024	1280×1280	1024×1024
像素尺寸（mm）	0.39	0.34	0.4

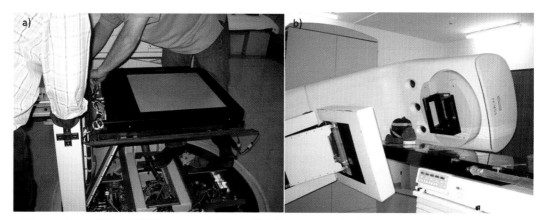

图 3.8　（a）固定在西门子 Primus 直线加速器上的 AMFPI；（b）正在进行成像的 AMFPI 成像仪

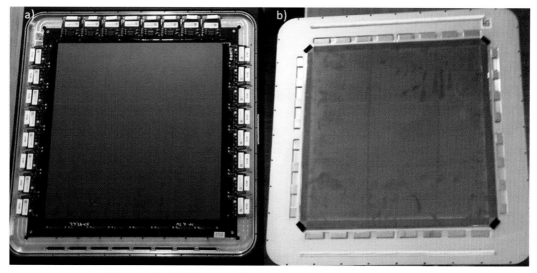

图 3.9　（a）带有读出和信号处理电路的平板阵列和（b）铜板

　　Varian 系统最新的商业化平板 EPID 是尺寸为 $43 \times 43 cm^2$ 的 MV 级数字成像仪（DMI），而 Elekta 的 EPID 的检测面积为 $42.5 \times 42.5 cm^2$。

　　平板设备的读出通常同步发生在直线加速器脉冲之间。由于这是一块平板，生成的图像中没有空间失真，不需要几何校正。为了优化图像质量进行患者位置验证，需要进行图像校准。Louwe 等 [36] 观察到，对于 a-Si EPID，没有必要校正 0° 以外的机架角度下的响应变化，并且仅在 0° 时获取校准图像 [36]。为了校正之前辐照的残留影像（重影效应），可在图像采集之前对成像仪校准以进行部分更新。为了执行此操作，在 EPID 未受辐照时每 30 秒获取一次暗野图像（即未辐照 EPID 而获取的图像）。使用在辐照之前获得的动态暗野图像（I_D^{dyn}）以及在初始图像校准期间获取的泛光野（I_F）和暗野图像（I_D）来校正获取的图像 [36]。

使用以下公式可获得校正图像：

$$I_{corr}^{dyn} = \frac{I_{raw} - I_D^{dyn}}{I_F - I_D} \tag{3.3}$$

I_{raw} 是未校正图像，I_{corr}^{dyn} 是校正图像，而 I_D 和 I_F 分别是校准期间获取的暗野和泛光野图像。为了以 16 位格式存储信号数据，包含一个任意比例因子（8192）。当像素值存储为短整数时，这也有助于保持足够精度 [36, 37]。

对于射野成像系统，使用间接成像 AMFPI 有几个优点：

（1）这种固态技术可以创建紧凑型探测器并提供实时数字读出功能；

（2）可以开发出大面积的平板阵列，比如 Varian 最新研发的 $43 \times 43 cm^2$ 的 DMI 面板；

（3）可以开发提供射线或荧光透视图像（高达 30 帧／秒）的平板成像仪；

（4）信号响应高度线性，可以通过校准进行剂量测量；

（5）a-Si：HTFT 和光电二极管即使在每年超过 $10^4 Gy$ 的高剂量下依然具有很强的抗辐射损伤能力（需要注意读出电子设备的辐射损伤问题）[5]。

间接成像 AMFPI 可以提供高质量的图像，原因如下：

（1）荧光粉和光电二极管阵列之间接触良好且紧密，从而提高了光的收集效率；

（2）光电二极管像素和荧光粉面积相似；

（3）光子转换成电子 – 空穴对的效率非常高；

（4）从像素读出信号的效率也非常高 [5, 30]。

Varian 的 TrueBeam 直线加速器配备了最新的 DMI 面板，该面板现已成为 MV 级成像的标准探测器。DMI 探测器不仅可以对大视野（$43 \times 43 cm^2$）进行成像，而且提供了比旧探测器更高像素分辨率（1280×1280）的图像。为了提高图像对比度，Varian 在 TrueBeam 直线加速器中加入了专用于成像的 2.5MV 光束。Grafe 等 [38] 研究了这种 2.5MV 光束的特性，发现其平均有效光子能量较低，甚至略低于 ^{60}Co 束。这是因为 2.5MV 光束是由 2.5MeV 低能电子束与 2mm Cu 靶相互作用产生的，光束路径中没有均整机 [38]。与常规 6MV 光束相比，这种低能光束应具有更好的软组织对比度。

在 Elekta 的 iViewGT 射野成像设备中，探测器面板是带有 Gadox 闪烁体的 Perkin Elmera-Si 传感器阵列。闪烁体将入 X 射线光子转换为可见光，然后由传感器阵列捕获。传感器阵列的峰值灵敏度为绿光波长。传感器阵列的分辨率为 1024×1024，间距为 $400 \mu m$。有效传感器面积为 $41 \times 41 cm^2$。探测器面板使用 16 位 ADC 实现高动态范围和对比度，通过千兆以太网连接，读出速率为 15 帧／秒 [39]。

3.5.3　市售 AMFPI 的问题

AMFPI 成像仪的一个问题是可能因辐射而受损。研究表明，该面板可以承受每年超过 104Gy 的辐射剂量，性能不会发生明显变化 [5, 30]。然而，当面板未受到辐射时，像素会因阵列及传感器漏电流而积累信号，这被称为"暗电流"。暗电流通常很小，不会对系统附加噪声产生重大影响。我们发现暗电流在很长一段时间内都很稳定，对于大多数 AMFPI，即使在 6V 偏压下，像素暗电流的幅度也远低于 $1pA/mm^2$，这表明光电二极管的暗电流的影响较小 [30, 40]。

图像滞后：

图像滞后是指在信号生成帧之后，在其后的帧中出现的信号。曝光后的残留信号量称为图像滞后或"重影"，主要取决于滞后时间。图像滞后是单次射线成像、连续透视、双模成像和锥形束 CT（CBCT）等多种应用中令人担忧的问题。在这些应用中，X 射线连续投影之间存留的图像信息可能会导致重建的断层扫描图像中出现伪影 [41]。

间接检测 FPI 中图像滞后的原因是：

- 由于成像阵列和放大器电子器件的设计，传感器元件电容和读出电子器件电容之间的电荷转移不完整。TFT 在读出周期内连通的时间大于像素的 RC 时间常数（电阻和电容的乘积）这种滞后很小。
- X 射线转换器光发射的有限衰减时间，即荧光粉光发射的衰减和余辉。Shepherd 等 [42] 报告称，对于 $Gd_2O_2S:Tb$，荧光粉强度衰减至 1/e 需要约 0.7ms，而强度衰减至 10^{-4} 则需要不到 10ms。
- 传感器元件中电荷捕获和释放是间接检测 FPI 图像滞后的主要来源。电荷捕获可能是由于光电二极管 i 层中的体效应或传感器元件中材料界面处的表面效应而发生的。

体效应包括直接捕获间隙中缺陷能级的电荷，然后在很长的时间内缓慢释放。表面效应也可能导致图像滞后，因为层界面处高密度的悬空键可以由 Si 以外的成分（例如氧化物）满足，从而导致高密度表面的缺陷态 [41]。捕获电荷的来源主要是光电二极管的体效应和 TFT 的表面效应。光电二极管的体效应占主导 [41, 43]。可通过以下方式减少图像滞后：

（1）通过 p 层照射光电二极管；

（2）在高偏置电压（例如 $V_{bias} \sim -5V$）下操作光电二极管；

（3）在远低于传感器饱和度的信号电平下操作。

3.5.4　重影和噪音

据报道，在曝光后 1 小时内，会观察到高对比度物体图像的长期残留，这被称为"重影"，如准直器边缘、皮肤标记线、金属假体、手术器械等高对比度物体的重影。这可能会对 X 射线成像的应用产生负面影响。与图像滞后的来源一样，长期重影的来源可能包括：① a–Si:H 深捕获态电荷释放缓慢；和 / 或②荧光粉的余辉 [41]。重影和图像滞后在更高的分帧率下更为明显。临床获得的图像中存在许多其他伪影 [44, 45]，包括所有类型的结构性或固定模式噪声，是以非随机方式产生的。噪声可以定义为信号电平中任何不必要的波动，这些波动对临床图像的视觉效果的影响比随机噪声成分（如 X 射线量子噪声和电子噪声）更大 [30, 45]。

Kirby 等 [30] 列出了噪声存在的原因：

（1）直线加速器的启动特性以及 AMFPI 的读出方法引入的伪影。

（2）图像校正策略带来的结构噪声。

（3）图像采集和读出与直线加速器的脉冲同步性的不正确。

（4）图像和校正数据的权重不当或校正图像的能量选择不正确，导致环状伪影和其他信息不均匀性。

（5）像素丢失导致图像伪影，即存在坏点，导致图像中该位置出现独立的白点或黑点[46]。

3.6 EPID 的临床使用

EPID 可以用于验证患者摆位执行、研究器官和靶区运动、验证补偿器设计、治疗机 QA 和患者剂量测定。AAPM TG 58 号报告[26]列出了有助于在临床工作中实施 EPID 的许多关键问题。随后 Herman[47]提供了这些问题的更简洁的新版本，包括定义了拥有 EPID 的目的或目标、使用 EPID 的类型或协议、使用频率、如何评估图像，以及 EPID 如何与治疗网络通信。

一些问题的答案可能不止一个，例如，成像频率取决于医疗机构和工作协议的规定。此外，还必须决定如何获取参考图像。例如，在 2D 计划的情况下，它可以是定位图像或第一天的射野图像，而对于 3D 治疗，它可以是来自 TPS 或模拟软件的 DRR。还需要建立图像从模拟机 / TPS 传输到治疗机再到服务器存储的整个工作流程。当今大多数 EPID 系统都符合医学通信数字成像（Digital Imaging For Communication in Medicine，DICOM）格式，必须确保来自模拟机的参考图像符合 DICOM 标准。如果是辅助 DICOM，则必须确保治疗控制台上的验证软件可以处理此类图像，并在某些情况下，可能需要提供额外的数据以进行放大校正等。

如第 2.1 节所述，图像采集方法可以是治疗前短时间内采集的单次曝光或定位图像，也可以是在治疗的一部分或整个过程中采集的验证图像，或者是双重曝光图像。双重曝光图像中的第一张图像是在准直器形成治疗野的情况下采集的，第二张图像是开野图像（在所有四个方向上都大于治疗野图像）。使用当今的成像系统，还可以在整个治疗期间获取电影模式循环影像，这将有助于监测分次内器官运动或体位变化。表 3.2 列举了不同类型的射野成像方法及其优点。

表 3.2 射野成像的方法及优点

类型	方法	优点
定位图像	单次短曝光	在每日治疗前获取，以调整患者摆位和治疗边界
验证图像	整个治疗过程中图像接收器均暴露在外	利用数字成像系统，可以获得电影模式循环影像，有助于监测分次内运动
双重曝光图像	通过两次曝光分别获取治疗野和更大的矩形开野图像	根据患者解剖结构验证治疗区域的形状和边界

摆位验证和误差检测软件工具允许将射野图像与参考图像进行配准（在 Varian 系统中称为 2D–2D 配准）。大多数系统允许自动配准和手动配准，并且已开发了几种用于配准图像和摆位误差检测的技术。射野图像是在机架 0°［即前后（AP）］和 90° 或 270°（侧位）处采

集的，而 AP 图像提供头足和左右方向的摆位误差，侧位图像提供头足和腹背定位（AP）的误差。

患者摆位验证分为两个步骤，第一步是建立一个坐标系，在此坐标系中确定患者解剖结构位置的变化。新型成像仪配有机器人支撑系统，与治疗机的中心轴保持刚性且稳定的关系，如果参考图具有光束中心或等中心的细节，则射野图像会自动与参考图配准。

在早期，为了配准，射野图像中的射野边缘会被勾画出来，以验证光束是否具有与放疗计划相同的精确形状和大小，并与参考图建立坐标系。图像配准后，下一步是主要以两幅图像中的骨性标志匹配解剖结构，以获得患者相对于参考图的摆位误差的测量值。

目前，已经开发了几种算法来从射野图像中识别射野边缘，并对其进行射野形状和大小的误差分析和报告[48-51]。已提出了多种常见的配准解剖结构方法，例如手动点配准[52]、半自动配准[48, 53, 54]、曲线配准[55]和更自动化的技术[56]。因为是刚性安装，并且具有与参考图像（模拟器/DRR）相同的参考坐标，当今 EPID 中的摆位验证程序相对简单。

3.6.1　EPID 的一般工作流程

模拟定位影像中心与治疗等中心相同。该计划将包括一个前视图（机架 0°）和一个侧视图（机架 90° 或 270°）的照射野，区域大小为 $10 \times 10 cm^2$。系统会将为这两个区域获取的射野图像与各自的参考图像进行配准。大多数供应商提供的软件都有几种确定摆位误差的方法。在手动方法中，操作者可以标记或勾画一些器官或骨骼，这些器官或骨骼将出现在射野图像的同一标志上。操作者可以调整图像的位置以与参考图像上的同一标志匹配。前视图的偏移可提供应用于前后和左右的校正，而侧视图的偏移可提供应用于腹背和前后方向的校正。一旦确定了 X、Y 和 Z 方向的偏移，就可以自动或手动纠正治疗床位置。如果偏移较大，软件可能不允许从控制台纠正误差。可以重复成像以验证是否已正确纠正治疗床偏移。由于摆位区域不是治疗区域，为了验证治疗区域的形状，需要执行单独的治疗区域成像，并且可以使用数字标尺来验证治疗区域的大小和形状。

基于 EPID 的摆位校正工作流程如图 3.10 所示。

3.6.2　基于标志物 EPID 的使用

在使用射野图像进行位置验证时，常用方法是将射野图像中照射野内的解剖特征与参考图（模拟机图像或 DRR）中有相同特征的结构进行匹配。对于许多部位的肿瘤，基于解剖学的位置验证（即主要匹配骨性结构）是合适的。但是，如果在治疗期间，肿瘤体积相对于骨性解剖结构不是静态的，则无法使用此法。在治疗期间肿瘤体积并非一成不变[57-59]。

有几项研究表明，前列腺在前后方向上相对于骨性标志的运动约为 $0.5 \sim 1 cm$[60-63]。膀胱壁上的膀胱癌可能由于放疗前和放疗期间的充盈状态差异而发生移动[64]。为了克服靶区相对于骨解剖结构移动的问题，一些研究人员在放射治疗期间使用植入基准标志物进行定位[59, 60, 65, 66]。

目前已有尝试使用射野胶片对植入靶区的定位标志物成像[65-67]，但这是一个耗时的过程。随着 EPID 的引入，数字化图像可以通过直方图均衡化和其他增强对比度算法进行优化，Balter 等[62]证明，在 6MV X 射线光子获得的在线 EPID 图像上可以分辨出不透射线的标志物。

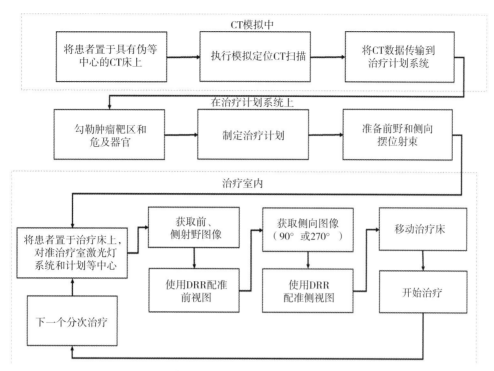

图 3.10　使用 EPID 进行患者摆位的工作流程图

如果标记物移位可以忽略不计，使用植入标志物进行 EPID 实时成像是一种很有前途的方法[60, 63, 68, 69]。使用 EPID 时，前列腺植入不透射线基准标志物，可作为前列腺的替代结构引导精确照射。为了进行图像引导，至少需要在超声引导下植入三个不透射线的前列腺基准标志物（通常为 3 到 5 个标志物）。

为了减少在 EPID 成像中定位和对齐基准标志物的时间，已经开发了标志物自动检测算法[59, 70, 71]。Balter 等[70] 使用模板匹配算法自动检测数字化 EPID 图像上标志物的位置，可以使用低能光子在图像采集后 30 秒内检测模体中前列腺的运动，并且平移和旋转的精度分别优于 1mm 和 1°。Nederveen 等[59] 提出了一种标志物提取算法（MEK），并对其进行了测试，使用基于 TV 相机的 EPID 对直径分别为 1.2mm 和 1.4mm、长度为 5mm 的标志物进行定位，成功率分别超过 95% 和 99%。随后，他们将该算法用于非晶硅 EPID，曝光剂量为 1 ～ 2MU，光子能量为 18MV，对于直径为 1.2mm 和 1.0mm、长度为 5mm 的标志物的检测率分别为 99%和 90%；对于直径为 1.0mm、长度为 10mm 的标志物检测率为 95%[71]。

3.6.3　利用 EPID 追踪植入标志物进行 4D 放射治疗

分次内器官运动主要由呼吸运动引起，这限制了放射治疗期间使用高适形度的照射野。为了解决这个问题，在治疗期间为靶区提供了较大的外放边界。为了解决治疗过程中肿瘤运动的问题，人们研究出呼吸门控、屏气技术和移动射束进行肿瘤追踪等方法[72]。一些研究人员研究了前列腺运动和植入标志物的实时追踪的方法[72-75]。Keall 等[72] 首先开发了一种使用 Matlab™ 实现形态学操作来追踪基准标志物的算法。使用 MV 级射野图像实时追踪基准标志物的方法存在一些问题：

（1）运动会使基准标记物模糊，从而影响实时追踪；

（2）两次检测之间的时间间隔大；

（3）MLC 的频繁遮挡 [75, 76]。

Mao 等 [75] 开发了一种实时追踪算法，利用从计划 CT 影像中提取的基准坐标来预测感兴趣区域（ROI），从而实时追踪标志物的位置。Ma 等 [76] 研究了通过确定基准标志物的最佳位置对前列腺进行最佳检测的技术，从而通过 MV 级成像技术实现更好的实时追踪 [76]。

3.6.4 误差及在线和离线纠正策略

3.6.4.1 误差和窄裕度

临床放射治疗中的误差来源有很多，这些误差会在治疗准备和执行过程中出现，并限制放疗的准确度。临床放射治疗中的主要不确定性来源是肿瘤靶区（GTV）的勾画不准确、肿瘤微观范围未知、患者体内器官位置变化以及摆位变化 [77]。评估治疗计划需要详细了解患者群体中几何误差的分布。几何误差有两种类型：系统误差（Σ）和随机误差。

系统误差是放射治疗准备阶段发生的误差，例如计划 CT 成像期间的器官运动、靶区勾画误差和校准误差，也被称为"准备误差" [78]。如果分次治疗中平均射野几何形状与治疗计划中的几何形状不同，就会出现这些系统误差。这些平均偏差以外系统误差，平均偏差以外的分次间变化称为随机误差 [79]。

随机误差是在治疗执行过程中产生的，例如患者摆位、设备和靶区移动的日常变化。这些误差是在执行过程中发生的，也被称为执行误差。除上述误差外，治疗执行过程中还会发生系统误差，例如激光灯的错位 [78]。

放射治疗的主要误差来源是 GTV 勾画不准确、肿瘤微观扩散程度的不确定性、肿瘤移动和患者摆位变化 [77]。外放边界在勾画肿瘤靶区时设置了缓冲区域，以解决不确定性问题。考虑到肿瘤微观扩散程度的不确定性，临床靶体积（CTV）包括 GTV 和外放边界。一旦决定使用外照射治疗，就会进行适当的射野设计，以达到可接受的剂量分布。虽然剂量分布是静态的，但患者器官相对于射束位置存在不确定性 [79]。如果不考虑 CTV 的位置、大小和形状的变化以及患者和射束位置的变化，并且不添加外放边界，一些组织可能会进入或脱离治疗区域，导致治疗误差 [79]。为了解决这个问题，在 CTV 中添加了 3D 外放边界，具有此外放边界的 CTV 称为计划靶区（PTV）。PTV 是一个几何概念，即为具有外放边界的 CTV。这个放边界考虑了组织内部运动和摆位的不确定性，以确保 CTV 能接收计划处方剂量的照射 [80]。

ICRU–62 号报告建议，在确定 CTV 到 PTV 边界时，将不确定性分为内部不确定性和摆位不确定性。为了解释由于生理运动及大小、形状和位置的变化而导致的 CTV 内部变化，应添加一个边界，称为内部边界（Internal Margin，IM）。并提出了内部肿瘤靶区（Internal Target Volume，ITV）的概念，它包括 CTV 和 IM，是所有内部不确定性（例如器官运动）的 3D 边界。

为解决患者定位和计划等中心与治疗机等中心对齐的不确定性，需要考虑一个称为摆位边界（Setup Margin，SM）的距离 [79]。GTV 和 CTV 的勾画与照射技术无关，但 PTV 的勾画取决于技术，CTV 到 PTV 的外放边界应包括内部变化，例如，①CTV 的位置、大小和形状，以及②外部变化，如患者和射束位置 [80]。

现在很清楚，治疗计划中应该考虑几何不确定性，但在为患者制定放射治疗计划时，无法得知该患者在未来治疗中可能会经历的几何误差。但是，可以测量一组早期接受治疗的类似患者的不确定性数据。利用一组类似患者的数据，可以将系统误差和随机误差描述为这些不确定性的标准差。在系统不确定性的情况下，用 Σ 表示的总体标准差提供了患者与计划之间系统偏差的变化。同样，随机误差的总体标准差用 σ 表示，是该组患者中观察到的随机标准差的平均值[81]。

对于不同几何不确定性来源，例如外部和内部不确定性来源，可能存在单独的标准差。Σ_{ext} 和 σ_{ext} 分别描述了摆位变化的系统和随机标准差，是外部不确定性的来源；而 Σ_{int} 和 σ_{int} 分别表示器官运动的系统和随机标准差，是内部不确定性来源[81]。

3.6.5　结合不确定性得出的计划靶区裕度

ICRU-50 和 ICRU-62 号报告均不鼓励线性添加外放边界解决所有不确定性，这会导致外放边界过大和 PTV 过大，增加周围组织的受照剂量[79]。Stroom 等[81]提出了外部和内部不确定性标准差的平方根之和。系统和随机不确定性的标准差之和表示为：

$$\Sigma_{tot} = \sqrt{(\Sigma_{ext}{}^2 + \Sigma_{int}{}^2)} \qquad (3.4)$$

$$\sigma_{tot} = \sqrt{(\sigma_{ext}{}^2 + \sigma_{int}{}^2)} \qquad (3.5)$$

根据 Stroom 等[81]的观点，计算外放边界的重要参数是 Σ_{tot} 和 σ_{tot}。建议同时测量 CTV 相对于射束轴位置的内部和外部不确定性的总体影响，可直接提供 Σ_{tot} 和 σ_{tot}。植入基准的 EPID 成像可用于获取 Σ_{tot} 和 σ_{tot}，从而不再需要 ITV 和 SM[81]。

此外，ICRU-62 号报告建议，理想情况下系统和随机不确定性应以乘积形式相加，以获得一个标准差，即 $\sqrt{\Sigma^2 + \sigma^2}$，用于确定裕度[79, 81]。该方法假设随机和系统不确定性对患者剂量分布的影响相同。然而，研究表明系统误差和随机误差对患者剂量分布的影响存在显著差异。系统误差以相同方式影响所有分次，而随机误差对每个分次的影响方向不同，影响剂量分布的随机误差与系统误差相比较小。随机误差使剂量分布模糊[82]，而系统误差导致累积剂量分布相对于肿瘤靶区发生偏移[83]。系统误差的影响远大于随机误差；较大的治疗系统误差会导致某些患者因 CTV 偏移而出现剂量严重不足，而较大的随机误差会导致剂量分布中度模糊[83]。一些学者对系统误差和随机误差使用了不同的权重。

VanHerk 等[78]提出了一种方案，即给 90% 的患者至少 98% 等效均匀剂量（EUD），其中 PTV 的外放边界必须大约为：

$$m_{PTV} = 2.5\Sigma + 0.7\sigma - 3 \text{ mm} \qquad (3.6)$$

其中 Σ 和 σ 是系统误差和随机误差的综合标准差。

Stroom 等[84]提出了一种计算裕度的方法，以确保充分的 CTV 覆盖率，其中系统误差和随机误差的总体标准差为 Σ_{tot} 和 σ_{tot}：

$$M = 2\Sigma_{tot} + 0.7\sigma_{tot} \qquad (3.6)$$

该方案表明，系统误差的重要性比随机误差高出三倍，并且该方案基于以下标准：平均而言，应有超过 99% 的 CTV 接受至少 95% 的剂量[84]。ICRU 83 号报告[80]中列出了针对靶区和危及器官外放边界方案的几项其他建议。

3.6.6 纠正策略

必须根据摆位或定位误差来确定治疗范围。减少靶区定位误差将使治疗范围减小，从而提升剂量。纠正策略应旨在改善定位[47]。图 3.11 展示了 Herman 等[47]提出的用于确定照射范围的系统和随机误差。由于消除或减少了误差，导致治疗范围减小。

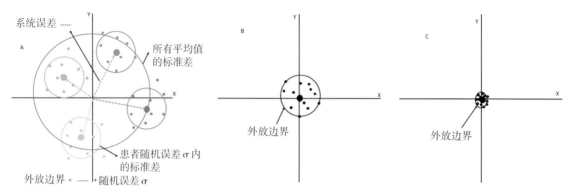

图 3.11　（a）系统误差和随机误差，（b）系统误差减少后的裕度，（c）系统误差和随机误差均减少后的裕度。改编自文献 [47]，版权所有（2005），经 Elsevier 许可

每个分次治疗的靶区定位误差或等中心偏移用点表示，星号为患者分次后的误差。图中的虚线箭头为每位患者的系统误差，即误差平均值。图中虚线椭圆所示的平均值附近的星号分布表示每位患者的随机误差。

基于这些数据的外放边界由上一节讨论的公式确定；靶区定位误差的大幅减少可以使外放边界减小[47]。识别和减少系统性和随机性定位误差的策略可以在线，也可以离线执行。

3.6.6.1　在线纠正

如上文第 3.3.1 节所述，在线校正是在治疗前进行。几项早期的在线校正方案研究均报告，随机误差和系统误差均有所减少[85-89]。尽管这些研究报告称摆位精度有所提高，但最终的离线审查表明，摆位误差仍然存在。因为视觉分析依赖于观察者，而并非定量分析，当在线校正的方法为视觉分析时，这种情况不可避免。随着技术的进步和复杂软件的引入，在线纠正效果已得到显著改善。

3.6.6.2　离线校正

离线校正是指采集、审查、分析图像数据并在后续治疗中采取纠正措施。离线验证协议考虑了之前和当前治疗分次的测量结果，有助于确定后续分次治疗的摆位[90]。基于 EPID 的患者离线摆位校正协议是减少系统性摆位误差的有效工具[91]。离线协议无法校正每日随机摆位误差，这只能通过在线校正协议来实现。

目前已报道了几种离线校正协议，这些协议根据患者群体为特定治疗部位建立误差阈值[90, 92-95]。这些研究表明，在大多数情况下，通过在每位患者治疗中采集的图像和校正次数，可以显著减少系统误差[47]。

离线校正方案主要有两类：

（a）缩小行动级别（Shrinking Action Level，SAL）方案[96]；

（b）无行动级别方案（No Action Level Protocol，NAL），且进一步修改为"扩展无行动级别水平"（Extended Non-Action Level，eNAL）方案[97, 98]。

只有在大量测量之后，才能进行最准确的摆位验证，以尽可能校正系统误差。但这与尽早纠正较大的系统误差的需要相矛盾。作为两者之间的折衷，Bel 等[96]定义了一个随着测量次数增加而缩小的行动水平，称为 SAL。该程序从行动水平 $\alpha/\sqrt{N}$ 开始，其中 α 是可变的初始行动水平。使用的另一个参数是 N_{max}，即用于计算平均值的最大测量次数。SAL 的程序如下，在测量初始摆位偏差 d 之后，计算平均偏差 d_N（如果有先前的值）并根据行动水平 $\alpha_N = \alpha/\sqrt{N}$ 进行测试。如果平均值大于行动水平，则校正摆位，否则继续该程序。如果自上次校正以来的测量次数已达到最大值 N_{max}，则程序终止[96]。行动水平 α_N 的降低表明由 d_N 确定的系统误差的准确度不断提高[90]。

deBore 等[90]提出了 NAL 方案，该方案显著减少了误差，效率更高。与 SAL 不同，该方案只有一个参数 N_m，即每位患者需要测量的治疗次数。平均摆位向量 V_{N_m} 由治疗次数 Nm 确定，并且摆位校正适用于所有后续治疗次数，而不管长度 d_{N_m} 是多少。在该 NAL 方案中，测量前几个治疗次数（N_m）的平均位移 d_{N_m}，并将其作为所有后续治疗次数的摆位校正。通常，NAL 方案要求测量前三次治疗期间的位移，可以将系统位移减半[91]。

如果患者的解剖位移随时间变化，或系统位移随时间变化，则这种 NAL 方法可能不是最佳选择。deBoer 等[98]扩展了 NAL 方案，增加了每周一次的附加测量，称为扩展 eNAL。图 3.12 展示了 SAL、NAL 和 eNAL 方案。

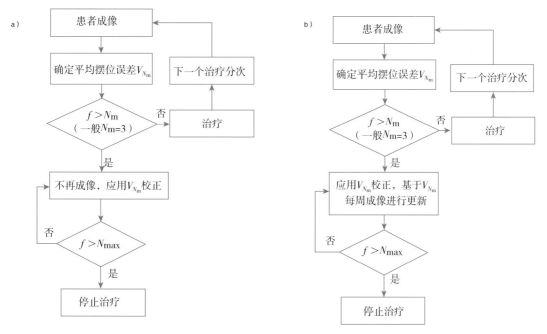

图 3.12　（a）NAL 和（b）eNAL 程序的流程图

监测患者摆位是 EPID 最早的临床应用之一，可以获取图像，但没有采取任何行动。使用 EPID 监测可提供大量数据，通过记录和分析数据，可确定多个影响因素，如分次间运动、分次内运动、随机和系统误差分布、边界、时间趋势等。

EPID 是确定腹盆部放射治疗中总体、系统和随机误差的有用工具，使用 EPID 可以与常规解剖比较，并选择合适的体位固定装置，以减少定位误差[95]。EPID 的另一个优点是治疗期间以循环电影的形式连续监测和获取图像，获得大量有关分次内运动的信息。

3.7 小结

- 通过将图像接收器暴露于来自放射治疗机照射野的 MV 级射束来产生射野图像。
- EPID 的设计和开发是为了克服基于胶片射野成像的局限性。
- 最初，EPID 被归类为"局部成像系统"和"扫描成像系统"："局部成像系统"捕获整个射束；"扫描成像系统"有一个小型探测器，可以通过线性扫描获取完整图像。
- EPID 也分为光学系统和非光学系统。
- 多年来已开发了四种不同类型的 EPID：
  ①基于 TV 相机的 EPID；
  ②基于光纤的 EPID；
  ③基于液体电离室的 EPID；
  ④基于 AMFPI 的 EPID。
- 基于 TV 相机的 EPID 系统有一个金属板和一个 Gd_2O_2S 荧光屏，用于将 X 射线光子转换为可见光子。
- 对于 ^{60}Co γ 射线和 4MV X 射线，金属板厚度约为 0.8 至 $1.1g/cm^2$；对于 6MV X 射线，金属板厚度约为 $1.7g/cm^2$。金属板将入射 X 射线光子转换为次级电子，并阻挡患者体内产生的次级电子。
- 荧光屏将高能电子的一小部分能量转换为可见光子，光子从镜子侧面射出。
- 放置在屏幕下方的 45° 反射镜可反射光（图像），然后由摄像机捕获。
- 基于 TV 相机的 EPID 系统的主要缺点是光在荧光屏内有大量散射，从而影响光的收集效率。基于 TV 相机的 EPID 系统中大光圈镜头的问题是：
  ①由于球差而降低空间分辨率；
  ②存在渐晕，即图像中心比边缘更亮。
- 在基于光纤 EPID 中，光纤衰减器取代了基于 TV 相机的 EPID 中使用的 45° 反射镜。
- 光纤 EPID 的局限性是：
  ①输出端光纤束即使只有 0.1mm 的错位，也会使图像扭曲。
  ②屏幕厚度、相机荧光粉和光纤束中光传输变化都可能导致图像不均匀。
- 泛光野图像可用于减轻图像不均匀性。
- 基于液体电离室的 EPID 有两个相隔 0.8mm 的 PCB，并有多排铜条电极。
- 印刷电路板之间的间隙填充了三甲基戊烷液体以形成电离室。
- 使用 1mm 厚的注塑铁氧体板将 X 射线光子转换为高能电子。

- 两个板上的电极相互垂直，形成 256×256 个电离室矩阵。
- 基于液体电离室 EPID 的优点是：
  ①与基于光学系统 EPID 相比，尺寸紧凑。
  ②没有光学系统的几何失真。
- 基于液体电离室 EPID 的局限性是：
  ①成像所需的辐射剂量更高。
  ②与基于光学系统的 EPID 相比，采样频率低。
- AMFPI 有两种类型，直接转换平板和间接转换平板成像仪。
- 直接转换 AMFPI 具有一个 X 射线光电导体，即稳定的非晶态硒（a–Se），涂在有源矩阵阵列上，作为主要检测元件，可将吸收的 X 射线光子直接转换为可收集的电荷载体。该过程没有转换为光子，因此是直接转换。
- 间接转换 AMFPI 使用了金属板和荧光屏的组合，就像在光学系统中一样。
  ① 1mm 厚的铜板和荧光屏组合将 X 射线转换为高能次级电子，并阻挡患者体内产生次级电子。
  ②高原子序数荧光屏，即 $340\mu m$ $Gd_2O_2S{:}Tb$ 荧光粉板放置在铜板下方。
- AMFPI 有一个氢化非晶硅（a–Si:H）光电二极管阵列，位于屏幕正下方。该阵列在位于板 – 屏幕组合下方的 1.1mm 玻璃基板上组成。
- 曝光后的残留信号根据延迟的时间被称为图像滞后或"重影"。
- 高对比度物体的长期持久性图像称为"重影"。这种情况甚至在曝光后长达一小时内都能观察到。
- 如果肿瘤靶区在移动并且其与骨性标志的关系不固定，则可以使用植入的基准标志物。
- 几何误差分为系统误差或随机误差。
  ①系统误差（Σ）是由计划 CT 成像期间的器官移动、靶区勾画不正确和校准误差产生的。
  ②随机误差（σ）是由患者摆位的日常变化、设备和靶区移动产生的。
  ③系统误差可以称为准备误差，发生于放射治疗的准备阶段，随机误差可以称为执行误差，发生于放射治疗的执行期间。
- 摆位校正策略可以是在线，也可以是离线。
- 在线校正是在治疗执行之前进行。
- 在离线校正方法中，图像数据是稍后获取、审查和采取行动的。
- 离线校正策略包括：SAL 协议、NAL 和 eNAL。
  ①SAL 从初始操作水平开始。将测量到的摆位误差与之前的测量结果取平均值，并与操作水平进行比较。如果误差大于操作水平，则校正摆位。
  ②在 NAL 中，测量几天的平均摆位偏差，并将其应用于后续治疗分次。
  ③在 eNAL 中，除了由 NAL 协议确定的平均值外，还会每周采集图像以考虑随时间的变化趋势。

参考文献

[1] Hammoudah M M and Henschke U K 1977 Supervoltage beam films Int. J. Radiat. Oncol.Biol. Phys. 2 571–7

[2] Droege R T and Bjärngard B E 1979 Influence of metal screens on contrast in megavoltagex-ray imaging Med. Phys. 6 487–93

[3] Kihlén B, Cederlund T, Lagergren C, Nordell B and Rudén B I 1991 Improved portal filmimage quality in radiation therapy with high energy photons Acta Oncol. 30 369–73

[4] Haus A G, Dickerson R E, Huff K E, Monte S, Schlager B A and Atanas M et al 1997 Evaluation of a cassette-screen-film combination for radiation therapy portal localization imaging with improved contrast Med. Phys. 24 1605–8

[5] Antonuk L E 2002 Electronic portal imaging devices: a review and historical perspective of contemporary technologies and research Phys. Med. Biol. 47 R31–65

[6] StrandqvistMand Rosengren B 1958 Television-controlled pendulum therapy BJR 31 513–4

[7] Benner S, Rosengren B, Wallman H and Netteland O 1962 Television monitoring of a 30 MV x-ray beam Phys. Med. Biol. 7 29

[8] Munro P 1995 Portal imaging technology: Past, present, and future Semin. Radiat. Oncol. 5 115–33

[9] Andrews J R, Swain R W and Rubin P 1958 Continuous visual monitoring of 2 MeV Roentgen therapy Am. J. Roentgenol. Radium Ther. Nucl. Med. 79 74–8

[10] Lam K S, PartowmahMand LamWC 1986 An on-line electronic portal imaging system for external beam radiotherapy Br. J. Radiol. 59 1007–13

[11] Taborsky S C, Lam W C, Sterner R E and Skarda G M 1982 Digital imaging for radiation therapy verification Optical Eng. 21 215888

[12] Morton E J, Swindell W, Lewis D G and Evans P M 1991 A linear array, scintillation crystal-photodiode detector for megavoltage imaging Med. Phys. 18 681–91

[13] Islam M K, Fitzgerald L T, Bova F J and Mauderli W 1993 A coded aperture device for online imaging with megavoltage photon beams Phys. Med. Biol. 38 1403–18

[14] van Herk M and Meertens H 1988 A matrix ionisation chamber imaging device for on-line patient setup verification during radiotherapy Radiother. Oncol. 11 369–78

[15] Meertens H, van Herk M and Weeda J 1985 A liquid ionisation detector for digital radiography of therapeutic megavoltage photon beams Phys. Med. Biol. 30 313–21

[16] Wong J W, Binns W R, Cheng A Y, Geer L Y, Epstein J W and Klarmann J et al 1990 Online radiotherapy imaging with an array of fiber-optic image reducers Int. J. Radiat. Oncol. Biol. Phys. 18 1477–84

[17] Baily N A, Horn R A and Kampp T D 1980 Fluoroscopic visualization of megavoltage therapeutic x-ray beams Int. J. Radiat. Oncol. Biol. Phys. 6 935–9

[18] Visser A G, Huizenga H, Althof V G and Swanenburg B N 1990 Performance of a prototype fluoroscopic radiotherapy imaging system Int. J. Radiat. Oncol. Biol. Phys. 18 43–50

[19] Leong J 1986 Use of digital fluoroscopy as an on-line verification device in radiation therapy Phys. Med. Biol. 31 985–92

[20] Shalev S, Lee T, Leszczynski K, Cosby S, Chu T and Reinstein L et al 1989 Video techniques for on-line portal imaging Comput. Med. Imaging Graph. 13 217–26

[21] Antonuk L E, Boudry J, Huang W, McShan D L, Morton E J and Yorkston J et al 1992 Demonstration of megavoltage and diagnostic x-ray imaging with hydrogenated amorphous silicon arrays Med. Phys. 19 1455–66

[22] Antonuk L E, Kim C W, Boudry J, Yorkston J, Longo M J and Street R A 1991 Development of hydrogenated

amorphous silicon sensors for diagnostic x-ray imaging IEEE Trans. Nucl. Sci. 38 636–40

[23] Antonuk L E, Yorkston J, Kim C W, Huang W, Morton E J and Longo M J et al 1991 Light-response characteristics of amorphous silicon arrays for megavoltage and diagnostic imaging MRS Proc. 219 531

[24] Pang G and Rowlands J A 2002 Development of high quantum efficiency flat panel detectors for portal imaging: intrinsic spatial resolution Med. Phys. 29 2274–85

[25] Wowk B and Shalev S 1994 Thick phosphor screens for on-line portal imaging Med. Phys. 21 1269–76

[26] Herman M G, Balter J M, Jaffray D A, McGee K P, Munro P and Shalev S et al 2001 Clinical use of electronic portal imaging: report of AAPM Radiation Therapy Committee Task Group 58 Med. Phys. 28 712–37

[27] Boyer A L, Antonuk L, Fenster A, Van Herk M, Meertens H and Munro P et al 1992 A review of electronic portal imaging devices (EPIDs) Med. Phys. 19 1–16

[28] Munro P, Rawlinson J A and Fenster A 1990 Therapy imaging: a signal-to-noise analysis of a fluoroscopic imaging system for radiotherapy localization Med. Phys. 17 763–72

[29] Meertens H, van Herk M and Weeda J 1985 A liquid ionisation detector for digital radiography of therapeutic megavoltage photon beams Phys. Med. Biol. 30 313–21

[30] Kirby M C and Glendinning A G 2006 Developments in electronic portal imaging systems Br. J. Radiol. 79 Spec. No. 1 S50–65

[31] van Herk 1991 Physical aspects of a liquid-filled ionization chamber with pulsed polarizing voltage Med. Phys. 18 692–702

[32] Street R A, Nelson S, Antonuk L and Mendez V P 1990 Amorphous silicon sensor arrays for radiation imaging MRS Proc. 192 441

[33] Antonuk L E, Boudry J M, Yorkston J, Morton E J, Huang W and Street R A 1992 Development of thin-film flat-panel arrays for diagnostic and radiotherapy imaging Proc. SPIE 1651

[34] Pang G, Lee D L and Rowlands J A 2001 Investigation of a direct conversion flat panel imager for portal imaging Med. Phys. 28 2121–8

[35] Kasap S, Frey J B, Belev G, Tousignant O, Mani H and Greenspan J et al 2011 Amorphous and polycrystalline photoconductors for direct conversion flat panel x-ray image sensors Sensors (Basel) 11 5112–57

[36] Louwe R J W, McDermott L N, Sonke J-J, Tielenburg R, Wendling M and van Herk M B et al 2004 The long-term stability of amorphous silicon flat panel imaging devices for dosimetry purposes Med. Phys. 31 2989–95

[37] McDermott L N, Louwe R J W, Sonke J J, van Herk M B and Mijnheer B J 2004 Dose–response and ghosting effects of an amorphous silicon electronic portal imaging device Med. Phys. 31 285–95

[38] Gräfe J L, Owen J, Eduardo Villarreal-Barajas J and Khan R F H 2016 Characterization of a 2.5 MV inline portal imaging beam J. Appl. Clin. Med. Phys. 17 222–34

[39] Stanley D N, Rasmussen K, Kirby N, Papanikolaou N and Gutiérrez A N 2018 An evaluation of the stability of image quality parameters of Elekta X-ray volume imager and iViewGT imaging systems J. Appl. Clin. Med. Phys. 19 64–70

[40] Antonuk L E, Zhao Q, El-Mohri Y, Du H, Wang Y and Street R A et al 2009 An investigation of signal performance enhancements achieved through innovative pixel design across several generations of indirect detection, active matrix, flat-panel arrays Med. Phys. 36 3322–39

[41] Siewerdsen J H and Jaffray D A 1999 A ghost story: spatio-temporal response characteristics of an indirect-detection flat-panel imager Med. Phys. 26 1624–41

[42] Shepherd J A, Gruner S M, Tate M W and Tecotzky M 1997 Study of afterglow in x-ray phosphors for use on fast-framing charge-coupled device detectors OE 36 3212–22

[43] Weisfield R L, Hartney M A, Schneider R, Aflatooni K and Lujan R 1999 High-performance amorphous silicon

image sensor for x-ray diagnostic medical imaging applications Proc. SPIE 3659

[44] López-Alonso J, González Moreno R and Alda J 2004 Noise in imaging systems: fixed pattern noise, electronic, and interference noise Proc. SPIE 5468

[45] Kirby M C 1996 The consequences of fixed-pattern noise and image movement on electronic portal images Phys. Med. Biol. 41 2345–56

[46] Padgett R and Kotre C J 2004 Assessment of the effects of pixel loss on image quality in direct digital radiography Phys. Med. Biol. 49 977–86

[47] HermanMG 2005 Clinical use of electronic portal imaging Semin. Radiat. Oncol. 15 157–67

[48] Fritsch D S, Chaney E L, Boxwala A, McAuliffe M J, Raghavan S and Thall A et al 1995 Core-based portal image registration for automatic radiotherapy treatment verification Int. J. Radiat. Oncol. Biol. Phys. 33 1287–300

[49] Leszczynski K, Loose S and Dunscombe P 1995 Segmented chamfer matching for the registration of field borders in radiotherapy images Phys. Med. Biol. 40 83–94

[50] Wang H and Fallone B G 1994 A robust morphological algorithm for automatic radiation field extraction and correlation of portal images Med. Phys. 21 237–44

[51] McGee K P, Schultheiss T E and Martin E E 1995 A heuristic approach to edge detection in on-line portal imaging Int. J. Radiat. Oncol. Biol. Phys. 32 1185–92

[52] Meertens H, Bijhold J and Strackee J 1990 A method for the measurement of field placement errors in digital portal images Phys. Med. Biol. 35 299–323

[53] Moseley J and Munro P 1994 A semiautomatic method for registration of portal images Med. Phys. 21 551–8

[54] Stroom J C, Olofsen-van Acht M J, Quint S, Seven M, de Hoog M and Creutzberg C L et al 2000 On-line set-up corrections during radiotherapy of patients with gynecologic tumors Int. J. Radiat. Oncol. Biol. Phys. 46 499–506

[55] Balter J M, Pelizzari C A and Chen G T 1992 Correlation of projection radiographs in radiation therapy using open curve segments and points Med. Phys. 19 329–34

[56] Girouard L M, Pouliot J, Maldague X and Zaccarin A 1998 Automatic setup deviation measurements with electronic portal images for pelvic fields Med. Phys. 25 1180–5

[57] Austin-Seymour M, Chen G T, Rosenman J, Michalski J, Lindsley K and Goitein M 1995 Tumor and target delineation: current research and future challenges Int. J. Radiat. Oncol. Biol. Phys. 33 1041–52

[58] Zelefsky M J, Leibel S A, Gaudin P B, Kutcher G J, Fleshner N E and Venkatramen E S et al 1998 Dose escalation with three-dimensional conformal radiation therapy affects the outcome in prostate cancer Int. J. Radiat. Oncol. Biol. Phys. 41 491–500

[59] Nederveen A, Lagendijk J and Hofman P 2000 Detection of fiducial gold markers for automatic on-line megavoltage position verification using a marker extraction kernel (MEK) Int. J. Radiat. Oncol. Biol. Phys. 47 1435–42

[60] Balter J M, Sandler H M, Lam K, Bree R L, Lichter A S and ten Haken R K 1995 Measurement of prostate movement over the course of routine radiotherapy using implanted markers Int. J. Radiat. Oncol. Biol. Phys. 31 113–8

[61] Beard C J, Kijewski P, Bussière M, Gelman R, Gladstone D and Shaffer K et al 1996 Analysis of prostate and seminal vesicle motion: implications for treatment planning Int. J. Radiat. Oncol. Biol. Phys. 34 451–8

[62] Vigneault E, Pouliot J, Laverdière J, Roy J and Dorion M 1997 Electronic portal imaging device detection of radioopaque markers for the evaluation of prostate position during megavoltage irradiation: a clinical study Int. J. Radiat. Oncol. Biol. Phys. 37 205–12

[63] Althof V G, Hoekstra C J and te Loo H J 1996 Variation in prostate position relative to adjacent bony anatomy

Int. J. Radiat. Oncol. Biol. Phys. 34 709–15

[64] Shimizu S, Shirato H, Kitamura K, Shinohara N, Harabayashi T and Tsukamoto T et al 2000 Use of an implanted marker and real-time tracking of the marker for the positioning of prostate and bladder cancers Int. J. Radiat. Oncol. Biol. Phys. 48 1591–7

[65] Gall K P, Verhey L J and Wagner M 1993 Computer-assisted positioning of radiotherapy patients using implanted radiopaque fiducials Med. Phys. 20 1153–9

[66] Sandler H M, Bree R L, McLaughlin P W, Grossman H B and Lichter A S 1993 Localization of the prostatic apex for radiation therapy using implanted markers Int. J. Radiat. Oncol. Biol. Phys. 27 915–9

[67] Lam K L, Ten Haken R K, McShan D L and Thornton A F 1993 Automated determination of patient setup errors in radiation therapy using spherical radio-opaque markers Med. Phys. 20 1145–52

[68] Shirato H, Shimizu S, Shimizu T, Nishioka T and Miyasaka K 1999 Real-time tumourtracking radiotherapy Lancet 353 1331–2

[69] van Herk M, Bruce A, Kroes A P, Shouman T, Touw A and Lebesque J V 1995 Quantification of organ motion during conformal radiotherapy of the prostate by three dimensional image registration Int. J. Radiat. Oncol. Biol. Phys. 33 1311–20

[70] Balter J M, Lam K L, Sandler H M, Littles J F, Bree R L and Ten Haken R K 1995 Automated localization of the prostate at the time of treatment using implanted radiopaque markers: technical feasibility Int. J. Radiat. Oncol. Biol. Phys. 33 1281–6

[71] Nederveen A J, Lagendijk J J and Hofman P 2001 Feasibility of automatic marker detection with an a-Si flat-panel imager Phys. Med. Biol. 46 1219–30

[72] Keall P J, Todor A D, Vedam S S, Bartee C L, Siebers J V and Kini V R et al 2004 On the use of EPID-based implanted marker tracking for 4D radiotherapy Med. Phys. 31 3492–9

[73] Mao W, Wiersma R D and Xing L 2008 Fast internal marker tracking algorithm for onboard MV and kV imaging systems Med. Phys. 35 1942–9

[74] Wiersma R D, Mao W and Xing L 2008 Combined kV and MV imaging for real-time tracking of implanted fiducial markers Med. Phys. 35 1191–8

[75] Mao W, Riaz N, Lee L, Wiersma R and Xing L 2008 A fiducial detection algorithm for real-time image guided IMRT based on simultaneous MV and kV imaging Med. Phys. 35 3554–64

[76] Ma T, Kilian-Meneghin J and Kumaraswamy L K 2018 Recommendation of fiducial marker implantation for better target tracking using MV imager in prostate radiotherapy J. Appl. Clin. Med. Phys. 19 389–97

[77] van Herk M 2004 Errors and margins in radiotherapy Semin. Radiat. Oncol. 14 52–64

[78] van Herk M, Remeijer P and Lebesque J V 2002 Inclusion of geometric uncertainties in treatment plan evaluation Int. J. Radiat. Oncol. Biol. Phys. 52 1407–22

[79] International Commission on Radiation Units and Measurements. ICRU Report 62. Prescribing, recording, and reporting photon beam therapy (Supplement to ICRU Report 50). Bethesda, MD; 1999. Report No.: 62

[80] Prescribing, recording, and reporting photon-beam intensity-modulated radiation therapy (IMRT). Bethesda, MD; 2010. Report No.: 83

[81] Stroom J C and Heijmen B J M 2002 Geometrical uncertainties, radiotherapy planning margins, and the ICRU-62 report Radiother. Oncol. 64 75–83

[82] Leong J 1987 Implementation of random positioning error in computerised radiation treatment planning systems as a result of fractionation Phys. Med. Biol. 32 327–34

[83] van Herk M, Remeijer P, Rasch C and Lebesque J V 2000 The probability of correct target dosage: dose-population histograms for deriving treatment margins in radiotherapy Int. J. Radiat. Oncol. Biol. Phys. 47 1121–

35

[84] Stroom J C, de Boer H C, Huizenga H and Visser A G 1999 Inclusion of geometrical uncertainties in radiotherapy treatment planning by means of coverage probability Int. J. Radiat. Oncol. Biol. Phys. 43 905–19

[85] Herman M G, Abrams R A and Mayer R R 1994 Clinical use of on-line portal imaging for daily patient treatment verification Int. J. Radiat. Oncol. Biol. Phys. 28 1017–23

[86] Van de Steene J, Van den Heuvel F, Bel A, Verellen D, De Mey J and Noppen M et al 1998 Electronic portal imaging with on-line correction of setup error in thoracic irradiation: clinical evaluation Int. J. Radiat. Oncol. Biol. Phys. 40 967–76

[87] Nederveen A J, van der Heide U A, Dehnad H, van Moorselaar R J A, Hofman P and Lagendijk J J W 2002 Measurements and clinical consequences of prostate motion during a radiotherapy fraction Int. J. Radiat. Oncol. Biol. Phys. 53 206–14

[88] Ezz A, Munro P, Porter A T, Battista J, Jaffray D A and Fenster A et al 1992 Daily monitoring and correction of radiation field placement using a video-based portal imaging system: a pilot study Int. J. Radiat. Oncol. Biol. Phys. 22 159–65

[89] De Neve W, Van den Heuvel F, Coghe M, Verellen D, De BeukeleerMand Roelstraete A et al 1993 Interactive use of on-line portal imaging in pelvic radiation Int. J. Radiat. Oncol. Biol. Phys. 25 517–24

[90] de Boer H C and Heijmen B J 2001 A protocol for the reduction of systematic patient setup errors with minimal portal imaging workload Int. J. Radiat. Oncol. Biol. Phys. 50 1350–65

[91] de Boer J C J and Heijmen B J M 2002 A new approach to off-line setup corrections: combining safety with minimum workload Med. Phys. 29 1998–2012

[92] Bel A, Keus R, Vijlbrief R E and Lebesque J V 1995 Setup deviations in wedged pair irradiation of parotid gland and tonsillar tumors, measured with an electronic portal imaging device Radiother. Oncol. 37 153–9

[93] Bel A, Vos P H, Rodrigus P T, Creutzberg C L, Visser A G and Stroom J C et al 1996 Highprecision prostate cancer irradiation by clinical application of an offline patient setup verification procedure, using portal imaging Int. J. Radiat. Oncol. Biol. Phys. 35 321–32

[94] Olofsen-van Acht M, van den Berg H, Quint S, de Boer H, Seven M and van Sömsen de Koste J et al 2001 Reduction of irradiated small bowel volume and accurate patient positioning by use of a bellyboard device in pelvic radiotherapy of gynecological cancer patients Radiother. Oncol. 59 87–93

[95] Das S, John S, Ravindran P, Isiah R, Rajesh B and Backianathan S et al 2012 Comparison of geometric uncertainties between alpha cradle and thermoplastic ray cast immobilisation in abdominopelvic radiotherapy: a prospective study J. Radiother. Pract. 11 239–48

[96] Bel A, van Herk M, Bartelink H and Lebesque J V 1993 A verification procedure to improve patient set-up accuracy using portal images Radiother. Oncol. 29 253–60

[97] Introduction of Image Guided Radiotherapy into Clinical Practice. Int. Atomic Energy Agency; 2019. Report No.: IAEA Human Health Campus 16

[98] de Boer H C J and Heijmen B J M 2007 eNAL: An extension of the NAL setup correction protocol for effective use of weekly follow-up measurements Int. J. Radiat. Oncol. Biol. Phys.67 1586–95

第 4 章

基于 2D 的 kV 级影像的 IGRT 系统

MV 级 EPID 的问题之一在于对比度较差，有必要在放射治疗中引入诊断级的 kV 成像设备来进行影像引导。本章将讨论在放疗期间使用治疗室内 kV 成像设备进行摆位验证和监控的不同 2D 成像设备。为了确保立体定向放射外科和立体定向放射治疗中患者摆位的准确性，使用了安装在天花板和嵌入地板的 kV 级 X 射线球管和平板探测器的成像装置。本章也讨论了这些立体成像系统的技术细节、物理原理和临床应用。此外，还提供了机载 kV 级成像系统的技术细节和临床工作流程。使用植入标记物的问题之一是模拟定位 CT 上产生的金属伪影，本章也讨论了金属伪影和减少金属伪影的方法。

4.1 基于 kV 级 X 射线的立体成像系统

基于 kV 级 X 射线的立体成像系统将 kV 级 X 线球管和探测器组件安装在治疗室的天花板和地板上。这些系统基于立体成像原理，可以从射线或透视 2D 投影图像中获得 3D 坐标。立体成像系统可用于基于骨性标记物或植入的不透 X 射线标记物的患者摆位验证。由于这些影像是 2D 图像，不适合定量监测肿瘤靶区或器官体积变化。

本章将讨论两个使用 kV 级 X 射线图像进行立体成像方法的商业系统，即由 BrainLAB 推广的 ExacTrac 6D X 射线系统和由 Accuray 推广的 CyberKnife 系统。

4.1.1 BrainLAB ExacTrac X 射线 6D 立体定向影像引导放射治疗（IGRT）系统

BrainLAB ExacTrac X 射线 6D 立体定向 IGRT 系统（BrainLAB AG, Feldkirchen, Germany）结合了光学定位和 kV 级成像，可对患者进行精确摆位并用于在线摆位的校正。该系统主要用于颅内立体定向放射外科（Stereotactic Radiosurgery, SRS）[1, 2]、立体定向体部放射治疗（Stereotactic Body Radiotherapy, SBRT）[3, 4] 和呼吸相关部位的放射治疗 [5, 6]。ExacTrac 有两个系统，一个光学系统和一个 kV 级 X 射线成像系统。光学定位系统以红外线对患者初始摆位和治疗床移动进行精确控制。kV 级 X 射线成像系统用于摆位验证，并根据骨性标记或植入的基准标记物进行校正。除了红外线装置和 X 射线成像仪（X-Ray Imagers, XI）外，该系统还使用了一个用于监测患者治疗期间位置的数码摄像机。在早期的 ExacTrac 系统中，为了克服 kV 级 X 射线成像系统定位软组织边界受限，如前列腺等软组织靶区的问题，提供了用于定位及引导软组织靶区的超声系统 [7]。

4.1.1.1 光学追踪

ExacTrac X 射线 6D 系统的红外追踪组件包括 2 个红外线摄像机、1 个摄像机、放置于患者体表的被动红外反射球体，以及用于治疗床移动的参考 U 形反射标记阵列，其中包含 6 个反射标记（图 4.1）。红外摄像机安装固定在天花板上，发射低红外信号，该信号被放置在患者体表的红外球体反射，并进行分析获得定位坐标。ExacTrac X 射线 6D 系统红外跟踪组件能够精确地确定患者体表的红外反射器的位置。

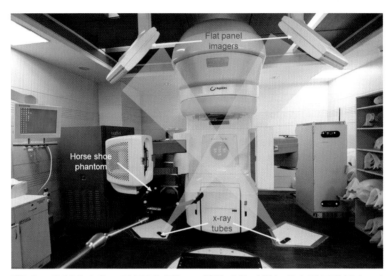

图 4.1　Novalis 系统在天花板上安装了平板探测器，X 射线球管以嵌入式安装于地板上。经印度萨基特 Max Super 专科医院，Max Healthcare，许可转载

红外系统的校准过程分为两个步骤，旨在确保红外摄像机能够准确地确定患者体表的红外反射器的位置：

第一步，校正红外系统的失真并创建空间坐标系；

第二步，为系统提供直线加速器（linac）等中心的位置[7]。

在第一步中，使用由已知相对位置的 25 个红外标记组成的红外校准网格对系统进行校准。校准网格位于等中心附近，由两个摄像机确定每个标记的位置，从而建立两个摄像机之间的空间关系。

在第二步中，通过视觉对准等中心模体与治疗室内的激光来配准 ExacTrac 红外系统的等中心位置。将激光等中心设置为红外坐标系原点，并为后续 X 射线校准提供了基础[8]。

Wang 等[9]对红外系统的精度进行了研究，并报告了每个红外反射球的位置精度小于 0.3mm。为了达到精确摆位，红外标记必须被放置在一个相对稳定的位置上。红外系统在治疗床上有一个参考标记，有助于精确确定治疗床移动。红外跟踪系统可提供位置反馈，有助于从治疗室外调整和跟踪患者位置，确保治疗师正确执行误差修正[8]。红外系统以 20Hz 的频率对标记位置进行采样，故可以用于监测患者运动。

4.1.1.2　X 射线成像系统

kV 级 X 射线系统由两个安装在地板上的 kV 级 X 射线球管组成。这些 X 射线球管以中间、前方和下方倾斜的方式投射到天花板上与 X 射线球管相对应的两个 $20 \times 20\text{cm}^2$ 的平板探测器（图 4.1）。X 射线球管到相对探测器面板的距离约为 360cm。成像轴与直线加速器（linac）等中心在相对于机架旋转平面所定义的斜角上重合。每个 X 射线球管到直线加速器等中心的距离为 224cm[7, 10]。X 射线球管和相应的探测器面板处于固定位置，并向患者投射斜向的 X 射线。X 射线球管和平板探测器的固定位置消除了由于移动而造成的任何空间不确定性。此外，较大的源 – 探测器距离（SDD）减小了辐射束的立体角，从而减少了成像过程中可能的几何失真。患者到成像仪的较大距离减少了探测器上来自患者的散射，从而提高了对比度及信噪比[11]。

为了使用 ExacTrac 6D X 射线系统进准确的靶区定位，需要正确校准 X 射线球管、探测器和治疗机等中心的空间关系。通过照射野边界边缘检测来确定探测器相对于 X 射线球管的位置。使用内部具有不透 X 射线的标记和外部红外反射标记的校准模体来建立系统相对于治疗等中心的空间关系。获得模体的两幅 X 射线图像，并且使用标记物检测算法以自动确定 X 射线图像上标记物的位置。这些标记物的位置坐标用于求解将 3D 空间映射到 2D 投影平面的参数[8]。随后将 kV 级 X 射线系统相对于等中心的几何关系传输到治疗计划系统并进行存储[10]。

4.1.1.3　具有六个方向自由度（Degrees of Freedom，DoF）的治疗床

机械治疗床可以在六个 DoF 中移动，即三个平移方向（垂直、纵向和横向）和三个旋转方向（偏航、滚动和俯仰）。红外光学系统设计可用于引导治疗床的自动移动。

4.1.1.4　Novalis ExacTrac 6-D X 射线成像系统的摆位验证

ExacTrac 系统的工作流程如图 4.2 所示。模拟定位的初始过程与其他 IGRT 程序相同，不同之处在于需要使用红外标记。在该系统中，用于位置校正的治疗床移动由光学系统引导。使用红外相机和 X 射线成像系统的患者定位、摆位校正与 Novalis ExacTrac 6-D X 射线系统的治疗计划软件集成，有助于将成像坐标与治疗机坐标系配准，并将摆位校正信息传输到治疗机。

两个红外摄像机可实时检测放置在患者皮肤上或固定在治疗床参照坐标系上的红外反射标记物的位置。将由此获得的标记位置与存储的参考信息进行比较，然后引导治疗机通过移动治疗床将患者移动到预计划位置。早期系统将摄像机连接到红外系统，以实现对患者摆位的可视化验证[10]。

在使用 ExacTrac 系统进行初始摆位后，可获得两个正交的 X 射线图像。然后使用相应的等中心将这些图像与从患者的 3D CT 模拟定位图像获得的数字重建 X 射线照片（DRR）配准。以固定的角度生成与 X 射线图像配准的 DRRs，并且在 DRRs 中执行三个方向上平移，调整患者摆位以实现 X 射线图像的最佳配准。用于摆位图像配准的软件有多个配准的选项。手动融合和 3D 融合使用简单的 2D-X 射线图像到 2D-DRR 图像融合算法，不考虑患者的旋转偏移[7]。随后，BrainLAB 提出了一种 6D 融合配准方案，并于 2004 年在临床上推广应用。6D 位置验证和摆位软件首先从模拟定位 CT 图像上生成几组在三个平移轴和三个旋转轴（六个自由度）都有位置变化的 DRR，然后将这些 DRRs 与相应 X 射线图像进行比较。选择与对应 X 射线图像相似度最大的 DRRs 集合，用于生成 DRRs 的 3D 平移和旋转偏移量，并用于修正位置偏差[7, 8]。BrainLAB 软件提供位移范围，可将患者放置在计算出的最佳配准位置，并将新的摆位坐标传输到 ExacTrac 红外系统重新调整患者的位置[8]。

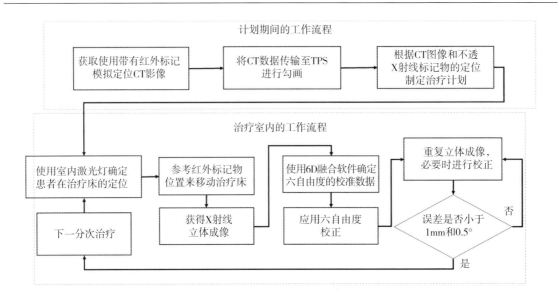

图 4.2　使用 ExacTrac 系统的工作流程图

6D 融合方法是 2D-X 射线图像到 3D-CT 图像的融合算法。两个 X 射线投影既不在彼此垂直的方向上，也不在水平面上。因此，在 X 射线成像坐标系的测量误差分量与患者坐标系的测量误差分量不同，并将 X 射线成像系统中的误差分量转换为患者坐标系[12]。该软件可以选择一个感兴趣区（ROI），从而排除任何可能增加融合过程不确定性的器官或结构，从而得到一组验证的 X 射线图像，以检查重新调整后患者的位置。

在影像引导下无框架放射外科工作流程中的关键步骤是将治疗室内的定位图像融合到 DRR 或模拟图像，以确定与患者期望位置的差异。已报道在 ExacTrac 系统中实现的自动融合算法可以在无框架放射外科病例中执行准确的配准[13, 14]。

Novalis ExacTrac6-D X 射线系统软件也可以与植入的显像标记物一起使用。植入的显像标记物可作为软组织的替代物，并在 kV 级 X 射线图像中清晰可见。然而，标记物可能存在相对位移。通常，在假设刚性模型的情况下，需要三个以上的标记物来关联立体图像中的 3D 位置并识别潜在的平移和旋转偏移。

在治疗前，通常对每个部分进行一次 X 射线图像融合引导下的摆位验证和定位。X 射线球管的位置和 X 射线束投射到 2D 平板上的角度在摆位验证期间限制了部分角度机架的位置。这组 X 射线图像只能在直线加速器机架在 0°、80° 到 100° 和 260° 到 280° 之间获得，这样可以使机架不会进入 X 射线束的成像路径。在治疗过程中使用 X 射线系统监测患者位置并不适用于所有治疗野。如果存在移位问题，可以通过 X 射线图像融合来重新调整两个治疗野之间的位置[7]。

4.1.1.5　采用 ExacTrac 进行呼吸门控放疗

ExacTrac 系统的升级版，包括一个用于在呼吸运动和门控治疗中引导运动靶区的图像处理模块。红外标记物检测系统用于治疗射束的呼吸跟踪和门控。因呼吸或随机运动引起的肿瘤运动而需治疗量补偿时，可在治疗前植入参考标记物。ExacTrac 提供了一种自动化的方法，使用专有软件解决方案和 6D 融合来可视化、检测和配准植入的标记物。呼吸跟踪程序包括以下步骤：

（1）在获取计划 CT 之前，将参考标记物植入足够接近靶区结构的位置；

（2）获得与呼吸相关的计划 CT，在特定时相（呼气时相）获取的 CT 上创建治疗计划，将治疗计划数据传输到 ExacTrac 软件；

（3）在计划 CT 上定位标志物的 3D 坐标，系统将其转换为 2D 图像坐标，以便在 X 射线成像中使用；

（4）在治疗床上对患者进行摆位，患者腹部固定有红外反射标记物以监测呼吸运动；

（5）在采集计划 CT 的同一阶段，在 ExacTrac 软件绘制的呼吸轨迹上指定参考水平，并在该门控参考水平触发 kV 级 X 射线图像采集；

（6）在每个图像上定位标记物的位置，以获得标记的 3D 几何形状，然后将该形状与从计划 CT 中确定的标记物确定的方向对齐，以计算所需的位移量；

（7）将该位移应用于治疗床，将肿瘤中心移回治疗中心，移到直线加速器等中心。该程序可确保靶区在呼吸轨迹基于门控水平通过直线加速器等中心[7]。

4.1.2　ExacTrac 动态系统——SGRT 和 IGRT 系统的集成

2020 年 4 月，BrainLab 推出了一种新的高速热表面跟踪技术，与其更新的 ExacTrac X 射线监测技术相结合，可提供 4D 监测等高级功能。SGRT 包括持续监测患者的体表运动，并将其与预先记录的体表参考进行比较（有关 SGRT 的详细信息见第 9 章）。

ExacTrack 动态系统包含有 SGRT 和 IGRT。如在第 4.1.1 节的 ExacTrac IGRT 系统所述，该系统使用两个安装在地板上的 kV 级 X 射线球管，立体 X 射线采集和 SGRT 系统是集成在一起的，每次立体 X 射线系统获取图像时，都会记录一个新的参考表面图像，包括更新的热成像信息。

ExacTrac 动态系统可用于两种模式。首先，通过将实时 3D 表面与计划 CT 中提取的表面信息进行配准来定位患者。其次，使用 ExacTrac 动态系统跟踪分次治疗中的患者运动。ExacTrac 动态 X 射线成像系统提供了内部解剖信息，可通过骨性结构标志或标记物来验证患者位置。

BrainLab 使用的 SGRT 系统配备了"4D 热成像相机"。该相机包含一个结构光投影仪，两个高分辨率相机和一个集成的热成像相机[15]。4D 热成像相机是一个高速立体摄像机系统，包含 300 000 个 3D 表面点，用于在治疗期间从外部监测患者位置并检测运动，光学体表引导系统可作为 4D 热成像相机的补充[16]。热成像相机的使用减少了基于结构光系统的 SGRT 系统在延迟和配准不准确方面的一些限制。ExacTrac 动态结构光系统获取的每个表面点都与热成像相机生成的相应热信号配准，有助于以极高精度和极低延迟持续跟踪患者的位置[16]。

4D 热成像摄像机位于治疗床上方的正中位置，以确保在治疗期间获得没有机架或成像系统遮挡的清晰视野（FOV）。类似于之前介绍的红外线系统，该系统也用于在治疗前通过将实时 3D 表面图像与从计划 CT 提取的参考表面轮廓进行配准来大致预定位患者。然而，最终定位是基于内部解剖结构的立体 X 射线图像。

为了跟踪分次内运动，3D 信息被投影到热成像平面上，从而可以使用 Perspective-n-Point 算法结合 3D 和 2D 热数据，生成混合 3D/ 热矩阵。热信息提供了一个额外维度，可提高跟踪精度。此外，3D 位置和热特征的同时跟踪可减少滑动效应。热成像的另一个优势是，与颜色信息不同，热成像不受环境光条件的影响。这种热信息使得算法能够更快地和参考表面实时配准[15]。

4.1.3 Cyberknife 系统（Cyberknife）

CyberKnife 系统是基于图像的靶区定位和治疗系统，用于立体定向放射外科治疗。Cyberknife 放射外科系统不需要骨骼框架固定，而是使用成像系统在治疗期间实时定位和跟踪患者的骨性结构[17]。Cyberknife 包括安装在机械臂上的 6MV X 射线直线加速器。直线加速器没有均整器，早期的系统有 12 个直径 5 ～ 60mm 的圆形准直器来校正射束，而最新型号配备了可变孔径 Iris™ 准直器和 InCise™MLC[18, 19]。携带直线加速器的机械臂是一个工业机器人 KR240-2（Kuka，Augsburg，Germany），其制造商规定的位置重复性为 0.12mm，并且具有六自由度的运动[19, 20]。该机械臂能够在剂量传输过程中自动补偿患者分次内的运动。机械臂的影像引导由类似于 ExacTrac 6-D X 射线系统的 kV 成像子系统提供。Cyberknife 系统配备了完全集成的五自由度标准治疗床，并可选配六自由度机械治疗床或七自由度机械治疗床。

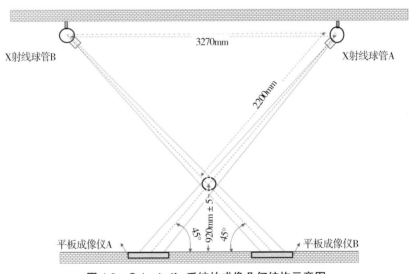

图 4.3 Cyberknife 系统的成像几何结构示意图

4.1.3.1 患者定位系统

Cyberknife 影像引导的原理如下：患者躺在治疗床上，位于一对正交的实时 X 射线探测器和 X 射线球管之间。在治疗过程中，X 射线系统不断获取患者图像，利用图像配准技术确定参考点位置，并将修正坐标实时提供给机械操作臂，将治疗射束动态地引导到治疗区域[21]。

Cyberknife 影像引导系统的主要成像组件，即 X 射线球管和探测器，被刚性固定在治疗室的天花板和地板上。早期的 G3 型号 Cyberknife，探测器是直立的，X 射线中心轴垂直于探测器。

从 X 射线球管焦点到其相应图像接收器中心的 FOV 中心轴与地板平面成 45°。G4 版本及以后型号的 X 射线球管和探测器配置如图 4.3 所示。

kV 级 X 射线源（kV 级 X 射线球管）被永久固定在天花板上，成像探测器安装在治疗床两侧的地板内。其安装方式是，每个 X 射线球管的焦点位置的中心射线（轴）落在其各自图像接收器的中心，与中矢状面和地板平面成 45°[22]。X 射线探测器水平嵌入地板下方，以允许机架有更大的运动范围[10]。成像探测器是尺寸为 41×41cm² 的非晶硅平板，标称像素尺寸为0.4mm，像素矩阵为 1024×1024。由于这种水平安装和 X 射线束对平板的斜入射，图像会受到投影物体几何失真的影响，该失真可通过软件校正[23]。X 射线球管采用传统旋转阳极靶，有至少 2.5mm 的铝过滤层。

Cyberknife 系统没有像传统 C 形臂直线加速器那样的机械等中心，但两个成像子系统的中心轴线彼此正交，并与患者呈 45° 对称相交于正中矢状面。这些线大致相交于治疗系统的"虚拟等中心"，即治疗系统和成像系统之间的参考坐标系，也就是治疗部位的大致位置[10]。kV级 X 射线球管距"虚拟等中心"约 225cm，非晶硅平板探测器距虚拟等中心约 140cm，具体取决于天花板高度，并与 kV 射束中心轴成 45°（图 4.4）。

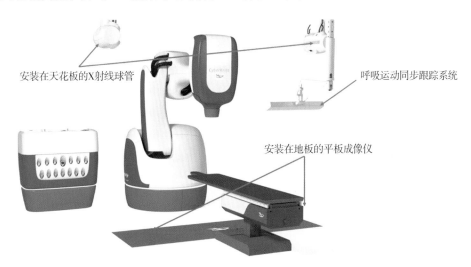

安装在天花板的X射线球管

呼吸运动同步跟踪系统

安装在地板的平板成像仪

图 4.4　Cyberknife 系统显示了安装在天花板上的 X 射线球管和固定在地板上的平板探测器的位置。图片经美国 Accuray 公司许可转载

kV 级 X 射线球管到探测器的距离可从 345 ~ 365cm 不等，具体取决于房间的大小。kV级 X 射线球管通常以脉冲模式运行，管电压为 100 ~ 125kV，最大管电流为 90mAs，曝光条件的选择具体取决于治疗部位。机器人的加速器位置选择应避免成像射束干扰，以便在整个治疗过程中持续监测患者位置。此外，Cyberknife 系统还在患者周围设有预定义的安全区，并有一组用于计划和治疗的机器人节点，如"头部路径""身体路径"和"三叉神经路径"，其 SAD 分别为 80cm、90 ~ 100cm 和 65cm[19]。

4.1.3.2　使用 Cyberknife 立体 kV 级成像系统进行摆位验证

总体工作流程类似于图 4.2 中介绍的 ExacTrac 系统。然而，Cyberknife 放射外科系统的工作原理是在治疗期间实时调整射线束，以纠正患者治疗位置与计划位置之间的差异[10]。根据患者计划 CT 的重建 DRRs 影像，在 3D 治疗计划过程中确定治疗区域。治疗期间患者的位置由两台 kV X 射线成像获得的坐标确定，不一定与计划 CT 中的位置一致。患者位置的差异可能涉及到六自由度中的三个轴向平移（dx、dy、dz）和三个轴向旋转偏移（α、β、γ）。治疗期间获取的 X 射线片代表患者的实际位置，而从计划 CT 重建生成的 DRRs 代表患者的预设位置。通过找到患者 CT 图像的位置和方向，使得生成的 DRRs 与治疗 X 射线片配准，X 射线片与 DRR 的配准过程确定了平移和旋转偏移量（dx、dy、dz、α、β、γ）。随后治疗计划中的靶区坐标就可以转换为治疗室中的坐标[21]。

在 Cyberknife 系统中，解决 X 射线片与 DRR 配准问题的步骤有三个：第一，开发一种方法来搜寻患者位置的可能范围，并在 DRR 中显示；第二，识别图像中最适合捕捉患者体位信息的特征；最后，使用两组图像特征数据的比较统计或成本函数来引导何时达到最佳配准[21]。

一旦获得计划 CT，计划 CT 的数据将用于定义患者体位的参考几何信息，即治疗期间患者的位置和方向，并使用这些计划 CT 数据生成 DRRs。kV 级 X 射线立体成像系统可用于获取患者的成对正交射线影像。比较 DRRs 和获取的 X 射线片其实是一个模式识别问题，用于比较两幅图像的数据集称为特征向量。特征向量是像素灰度值的完整集合，其中每个像素的亮度代表向量分量的大小。像素灰度值包含成像物体尺寸的几何信息，以及大量与物体形状或位置无关的其他信息[21]。通常需要更复杂的特征向量来强调图像中重要的尺寸结构，并减少无关信息和噪声。启发式特征向量可识别物理边缘、边界和其他可识别结构的位置和形状[21、24]。

为了配准 X 射线片与 DRRs，需要自动处理 X 射线片，并将其特征集转化到特征向量 A 中。然后根据 CT 图像投射出成对 DRRs，由六个参数（dx、dy、dz、α、β、γ）定义患者颅骨或部位的起始位置和方向，并以同样方式生成 DRRs 的特征向量 B[21]。使用卡方统计对 X 射线片和 DRR 特征向量 A 和 B 进行比较。

$$\chi^2 = \sum (A_i - B_i)^2 / W_i^2 \qquad (4.1)$$

其中，每个向量分量都根据其可靠性和有用性进行加权，且向量不一定被归一化。新的 Cyberknife 算法采用的策略包括对 DRRs 进行迭代重投影，然后提取与颅骨外轮廓上点位置对应的启发式特征，并使用最小二乘法统计进行比较[21]。

每次治疗开始前，X 射线影像引导系统都会使用可调节的治疗床对患者进行对准，即使用五轴治疗床或六轴机器人治疗库的患者定位系统。这种初始对准的方法可在最大极限下减少机械臂所需的校正，这取决于跟踪模式、路径设置和支架设计，机械臂的修正极限在每个方向为 ±10mm 或 ±25mm，每个旋转轴为 ±1° 至 ±5°[20]。如果使用五轴治疗床，第六个修正（偏航角）需要手动修正。一旦进行了初始对准，影像引导系统就会通过使用 kV 级立体成像系统获取患者的一对正交（立体）射线图像，确定所需的额外平移和旋转校正，以精确对准每个治疗射束。这些校正应用于机械臂，并通过重新定位直线加速器来自动补偿靶区的小范围移动[20]。

在治疗过程中，优化路径遍历算法允许机械臂仅在治疗计划期间确定的节点之间移动，这些节点是一个或多个治疗射束将要投射的地方。在每个节点，操纵臂直线加速器重新定位，以便准确地进行放射治疗[20]。此外,为了防止机械臂轨迹与房间内固定障碍物或治疗床和患者周围的"安全区"相交,机械臂会根据需要经过尽可能少的额外零剂量节点[20]。

在治疗过程中,图像获取、靶区定位和位置修正会持续进行,通常每 30 到 60 秒进行一次,可根据靶区位置的稳定性进行调整。机械臂根据从最新获取的图像计算相关的位置数据对小的平移和旋转进行补偿,而当需要进行较大范围的平移和旋转时,则提示需要操作员对患者进行重新定位[20]。

Cyberknife 定位基于三种方法,即骨结构跟踪、标记物跟踪和软组织跟踪。Cyberknife 能提供多种靶区追踪选项,如 6D 颅骨追踪、XSight 肺追踪、XSight 脊柱追踪和金标追踪。此外,Cyberknife 中还有 Synchrony® 呼吸跟踪系统和 InTempo™ 自适应成像系统提供的运动跟踪功能。

4.1.3.3 6D 颅骨跟踪

当 Cyberknife 放射外科系统用于治疗颅内病灶时,按照标准的放射外科程序,假定靶区位置相对于颅骨是固定的。kV 级 X 射线成像系统获取的图像可突出显示颅骨轮廓,然后将完整的颅骨轮廓与从治疗计划 CT 中得到的 DRR 进行配准。利用 DRR 和实时图像之间的强度、亮度梯度来识别和跟踪刚性颅骨解剖,继而实现平移和旋转坐标的估算[10]。2D 配准使用两种图像相似性测量和几种搜索方法,可在多个阶段进行。通过这两个立体成像影像获得的 2D 坐标变换被组合起来,以获得 3D 的平移和旋转坐标[20]。

4.1.3.4 Xsight® 脊柱跟踪

Xsight® 脊柱跟踪方法用于治疗位于脊柱任何部位或靠近脊柱的靶区。其基本假设是这些靶区相对于脊柱是固定的。该方法也利用了高对比度的骨结构信息,通过图像处理滤波器来增强 DRR 和 X 射线实时影像中的骨骼结构。CyberKnife 系统的第一代(Accuray,Inc.,Sunnyvale,CA)影像引导放射外科系统需要植入标记物来定位脊柱靶区。随后,Accuray Inc. 开发了名为 Xsight 的脊柱跟踪技术,该技术能够跟踪骨骼结构,无需植入标记物[25]。在 Xsight 算法中,首先对每个投影执行 X 射线图像与相应 DRR 图像之间的 2D–2D 独立配准。接下来,使用骨骼结构的局部位移而非全局相似性度量来计算 2D 平面变换。

最后,为了准确估算骨骼结构的局部位移,需要在配准前增强 DRR 和 X 射线图像中的骨骼特征[25]。配准在感兴趣区域(ROI)中进行,该区域包括目标椎体及其相邻的两个椎体。在 ROI 上网格中的每个节点处,确定使 DRR 图像中的点与 X 射线图像中的相应点对齐的局部位移向量[20]。将 DRR 图像中节点周围的小区域或方块与 X 射线图像中的方块进行比较。采用多分辨率方法进行区域配准,来评估骨骼结构的局部位移,以提高效率和稳健性。

骨骼解剖结构以及靶区平移和旋转坐标从 X 射线图像和 DRR 图像之间的局部位移估算而来[20]。Xsight 脊柱跟踪显著简化了脊柱放射外科治疗的过程。经过测量,配备 Xsight 跟踪的 CyberKnife 放射外科系统可以提供亚毫米级的靶区跟踪精度。

4.1.3.5 Xsight 肺跟踪

这种方法用于无植入标记物的情况下,追踪肺部肿瘤。肺部追踪分两步进行:在治疗开始前,Xsight 肺部追踪系统会使用离肺部肿瘤最近的脊柱区域对患者体位进行全局对准。一旦完成全局对准,治疗床就会将患者从脊柱对准中心移到治疗计划时确定的肿瘤中心[20]。肿瘤已接近参考位置后,在呼吸过程中将围绕参考位置移动。

肿瘤跟踪是通过将 DRR 中的肿瘤区域与正交 X 射线图像中的相应区域进行图像配准来实现的。肿瘤的配准窗口是基于每个投影中的肿瘤轮廓确定的。

在配准方面，将 DRR 中的肿瘤区域图像强度模式与 X 射线图像中最相似的区域进行配准。配准过程分别针对每个投影单独进行，从而获得每个投影的 2D 平移，随后使用这些 2D 平移数据来确定肿瘤的 3D 平移[20]。

4.1.3.6　基于标记物的跟踪系统

基于标记物的追踪是 Cyberknife 系统最精确的追踪方法之一，然而总体精度取决于植入标记物的数量、分布以及在图像中被识别的程度[22]。这种方法主要用于相对于颅骨或脊柱不固定的软组织靶区，以及不适合 Xsight 追踪的肿瘤。在离治疗部位最近的区域植入至少三个标记物，例如金标或 visicoil™ 金标记。如果是骨性结构，则植入不锈钢螺钉。常用的圆柱形金标的直径为 0.8 ～ 1.2mm，长度为 3 ～ 6mm。标记物通常在影像引导下经皮植入，若在肺部，则可通过支气管镜植入[20]。

在治疗过程中，Cyberknife 系统获取一对正交图像，自动图像处理软件随即会在图像中定位植入的标记物，并确定其在图像中的坐标。由于计划 CT 中含有标记物，这些标记物在DRR 图像上的位置已知，而配准是基于这些已知 DRR 中的位置与从治疗 X 射线图像中提取的标记物位置的对齐。由此确定的平移和旋转坐标，随后被用于将治疗射束与肿瘤对准。如果标记物已经偏离位置，或者由于标记物靠近金属物体或成像有明显的像素伪影而导致无法识别，则基于标记物的跟踪可能会产生不准确的结果[22]。

4.1.4　立体成像系统的优缺点

Cyberknife 和 Novalis 系统相较于其他基于 X 射线成像的 IGRT 系统，能够更有效地生成图像，这主要是由于它们相对于射束传输的几何固定配置。由于 Cyberknife 和 Novalis 系统都使用 2D 成像进行定位和跟踪，目前二者都无法定位和记录软组织肿瘤的体积。利用标记物可定位和跟踪软组织肿瘤。

4.2　机载式 2D kV IGRT 系统

4.2.1　发展历程

20 世纪 90 年代初，随着 MLC 和 3D 治疗计划系统的引入，3D CRT 的发展趋势是尽可能地使剂量分布符合靶区体积，且保护正常组织和重要器官。其主要优势在于 3D CRT 可提高剂量，并提供适形剂量分布，可以提高肿瘤控制概率（TCP），降低正常组织并发症概率（NTCP）。若要达到更小的治疗区域、适形剂量分布和增加肿瘤剂量，需要一种方法来确保射束精确定位到肿瘤区域，且不会出现"脱靶"。

MV 级 EPID 系统结合复杂的图像增强软件，提供了相对较好的数字化图像。然而，如在第 2.2 节所述，由于软组织和骨骼之间的对比度较差，这些图像的质量明显低于模拟机获得的X 射线图像。由于这些图像需要与模拟机图像进行对比，以验证患者的定位，特别是当视野边缘小到 1 ～ 2mm 时，由于图像质量差而导致在实现高精度治疗方面存在困难[26]。

虽然数字化成像系统可以为 MV 和 kV 级成像提供每毫米一个线对的空间分辨率，但 kV

成像的主要优势在于高对比度。例如，在检测水或组织内 2mm 厚的骨骼时，100kV X 射线的对比度比 6MV X 射线高约 10 倍[26]。如果有一种方法能获得诊断级质量的图像，就能大大减少治疗误差。有文献表明，研究者曾试图在 60Co 治疗装置上安装 kV 级 X 射线球管[27]。早在 1958 年，Holloway 等[28] 就报道了将便携式 X 射线机安装在 60Co 治疗机上，使焦点到等中心距离等于治疗装置的源轴距（SAD）。Edward 等[29] 是最早提出在直线加速器上安装诊断级成像源的专家之一，并且这种成像源与 MV 级射束具有相同的射束方向观[26]。他们建议在加速器位置放置一个 100kV 的 X 射线成像源，以及一个能够使用 MV 和 kV 级 X 射线源成像的通用探测器。然而，按照建议设计一个带有 kV 级成像系统的直线加速器对工程师来说是一个挑战。Biggs 等[30] 将诊断 X 射线球管安装在 10MV 直线加速器上，X 射线球管位于等中心平面，并与治疗射束成 45°。Shiu 等[31] 将诊断 X 射线球管安装在一个类似于 Biggs 等使用的 60Co 装置上。Sephton 等[32] 建议在加速器机头部安装一个类似的诊断级 X 射线球管，其位于与治疗源成 37° 的等中心平面上。

Jaffray 等[33] 开发了一种用于治疗野定位的双射束系统。该系统使用 kV 级 X 射线束产生低剂量开野图像，并使用 MV 束形成验证图像，使最终图像包含诊断级质量的解剖细节以及治疗野位置信息[33]。该系统使用同一个图像接收器进行 kV 和 MV 成像。

随后，Jaffray 等[34] 改造了一台 Elekta 医用直线加速器，以便在加速器的坐标系统中对骨和软组织靶区进行 2D 平面和断层成像。kV 级 X 射线球管被安装在 Elekta SL-20 医用直线加速器的滚筒组件上，与治疗射束成 90°，但保持与治疗射束相同的等中心。为了获得 kV 级图像，在 kV 级 X 射线球管对面安装了基于电荷耦合器件（CCD）的透视成像系统，kV 级成像系统的射束中心轴与 MV 级成像系统的射束中心轴垂直。kV 成像器与基于摄像机的 MV 成像器相同，区别在于 kV 成像器使用了一块尺寸为 1/32 英寸的薄铝板来支撑荧光屏，而 MV 成像器使用的是 1.5mm 的不锈钢板，并且 kV 成像器在其光学路径中少了一面镜子[34]。这种双射束系统的几何结构能够在任何机架角度获取 kV 级验证图像，并可以获得 3D 断层图像。

4.2.2　商用机载式 2D-kV IGRT 系统

在直线加速器中集成 kV 级成像系统是由 Elekta 和 Varian 共同开发成功的，以获取平面成像、透视和 3D 断层图像。本章讨论了 2D 放射成像用于影像引导的实施和临床应用，并将在第 5 章中讨论这些系统的断层成像能力。

4.2.3　kV 级 X 射线集成的 Elekta 直线加速器（X-Ray Volume Imager，XVI）

如图 4.5 所示，Elekta Synergy® 系统的 kV 级 X 射线球管安装在与 MV 射束轴中心成 90° 的位置，而 kV 探测器（kV 级 X 探测器）则安装在 kV 级 X 射线球管的正对面。kV 级 X 射线球管通过一对圆柱轴连接到机架滚筒上，可以手动伸缩。kV 级 X 射线球管上有一个手柄用于伸缩放射源，还有一个锁定按钮，需要按下该按钮才能将 kV 级 X 射线球管从伸展位置或收缩位置移动。除此之外，还提供了用于插入准直器盒、滤波器以及碰撞检测触摸防护器的槽口。滤波器和准直器盒的详细信息将在第 5 章讨论。kV 级 X 射线球管通常保持在伸展位置（成像位置），必须手动将其收回到机器的机架正面，便于患者的初次摆位。kV 级 X 探测器面板安装在一个可移动臂上，可以打开、关闭、横向和纵向移动。kV 级 X 探测器可以通过按下提供的制动释放按钮手动沿纵向移动。kV 级 X 探测器设有两个触摸防护装置，一个用于 kV 级 X 探测器面板，另一个用于 kV 级 X 探测器臂。kV 级 X 探测器面板是一个 41×41cm² （1024×1024 像素）的平板探测器，当其展开时，SDD 为 155cm。此外，移动臂可以使平板横向移动 19cm，从而使操作者能够增大用于 3D 成像的 FOV（见第 5 章）。成像器有三个位置：收缩位置，折叠到机架上；半伸展位置；完全伸展位置。成像器组件保持在一个固定的垂直位置，从而在旋转过程中减少成像装置的运动[10]。

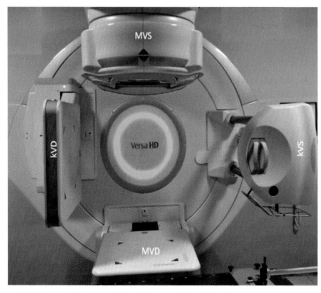

图 4.5 　Elekta 直线加速器配备 kV 和 MV 成像系统。在班加罗尔的 KIDWAI 癌症研究所的授权下重新印刷

4.2.4 　kV 级 X 射线集成的 Varian 直线加速器（On–Board Imager，OBI）

Varian 有两种配置的成像系统：大多数 IX 和 2100 型号的直线加速器提供的 OBI 以及 TrueBeam 直线加速器提供的 XI 成像系统。2100CD 和 TrueBeam 直线加速器及其机载式成像系统如图 4.6 所示。kV 级成像系统（OBI）是 IX 型直线加速器的可选配件，而在 TrueBeam 直线加速器中则是其组成部分。OBI 由两个电子控制的机械臂（EXaCT 臂）组成，它们可以容纳 kV 级 X 射线球管（G242）和一个高性能的 40×30cm² 的 kV 平板成像仪（kV 级 X 探测器）（PaxScan 4030CB）。一个定制设计的 10：1 散射抑制栅格用于减少 kV 级 X 探测器中的 X 射线散射。机械臂保持了 OBI 的射线源和探测器的稳定性。研究表明，随着机架旋转，放置在等中心处的金属球 （BB） 在成像器上投影图像的偏移量为：左右方向为 0.3mm，上下方向为 0.8mm[10, 35]。由于这种残余的臂部弯曲或运动是可重复的，可以使用软件进行校正[10]。OBI 探测器（kV 级 X 探测器）位于等中心下方 50cm 处，可以沿 kV 成像方向从等中心上方 –2cm 移动到下方 +80cm，还可以在 IX 直线加速器中横向移动 –18 到 +16cm，在 TrueBeam 直线加速器中横向移动 –18.5 到 +15cm，以增加 3D 成像的 FOV。X 射线球管位于距等中心 100cm 处，以模拟治疗射束焦点。

4.2.5　使用 kV 级 X 射线系统进行摆位验证

图 4.7 显示了基于 AAPM 任务组（TG）104 号报告建议并修改后的使用 2D 放射成像进行影像引导放疗（IGRT）的临床工作流程。工作流程取决于具体临床实践、所用成像系统以及机构采用的在线和离线校正策略。影像引导工作流程分为三个成像阶段：

（1）摆位后立即成像（验证图像 I）；

（2）校正后成像（验证图像 II）；

（3）治疗期间和 / 或治疗后成像（验证图像 III）。

为了研究治疗中的器官运动，必须在治疗过程中连续成像。大多数影像引导规范只包括验证图像，即阶段 I，而阶段 II 和 III 可能不会定期执行 [10]。在治疗前或治疗后立即获得验证图像有助于确定治疗期间的运动，且可以在下一次治疗中应用。

Elekta 系统使用 PlanarView™软件提供 2D kV 级成像用于摆位验证，该软件能够在低剂量下生成高质量图像。在 Elekta 系统中，DRR 和等中心位置通过 DICOM-RT 从治疗计划系统导出，并导入 Synergy 软件以便查看和比较治疗摆位验证图像。PlanarView™软件根据骨性结构自动配准 2D kV 图像与 DRR 图像，也支持手动配准方法。可定义一个"感兴趣框"以限制自动配准到所需 ROI 内的体素，并忽略该区域外的解剖结构。使用 Elekta 设备中提供的 MotionView™进行透视成像，对于处理分次内治疗的运动不确定性十分有效。

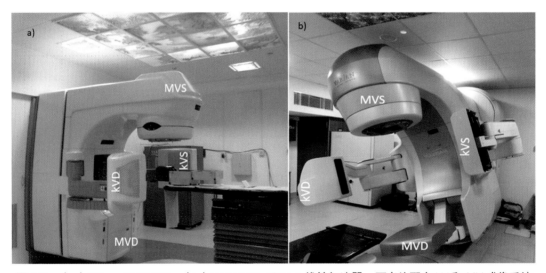

图 4.6　（a）Clinac 2100 CD；（b）Varian TrueBeam 线性加速器，两者均配有 kV 和 MV 成像系统

Varian 的机载成像系统作为肿瘤信息系统的一个组成部分，与治疗计划系统联网。来自治疗计划系统的信息，如等中心位置和参考图像（DRR）被保存到肿瘤信息系统中，并可以在 4D TC 控制台中检索。如果肿瘤系统或治疗计划系统来自不同的制造商，则必须执行额外步骤将数据传输到肿瘤信息系统。

一旦获得验证图像，将与参考图像（模拟定位图像或 DRR 图像）进行比较。在 Varian 的 4D TC 控制台中，这被称为 2D/2D 成像程序，其中通过机载成像仪获得的前后（AP）和侧面图像（正交图像）将自动与参考图像配准，以估算需要采纳的位移来校正患者位置。对于这种配对，成像应用程序会在计划列表中寻找彼此相邻的两个摆位野，并在正交机架角度获取图像。如果满足这些标准，则成像应用程序会自动将这两个摆位野转换为一个单一的配对成像程序。

参考图像和获取图像之间的空间关系显示在配准工作区中，且有治疗床相应的位移值。4D TC 控制台中提供解剖配准（交互信息）和不透 X 射线标记的算法。为评估摆位准确性，提供了多种评估工具，如与 DRR 叠加、α 混合（将半透明前景色与背景色结合，从而产生新的混合色）、轮廓叠加、移动透视窗口和分屏窗口。为了正确使用系统，操作人员需要学习 OBI 的使用过程，并进行系统的操作培训。

4.2.6 基于标记的位置验证

2D 正交的 MV 级成像、kV 级成像、kV 级和 MV 级成像的组合，在验证过程中都利用骨性结构检查患者相对于等中心的位置。如第 3 章所述，因为 MV 级 EPID 图像的对比度较差，植入的标记物被用来辅助配准过程。对于 kV 级成像，建议根据成像靶区的体积和其他解剖结构进行 kV 级图像与参考图像的配准。然而，由于图像质量不佳、解剖结构变化或靶区体积和其他组织结构的形变，这种配准过程可能具有主观性，这可能导致患者摆位不准确和放射治疗期间的位置误差。尽管 kV 级图像的质量更好，但参考图像和摆位验证图像中标记物的可视化效果更好，植入的标记物可以帮助减少由于操作员主观判断引入的不确定性以及配准过程所需的时间[36]。此外，植入标记物对肥胖患者以及腹盆部的侧面成像十分有帮助，在这些情况下骨性标志的可视化可能是一个问题。因为使用骨性标志进行摆位验证可能并非是最佳选择，对于相对运动较大的器官如前列腺的治疗，标记物是首选[37-40]。

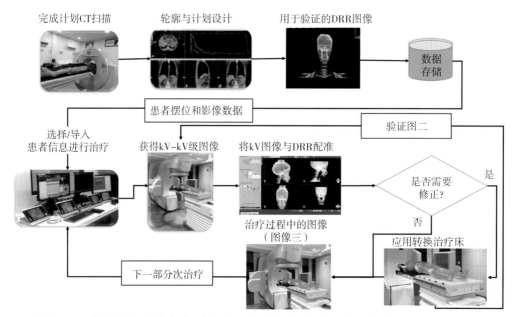

图 4.7 采用 2D kV 室内成像（1）摆位成像的工作流程（2）验证［图像由 Pantai Jerudong Specialist Centre（PJSC）的 Brunei Cancer Centre（TBCC）提供］

标记物在放射治疗模拟定位之前被植入到靶区中或其附近，并作为靶区用于定位和跟踪的替代物。通常在靶区体积中至少植入三个标记物。标记物已被用于前列腺[37, 41, 42]，脊柱、头部[43]、肺部[44, 45] 等多个部位的肿瘤定位，并用于评估由呼吸[46] 及其他原因[42] 导致的肿瘤运动。

4.2.6.1　标记物的类型

除了标记物在图像中的可见性外，另一个重要的考虑因素是不应在图像中引入显著的伪影，特别是在计划 CT 中，因为计划 CT 中的伪影可能会由于 CT 值估算不正确而在勾画和剂量计算时引入误差。因此，对于任何给定的成像系统，选择标记物材料时必须确保在各种成像参数（如 kVp、mAs 和层厚）下引入的伪影最小[36]。

在选择用于治疗位置验证的标记物类型时，还应根据标记物在模拟定位 CT 和验证图像中的可视化能力进行选择。Handsfield 等[36] 的一项研究使用了高原子序数的金标记物和低原子序数的聚合物及碳标记物，并建议在可用 kV 成像的治疗验证设备的情况下，聚合物和碳标记物可能是靶区定位和治疗位置验证的首选，因为它们在模拟 CT 图像上产生的伪影比金标记物少，在 kV 验证图像上仍然可以清楚地识别。该研究还建议如果 MV 成像是唯一的定位验证方式，尽管金标记物在模拟定位 CT 图像上会产生伪影，但还是有必要使用金标记物，因为碳和聚合物标记物无法在 MV 图像上被清晰且无偏差地识别。

4.2.7　去金属伪影（MAR）

金属伪影是在诊断级 X 射线成像的能量范围内由于光电效应而产生的。简而言之，在光电效应中，高原子序数（Z）的材料吸收更多的光子，因为光电效应的概率大约与 Z^3 成正比。金属物体的存在会导致 CT 投影中产生信息间隙。使用标准 CT 重建算法，即滤波反投影（FBP），对这些有间隙的投影进行重建，会在 CT 图像中产生明暗条纹[47]。这些由于金属物体产生的条纹伪影显著降低了图像质量，可能导致肿瘤靶区勾画和剂量计算误差。

许多研究集中于去除高 Z 标记物在 CT 图像中产生的伪影[29, 47, 48]。当金标记物引起图像伪影时，可采用 MAR 方法来改善 CT 图像质量[47, 48]。CT 图像中 MAR 的方法包括：

（1）基于插值的方法；

（2）自适应滤波方法；

（3）迭代方法；

（4）混合方法。

在基于投影插值的方法中，通过金属物体投影，使用临近投影的插值替换。自适应滤波方法采用设计合理的滤波器，动态调整其参数以适应局部噪声特性从而去除伪影。迭代方法目前是最有前途但耗时的方法，使用射束硬化、散射和噪声等参数来校正图像。在迭代重建方法中，忽略了与金属物体相关的投影数据，并且利用剩余的未损坏数据使用专用校正算法在迭代过程中重建图像。简而言之，在迭代方法中，对重建图像进行初始猜测，然后将该初始图像的投影与原始投影数据比较[47]。通过迭代重建投影比并对初始图像应用适当的校正算法，可以获得图像的改进估计。Shepp-Logan 模体中产生的图像伪影和用线性插值方法消除伪影的效果如图 4.8（a）和（b）所示 [49]。

Kassim 等 [48] 证明，在重建的 CT 图像集中使用 MAR 方法，可以更准确地识别标记物在器官中的位置和方向。该研究还表明，MAR 方法通常可大幅度抑制高 Z 标记物周围的条纹伪影，从而在治疗计划设计中更好地勾画器官。

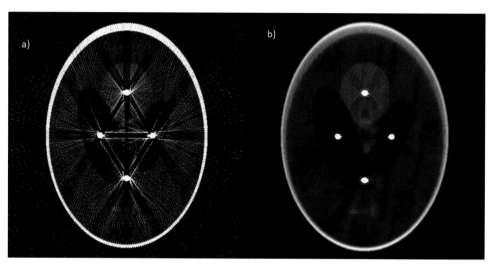

图 4.8　（a）Shepp-Logan 模体 CT 产生的金属伪影［图片从互联网下载，Titipong Kaewlek（2012）。计算机断层扫描产生的金属伪影（https：//www.mathworks.com/matlabcentral/fileexchange/34589-created-metal-artifact-of-computed-tomography），MATLAB 中央文件交换。检索到 2021 年 10 月 16 日］[49]。（b）使用线性插值方法去除伪影（经 W A Woon 博士许可转载）

4.2.8　标记物移位

由于盆腔成像的图像质量较差，在外照射放射治疗中，基于标记物的位置验证大多用于前列腺治疗。为了在图像中可视化器官或肿瘤靶区的位置，会在靶区内植入三个金粒标记物。该方法基于以下假设：标记物能够准确反映前列腺的位置，并且在靶区内不会显著移位 [50]。随着时间的推移，标记物的移位可能导致治疗射束的定位错误，从而导致肿瘤的剂量不足和 /或周围健康组织的剂量过高 [44]。

Kupelian 等 [51] 研究了植入肺部病变内的标记物的稳定性。他们随访了 23 例无法手术治疗的非小细胞肺癌患者。这些患者接受了标记物植入，从而在外照射放疗期间进行肿瘤定位，并通过第二次 CT 扫描评估标记物的稳定性。研究显示，植入肺肿瘤的标记物在整个治疗过程中没有显著移位。该研究将标记物的稳定性归因于两个重要因素：

（1）使用的标记物的类型和大小；

（2）肿瘤的位置，即位于外周或中央、上叶或下叶。

小标记物会掉入主气道并丢失。而较大的可变性标记物，如 Visicoil 植入物，由于会嵌在气道或肿瘤内，并且其大小和一致性会限制其移动，更为稳定 [51]。Pouliot 等 [50] 研究了在接受

3D CRT 的 11 例前列腺癌患者中植入的 33 个标记物的移位情况。研究发现，没有一个标记物发生显著移位，并且使用标记物可以监测前列腺的位置和放疗期间靶区的变化。几乎所有关于肺和前列腺中标记物移位的研究都表明，不会发生移位或移位不显著[45, 52-55]。然而，了解标记物移位情况对于任何开始使用植入标记物的机构来说都是有用的，并且有助于在临床中评估标记物移位的情况。

4.2.8.1 标记物配准方法

标记物定位问题涉及将计划研究中获得的标记物坐标与治疗前或治疗中从正交 X 射线片中获得的坐标进行配准，并计算治疗期间定位靶区的平移和旋转偏移量。在计算机视觉中，这被称为相对姿态问题，需要至少三个点来定义 3D 对象的唯一体位[56]。在理想情况下，标记物应保持固定，使用三个点进行精确求解，但在现实情况中，标记物配置会发生形变，特别是在软组织中，标记物可能会从初始位置移位，组织也可能会肿胀或形变，导致标记物相对位置的变化。此外，X 射线片中的标记物定位存在图像分辨率、对比度、伪影和形变的不确定性。无法找到一种能精确映射原始标记物方向与治疗期间方向的变换，必须使用近似方法来解决体位问题[56]。解决体位问题有三种基本方法，分别为：

（1）通过基变换的闭式解（仅适用于三个标记物）；

（2）通过奇异值分解的闭式解；

（3）通过迭代搜索的开放解。

Murphy 等[56] 对这些方法进行了研究，读者可以参考该文献获取详细信息。当小标记物定位方面存在显著不准确性或标记物已从植入位置迁移，使 CT 和 X 射线片与患者的配准存在困难时，选择方法才会变得重要。如果标记物位置确定没有此类错误，并且标记物保持其原始刚性配置，无论标记物数量多少，则所有方法都可以提供精确位置信息。Murphy 等[56] 得出结论，在几乎所有测试案例中都能够发现，当正确实施时，三种方法都对靶区位置得出了相同的结果。但奇异值分解方法必须进行修改以区分旋转和反射。当需要准确测量靶区旋转时，四个标记物可以比三个标记物给出了更好的结果，而增加到五个标记物时仅带来微小改进[56]。

4.3 小结

（1）IGRT 中使用的 2D kV 级成像系统有两种类型：

- 安装在治疗室天花板和地板上的 kV 级成像系统，用于立体成像；
- 安装在直线加速器机架上的 kV 级成像系统。

（2）在立体成像系统中，射线源和探测器倾斜 45°，以具有立体几何形状成像功能，并从 2D 成像提供 3D 坐标。

（3）BrainLab 立体成像系统的 X 射线源固定在地板下，探测器固定在天花板上；而在 Cyberknife 成像系统中，放射源固定在天花板上，探测器放置在地板下方。

（4）BrainLab ExacTrac 系统使用带有红外反射器和相机的光学系统进行初步患者摆位，最终使用基于 kV X 射线的立体系统进行校正。

（5）使用 kV X 射线立体系统进行摆位，使用 2D 立体图像与计划系统生成的对应 X 射线图像的 DRR 进行配准。

（6）新型号的 BrainLab ExacTrac 动态成像系统使用结合热成像的光学体表引导进行初步患者摆位。

（7）ExacTrac 使用六个自由度的机器治疗床进行患者对齐。

（8）六个自由度包括三个平移坐标（x，y，z）和三个旋转坐标（偏航、滚动和旋转）。

（9）Cyberknife 具有安装在机械臂上的 6MV 的 FFF 束流直线加速器。

（10）Cyberknife 系统使用特征向量将 DRR 与立体 X 射线图像进行配准。

（11）特征向量是完整的像素灰度值集合，其中每个像素的亮度是向量分量的大小。

（12）在 Cyberknife 系统中，治疗期间拍摄一系列立体 X 射线图像，配准偏误差均由携带直线加速器的机械臂补偿。

（13）Cyberknife 的靶区跟踪基于：①骨结构跟踪，②标记物跟踪，③软组织跟踪。

（14）机载式 kV 系统具有固定在机架上的 kV 级射线源和平板探测器，并与 MV 射束垂直。

（15）kV 级成像系统与 MV 射束共享同一个等中心。

（16）在 Elekta 系统中，kV 级射线源固定在 90°，而在 Varian 系统中，kV 级射线源固定在 270°。

（17）kV 2D 成像也用于带有植入标记物的肿瘤，如前列腺、脊柱和肺部。

（18）使用至少三个标记物来获取 3D 方向的肿瘤位置。

（19）植入标记物可在图像中产生伪影，主要是在计划 CT 图像中。

（20）用于金属伪影减少的算法包括：①插值法，②自适应滤波，③迭代法，④混合方法。

参考文献

[1] Ryu S, Khan M, Yin F-F, Concus A, AjlouniMand BenningerMS et al 2004 Image-guided radiosurgery of head and neck cancers Otolaryngol. Head Neck Surg. 130 690–7

[2] Ackerly T, Lancaster C M, Geso M and Roxby K J 2011 Clinical accuracy of ExacTrac intracranial frameless stereotactic system Med. Phys. 38 5040–8

[3] Murphy M J, Adler J R, Bodduluri M, Dooley J, Forster K and Hai J et al 2000 Imageguided radiosurgery for the spine and pancreas Comput. Aided Surg. 5 278–88

[4] Mori Y, Hashizume C, Shibamoto Y, Kobayashi T, Nakazawa H and Hagiwara M et al 2013 Stereotactic radiotherapy for spinal intradural metastases developing within or adjacent to the previous irradiation field—report of three cases Nagoya J. Med. Sci. 75 263–71

[5] Ippolito E, Fiore M, Di Donato A, Silipigni S, Rinaldi C and Cornacchione P et al 2018 Implementation of a voluntary deep inspiration breath hold technique (vDIBH) using BrainLab ExacTrac infrared optical tracking system PLoS One 13 e0195506

[6] Verellen D, Depuydt T, Gevaert T, Linthout N, Tournel K and Duchateau M et al 2010 Gating and tracking, 4D in thoracic tumours Cancer/Radiothérapie. 14 446–54

[7] Jin J-Y, Yin F-F, Tenn S E, Medin P M and Solberg T D 2008 Use of the BrainLAB ExacTrac X-ray 6D system in image-guided radiotherapy Med. Dosim. 33 124–34

[8] Vinci J P, Hogstrom K R and Neck D W 2008 Accuracy of cranial coplanar beam therapy using an oblique, stereoscopic x-ray image guidance system Med. Phys. 35 3809–19

[9]　Wang L T, Solberg T D, Medin P M and Boone R 2001 Infrared patient positioning for stereotactic radiosurgery of extracranial tumors Comput. Biol. Med. 31 101–11

[10]　Yin F-F,Wong J, Balter J and Benedict S The Role of In-Room kV X-Ray Imaging for Patient Setup and Target Localization -AAPM Report 104

[11]　White-Paper-ExacTrac-Frameless-Radiosurgery.pdf [Internet]. [cited 2021 Jun 9]. Available from https://brainlab.com/wp-content/uploads/2014/01/White-Paper-ExacTrac-Frameless-Radiosurgery.pdf

[12]　Jin J-Y, Ryu S, Faber K, Mikkelsen T, Chen Q and Li S et al 2006 2D/3D image fusion for accurate target localization and evaluation of a mask based stereotactic system in fractionated stereotactic radiotherapy of cranial lesions Med. Phys. 33 4557–66

[13]　Jin J-Y, Ryu S, Faber K, Mikkelsen T, Chen Q and Li S et al 2006 2D/3D image fusion for accurate target localization and evaluation of a mask based stereotactic system in fractionated stereotactic radiotherapy of cranial lesions Med. Phys. 33 4557–66

[14]　Takakura T, Mizowaki T, Nakata M, Yano S, Fujimoto T and Miyabe Y et al 2009 The geometric accuracy of frameless stereotactic radiosurgery using a 6D robotic couch system Phys. Med. Biol. 55 1–10

[15]　Potential-and-challenges-of-sgrt_brainlab.pdf [Internet]. [cited 2021 Apr 12]. Available from https://brainlab.com/wp-content/uploads/2019/11/potential-and-challenges-of-sgrt_brainlab.pdf

[16]　Brainlab Announces CE Mark for ExacTrac Dynamic Patient Positioning and Monitoring [Internet]. Brainlab. [cited 2021 Jun 7]. Available from https://brainlab.com/bp/press-releases/brainlab-announces-ce-mark-for-exactrac-dynamic-patient-positioning-and-monitoring/

[17]　Adler J R and Cox R S 1995 Preliminary Clinical Experience with the Cyberknife: Image- Guided Stereotactic Radiosurgery Radiosurgery 1 316–26

[18]　Biasi G, Petasecca M, Guatelli S, Martin E A, Grogan G and Hug B et al 2018 CyberKnife® fixed cone and Iris™ defined small radiation fields: Assessment with a high-resolution solidstate detector array J. Appl. Clin. Med. Phys. 19 547–57

[19]　Dieterich S and Pawlicki T 2008 Cyberknife image-guided delivery and quality assurance Int. J. Radiat. Oncol. Biol. Phys. 71 S126–30

[20]　Kilby W, Dooley J R, Kuduvalli G, Sayeh S and Maurer C R 2010 The CyberKnife robotic radiosurgery system in 2010 Technol. Cancer Res. Treat. 9 433–52

[21]　Murphy M J 1997 An automatic six-degree-of-freedom image registration algorithm for image-guided frameless stereotaxic radiosurgery Med. Phys. 24 857–66

[22]　Dieterich S, Cavedon C, Chuang C F, Cohen A B, Garrett J A and Lee C L et al 2011 Report of AAPM TG 135: quality assurance for robotic radiosurgery Med. Phys. 38 2914–36

[23]　Antypas C and Pantelis E 2008 Performance evaluation of a CyberKnife G4 image-guided robotic stereotactic radiosurgery system Phys. Med. Biol. 53 4697–718

[24]　Balter J M, Pelizzari C A and Chen G T 1992 Correlation of projection radiographs in radiation therapy using open curve segments and points Med. Phys. 19 329–34

[25]　Ho A K, Fu D, Cotrutz C, Hancock S L, Chang S D and Gibbs I C et al 2007 A study of the accuracy of cyberknife spinal radiosurgery using skeletal structure tracking Neurosurgery 60 ONS147–156 discussion ONS156

[26]　Er E and Hd S 1994 The need for on-line portal images of diagnostic x-ray quality from linear accelerators Int. J. Radiat. Oncol. Biol. Phys. 30 495–6 (discussion 501)

[27]　Verellen D, De RidderMand Storme G A 2008 Short) history of image-guided radiotherapy Radiother. Oncol. 86 4–13

[28] Holloway A F 1958 A localising device for a rotating cobalt therapy unit BJR 31 227–27

[29] Edward W 2014 Artefact Rejection in X-ray CT Imaging, M.Sc project report MPHYGB97 submitted to the University College London

[30] Biggs P J, Goitein M and Russell M D 1985 A diagnostic X ray field verification device for a 10 MV linear accelerator Int. J. Radiat. Oncol. Biol. Phys. 11 635–43

[31] Shiu A S, Hogstrom K R, Janjan N A, Fields R S and Peters L J 1987 Technique for verifying treatment fields using portal images with diagnostic quality Int. J. Radiat. Oncol. Biol. Phys. 13 1589–94

[32] Sephton R and Hagekyriakou J 1995 A diagnostic-quality electronic portal imaging system Radiother. Oncol. 35 240–7

[33] Jaffray D A, Chawla K, Yu C and Wong J W 1995 Dual-beam imaging for online verification of radiotherapy field placement Int. J. Radiat. Oncol. Biol. Phys. 33 1273–80

[34] Jaffray D A, Drake D G, Moreau M, Martinez A A and Wong J W 1999 A radiographic and tomographic imaging system integrated into a medical linear accelerator for localization of bone and soft-tissue targets Int. J. Radiat. Oncol. Biol. Phys. 45 773–89

[35] Jeung A, Sloutsky A, Garrett J A, Jensen A R, McCullough S P and Olch A J et al 2005 Geometry calibration of an on-board kV imaging system Med. Phys. 32 2129–30

[36] Handsfield L L, Yue N J, Zhou J, Chen T and Goyal S 2012 Determination of optimal fiducial marker across image-guided radiation therapy (IGRT) modalities: visibility and artifact analysis of gold, carbon, and polymer fiducial markers J. Appl. Clin. Med. Phys. 13 3976

[37] Balter J M, Sandler H M, Lam K, Bree R L, Lichter A S and ten Haken R K 1995 Measurement of prostate movement over the course of routine radiotherapy using implanted markers Int. J. Radiat. Oncol. Biol. Phys. 31 113–8

[38] Litzenberg D, Dawson L A, Sandler H, Sanda M G, McShan D L and Ten Haken R K et al 2002 Daily prostate targeting using implanted radiopaque markers Int. J. Radiat. Oncol. Biol. Phys. 52 699–703

[39] Schiffner D C, Gottschalk A R, Lometti M, Aubin M, Pouliot J and Speight J et al 2007 Daily electronic portal imaging of implanted gold seed fiducials in patients undergoing radiotherapy after radical prostatectomy Int. J. Radiat. Oncol. Biol. Phys. 67 610–9

[40] Millender L E, Aubin M, Pouliot J, Shinohara K and Roach M 2004 Daily electronic portal imaging for morbidly obese men undergoing radiotherapy for localized prostate cancer Int. J. Radiat. Oncol. Biol. Phys. 59 6–10

[41] Sandler H M, Bree R L, McLaughlin P W, Grossman H B and Lichter A S 1993 Localization of the prostatic apex for radiation therapy using implanted markers Int. J. Radiat. Oncol. Biol. Phys. 27 915–9

[42] Crook J M, Raymond Y, Salhani D, Yang H and Esche B 1995 Prostate motion during standard radiotherapy as assessed by fiducial markers Radiother. Oncol. 37 35–42

[43] Gall K P, Verhey L J and Wagner M 1993 Computer-assisted positioning of radiotherapy patients using implanted radiopaque fiducials Med. Phys. 20 1153–9

[44] Hong J C, Eclov N C W, Yu Y, Rao A K, Dieterich S and Le Q-T et al 2013 Migration of implanted markers for image-guided lung tumor stereotactic ablative radiotherapy J. Appl. Clin. Med. Phys. 14 4046

[45] McDonald A M, Colvin T, Boggs D H, Spencer S A, Popple R A and Clayton R et al 2019 Longitudinal assessment of anchored transponder migration following lung stereotactic body radiation therapy J. Appl. Clin. Med. Phys. 20 17–22

[46] Malone S, Crook J M, Kendal W S and Szanto J 2000 Respiratory-induced prostate motion: quantification and characterization Int. J. Radiat. Oncol. Biol. Phys. 48 105–9

[47] Yazdi M, Yazdia M, Gingras L and Beaulieu L 2005 An adaptive approach to metal artifact reduction in helical

computed tomography for radiation therapy treatment planning: experimental and clinical studies Int. J. Radiat. Oncol. Biol. Phys. 62 1224–31

[48] Kassim I, Joosten H, Barnhoorn J C, Heijmen B J M and Dirkx M L P 2011 Implications of artefacts reduction in the planning CT originating from implanted fiducial markers Med. Dosim. 36 119–25

[49] Titipong K Created metal artifact of Computed Tomography [Internet]. [cited 2021 Sep 19]. Available from https://mathworks.com/matlabcentral/fileexchange/34589-created-metal-artifact-of-computed-tomography

[50] Pouliot J, Aubin M, Langen K M, Liu Y-M, Pickett B and Shinohara K et al 2003 Non)-migration of radiopaque markers used for on-line localization of the prostate with an electronic portal imaging device Int. J. Radiat. Oncol. Biol. Phys. 56 862–6

[51] Kupelian P A, Forbes A, Willoughby T R, Wallace K, Mañon R R and Meeks S L et al 2007 Implantation and stability of metallic fiducials within pulmonary lesions Int. J. Radiat. Oncol. Biol. Phys. 69 777–85

[52] Arpacı T, Uğurluer G, İspir E B, Eken A, Akbaş T and Serin M 2017 Computed tomography based evaluation of prostatic fiducial marker migration between the periods of insertion and simulation Turk. J. Urol. 43 451–5

[53] Bodusz D, Głowacki G, Leszczyński W, Miśta W and Miszczyk L 2013 Evaluation of GoldAnchor™ fiducial marker migration during the planning of radiation treatment for patients with prostate cancer Przegl. Lek. 70 11–4

[54] Kumar K A, Wu T, Tonlaar N, Stepaniak C, Yenice K M and Liauw S L 2015 Imageguided radiation therapy for prostate cancer: A computed tomography-based assessment of fiducial marker migration between placement and 7 days Pract. Radiat. Oncol. 5 241–7

[55] Matsopoulos G K, Asvestas P A, Delibasis K K, Kouloulias V, Uzunoglu N and Karaiskos P et al 2004 Registration of electronic portal images for patient set-up verification Phys. Med. Biol. 49 3279–89

[56] Murphy M J 2002 Fiducial-based targeting accuracy for external-beam radiotherapy Med.Phys. 29 334–44

第 5 章

基于容积成像的 IGRT 系统

随着放疗工作者逐渐意识到 3D 可视化影像对于摆位验证的重要性，基于 CT 的 3D IGRT 便应运而生。本章介绍了不同代 CT 机的开发、CT 成像的物理原理以及图像重建方法，并详细介绍了基于 CT 的 IGRT 系统（放射治疗室内的 CT、Tomotherapy 的 MV 级 CT、MV 和 kV 级 CBCT）的技术发展、物理原理和临床工作流程，还详细介绍了 CBCT 重建以及呼吸相关 CBCT 技术。此外，还讨论了图像配准方法以及更重要的形变配准技术、基于 3D CT 的 IGRT 发展而来的自适应放射治疗。

5.1 概述

在之前的章节中，我们讨论了 2D 平面成像在 IGRT 中的应用，例如 MV 级射野成像和 2D kV 级成像。2D IGRT 系统的局限性包括：

（1）只能识别刚性高密度结构，如骨骼或植入的基准标记物；

（2）通过 2D 图像去推断患者摆位和肿瘤靶区 3D 定位的准确性 [1]。

容积成像 IGRT 的主要优势在于可以在每次治疗前定位肿瘤和周围的危及器官 （Organ at Risk，OAR），并可以调整治疗位置以补偿靶区和周围危及器官绝对及相对位置的变化。此外，与 2D 平面成像相比，3D 图像的解析相对更容易、更快、更准确。容积成像已成为当今放射治疗中图像引导的常规方式 [2]。

在过去二十年里，已经开发了多种容积成像方法，提供更准确的患者摆位和靶区定位方法，有助于减少治疗的外放边界。这些方法包括放射治疗室内 CT（滑轨 CT）、Tomotherapy 的 MV 级 CT、MV 级 CBCT、kV 级 CBCT。滑轨 CT 是早期的 3D IGRT 系统之一，其将诊断级 CT 设备安装在治疗室内，可用于治疗前成像 [3]。在临床上，MV 级扇形束 CT 与 Tomotherapy 机进行了整合，Tomotherapy 是一种基于强度调制的放射治疗（Intensity Modulated Radiation Therapy，IMRT）系统。随着非晶硅平板成像仪（Flat Panel Imagers，FPI）的出现，通过锥形束 CT（CBCT）进行容积成像成为了可能。CBCT 通过重建在机架一次旋转中用 FPI 获得的 2D 投影图像来生成 3D 容积图像 [5]。MV 级 CBCT 利用加速器治疗射束及射野成像装置进行成像，能够提供具有足够对比度的 CBCT 数据，用于图像引导 [6, 7]。kV 级 CBCT 通过将 kV 射线源 （kVS）及探测器 （kV 级 X 探测器）安装在与直线加速器射束呈 90°的位置，保持与直线加速器相同的等中心位置，可以获得高对比度容积成像数据用于图像引导 [8]。本章介绍了这些用于放射治疗的容积成像系统的技术细节、物理原理及临床实施情况。

5.1.1　CT 机的发展

CT 成像是 IGRT 的基础。首先讨论一下 CT 技术和 CT 成像原理。CT 机的发展是医学史上最重要的进步之一，首次实现了人体各个部位相邻结构不会叠加的断层成像。第一台商用 CT 机于 1972 年由英国工程师 Godfrey Hounsfield 在 EMI 实验室研制成功，他与物理学家 Allan Cormack 共同发明了这项技术，两位研究者共同获得了 1979 年的诺贝尔生理学或医学奖。最初的 CT 机仅用于头部成像，改进后可以用于全身其他部位的成像。通过不断发展，CT 机在技术上取得了显著进步，减少了扫描时间，提高了空间分辨率。

从本质上讲，断层影像是根据投影数据重建而获得的。投影数据是 X 射线穿过物体或患者后的透射测量值。重建图像是 X 射线线性衰减系数的断层"图"。与第一台机器相比，当前获取的投影数据或用于 CT 重建的 X 射线透射数据衰减方法已发生了重大变化。第一代 CT 机采用了平行束几何结构，这是获取投影数据最简单的方法。它采用了平移 – 旋转运动，使高度准直的 X 射线源和探测器直线移动穿过物体，并在此期间记录透射数据，然后旋转一个小角度，比如 1°，再进行下一次平移。重复这一过程至少旋转 180°，才能重建获得全部图像[9]。平移 – 旋转运动如图 5.1（a）所示。

第二代 CT 机不再使用笔形束，而是使用窄的扇形 X 射线束和线性阵列探测器，但是采用了类似的平移 – 旋转运动［图 5.1（b）］。然而，这种设计允许更大的角度增量，可以缩短扫描时间。由于使用扇形束几何结构的 X 射线来获取投影数据，第二代 CT 机使用的重建算法会比第一代略复杂。

1976 年，第三代 CT 机问世。其使用围绕患者 360°旋转的扇形 X 射线束，并且在扫描中不进行平移运动。由于没有平移运动，扇形 X 射线束必须足够宽才能覆盖整个患者。第三代 CT 机中，由数百个独立探测器组成的曲面探测器位于 X 射线源对面并且通过机械固定相连，这样射线源和探测器阵列就可以一起旋转。这种布局如图 5.1（c）所示。这种"仅旋转"的几何设计使得在大约 1 秒内就能采集到重建单个层面图像的投影数据。此外，在探测器阵列中的每个探测器之间还可以放置一片薄的钨隔板，并对准 X 射线源以减少散射辐射[9]。

在第四代 CT 机中，探测器阵列保持固定，而 X 射线源和扇形束围绕目标物体旋转，如图 5.1（d）所示。固定的探测器阵列由数千个独立探测器组成，这些探测器固定在围绕患者 / 物体的环形圈中。由于探测器阵列没有连接到 X 射线源，不能再放置钨隔板。第四代 CT 的探测器的几何结构分为两种：（1）位于固定探测器阵列内的旋转 X 射线源；（2）位于探测器阵列外的旋转 X 射线源。由于第四代 CT 机只有一排探测器，在扫描每个层面并移动到下一个层面时的层面间距一致。

第五代 CT 机采用了一种独特的几何结构。探测器阵列保持固定，而高能电子束沿半圆形阳极钨条扫描，在尖端产生 X 射线。这使得 X 射线源围绕患者旋转。第五代 CT 机并没有投入商业使用，目前第四代 CT 机仍然在广泛应用。

为了进行 3D 成像而执行多次扫描，需要更快的扫描速度，这推动了螺旋 CT 机的发展。在螺旋 CT 机中，当 X 射线源围绕患者旋转时，治疗床会平移通过 CT 机架，从而形成螺旋样几何结构。为了使 CT 机架能够随 X 射线源连续旋转多次，采用了滑环技术来为机架提供持续的电力[10]。这样就无需使用电缆，否则机架在下次旋转之前都需要旋转回来让电缆重新恢复原样。在这种螺旋CT机中，当患者以连续平稳的运动通过机架时，可以获取多张轴向图像。这种快速扫描使得在大约每秒一个层面的速度下，能够在单次屏气时间内完成图像采集。然而，这种螺旋几何结构需要一种更复杂的重建算法，该算法能够在重建过程中适应X射线源所追踪的螺旋路径。螺距是机架每旋转一周（360°）时进床距离与层厚（标称束宽）的比值。在螺旋CT机中，螺距的选择会影响图像质量和患者剂量。如果每次旋转时床的移动距离为5mm，束宽也是5mm，那么螺距为1，X射线束将彼此相邻。如果床的移动是20mm，而束宽是10mm，则螺距为2，形成一个扩展的螺旋。如果床的移动是5mm，而束宽为10mm，则螺距为0.5，此时X射线束将重叠。采用较窄的准直束和较高的螺距，可以获得比宽的准直束和较低的螺距更好的z轴分辨率。随着螺距减小，辐射剂量会增加。辐射剂量与螺距大约成反比。

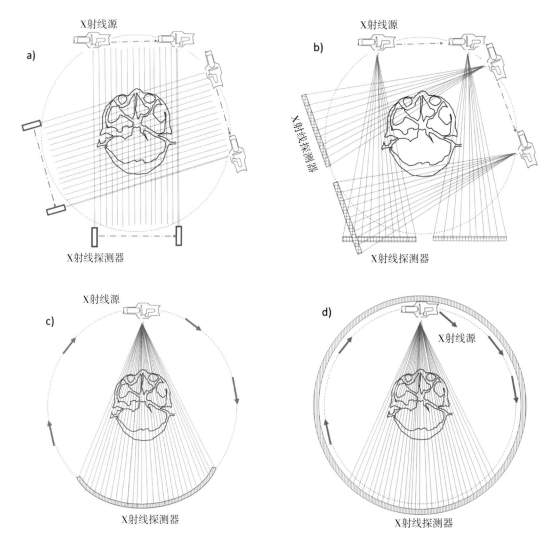

图5.1 （a）第一代CT，采用平行束和平移–旋转运动；（b）第二代CT，采用扇形束和平移–旋转运动；（c）第三代CT，采用扇形束和弧形探测器；（d）第四代CT，采用扇形束和环形探测器

CT 技术的下一个发展方向是多排探测器 CT（MDCT）机。这些 CT 机具有平行的多排 X 射线探测器（4 排、8 排、16 排、32 排、64 排、128 排、256 排或 512 排）。机架旋转时，每排探测器独立记录 X 射线透射数据，每次旋转都能为患者采集更大的容积成像[11]。一台 8 排探测器的 MDCT 机就像同时八台单排探测器 CT 机一起工作。在 MDCT 机中，螺距是由一个完整的机架旋转期间床的平移距离除以所有探测器的宽度（即探测器宽度乘以探测器排数）来确定的。

在 MDCT 机中，螺距的影响与单层 CT 机相同。

$$螺距 = \frac{床平移距离（mm）}{探测器宽度 \times 探测器排数}$$

5.1.2　CT 图像重建

探测器获取的投影数据代表了穿过患者的 X 射线辐射强度，可以表示为：

$$I_t = I_0 e^{-\sum \mu(x,y) \cdot \Delta l(x,y)} \tag{5.1}$$

其中 $\Delta l(x, y)$ 是辐射穿过像素 (x, y) 的路径长度，并沿射线方向求和[12]。

如果对两边取自然对数，

$$\ln\left(\frac{I_0}{I_t}\right) = \sum \mu(x, y) \cdot \Delta l(x, y) \tag{5.2}$$

其中包括测量值 $\ln\left(\frac{I_0}{I_t}\right)$、长度向量 $\Delta l(x, y)$ 和未知数 μ。

在 CT 扫描中，并没有直接指定通过重建过程获得的衰减系数，而是定义了一个称为 "CT 值" 的量[12]。任何一点的 CT 值都可以使用以下关系式确定

$$CT\ 值 = \frac{\mu - \mu_w}{\mu_w} \times 1000 \tag{5.3}$$

其中 μ 是该点组织的线性衰减系数，μ_w 是水的线性衰减系数，1000 是分度因数。

几何平行射线的常用重建算法是滤波反投影[12]。假设一个充满空气的圆柱形物体，中心有一个单位密度的小杆。如果一束笔形 X 射线和一个探测器从点 A 平移到点 B，探测器将记录透射的 X 射线，即 $\ln\left(\frac{I_0}{I_t}\right)$。获得的目标轮廓宽度将等于杆的宽度，高度 "h" 等于 $\ln\left(\frac{I_0}{I_t}\right)$[12]。现在，假设我们以 90°的角度重复这一过程，还可获得 90°处的透射轮廓。

如果现在就对这个值进行反投影，即沿着测量的相同方向将投影数据反推回去，就会形成一个方形物体。如果在八个角度上获取这个轮廓并进行反投影，就会得到一个星形图案，进一步增加投影角度的数量，杆就会呈现为一个圆形，但会变得模糊。图 5.2 的剪辑视频中使用简单的动画演示了通过平移 – 旋转运动获取轮廓以及使用反向投影形成 CT 重建图像的过程。为了解决影像模糊的问题，研究人员采用了各种滤波器。这些滤波器在反投影之前适当地修改投影数据，以便进行准确的重建。滤波器对投影创建负值，这样就可以在适当位置之

外消除由反向投影引起的额外阴影。

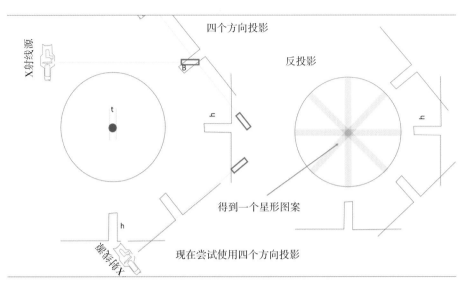

图 5.2 　基于平移 – 旋转几何反投影算法的投影数据采集和 CT 图像重建的视频。视频可以在以下网址观看：
https：//iopscience.iop.org/book/978–0–7503–3363–4

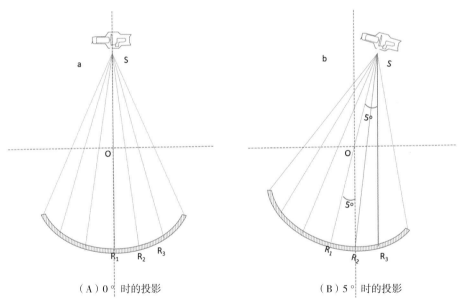

（A）0°时的投影　　　　　　　　　　（B）5°时的投影

图 5.3 　（a）0°时的扇形束投影；（b）5°时的扇形束投影，并且射线 SR_3 与扇形束投影 A 的中心射线（0°）平行

5.1.3　扇形束 CT 图像重建

　　扇形束 CT 图像重建是将采集的扇形束数据重新组合为平行束投影数据，然后利用平行束重建方法完成的。扇形束的几何结构有两种可能：第一种是探测器放置在以 S 为圆心的圆弧上，探测器之间的距离相等。在这种几何形状中，探测器之间的间距以及射线之间的角度相等；

第二种是探测器以相等的间距放置在一条直线上，但射线之间的间隔角度会有所不同[13]。

大多数 CT 机所采用的几何结构是等角射线，此时可以通过以下方式简单地解释为将扇形束射线重组成平行束形状的过程。假设有两个扇形束投影：A 和 B。设 A 代表 0° 时的扇形束投影，B 代表 5° 时的扇形束投影［见图 5.3（a）和（b）］。在 5° 扇形束投影 B 中，射线 SR_3 将与 A 中心射线在点 't' 处平行。同样地，应该能够将各个投影角度下平行的射线分组。

为了用数学方式表达这种重新分组，假设扇形投影的角度为 β（与射线源 S 成角度），射线 SR_2 与扇形光束形成的角度为 α，如图 5.4 所示。该射线 SR_2 属于一组平行投影 $P_\theta(t)$，其中 θ 和 t 由下式给出[13]

$$\theta = \beta + \alpha \tag{5.4}$$

$$t = D\sin\alpha \tag{5.5}$$

其中 D 是从 X 射线源到原点 O 的距离。一旦重新组合平行投影，就可以使用针对平行束形状的滤波反投影方法进行重建。

当 X 射线源到探测器的距离远大于待成像物体的尺寸时，平行束和扇形束图像重建方法之间的差异可以忽略不计[14]。然而，对于较大的扇形角度，需要采用如上所述的扇形束图像重建算法来实现图像的精确重建。

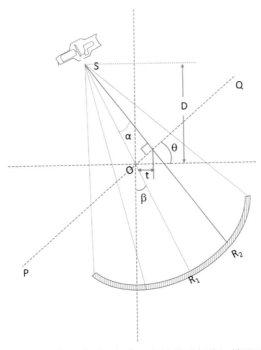

图 5.4　从扇形束到平行束几何结构重新分组的图示

5.2　滑轨 CT 机（放射治疗室内的 CT 机）

在直线加速器室安装诊断级 CT 机可能是第一种用于放射治疗日常图像引导的 3D 成像系统。第一个临床系统由日本 Uematsu 等[15] 开发，包括一个直线加速器和一个室内 CT 机，这一装置在日本防卫医科大学（位于日本埼玉县）开发完成，使用了东芝 CT 机，并配备了一个电动床，可以将患者从用于成像的 CT 机移动到能够进行立体定向放射治疗（Stereotactic Radiation Therapy，SRT）的直线加速器进行治疗。这种首次用于 IGRT 的室内 CT 机如图 5.5 所示。在随后的商业系统中，例如 EXaCT Targeting™（Varian 医疗系统公司，Palo Alto，CA）和 PRIMATOM™（Siemens 医疗解决方案，Iselin，NJ），为了确保机械精度，使用了一个在轨道上移动的 CT 机架替代穿过 CT 机的电动床[16]。这种轨道上的 CT 机如图 5.6 所示。床面（底座）可以在直线加速器和 CT 机之间旋转 180°，CT 机架在轨道上滑动，扫描位于静止床上的患者。直线加速器和 CT 机架位于治疗床的两头，直线加速器机架的旋转轴与 CT 机架的旋转及扫描轴同轴。此外，当治疗床向 CT 机旋转 180° 时，直线加速器的等中心在治疗床上的位置与 CT 机坐标系的原点一致[17]。因此，将治疗床旋转 180° 时患者会位于扫描位置。

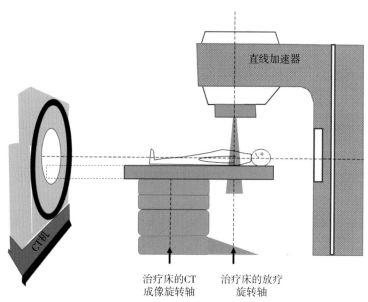

图 5.5　直线加速器室中用于 IGRT 的第一台室内 CT 机的示意图。图中显示了床的治疗等中心旋转轴、CT 机和直线加速器之间的治疗床旋转轴

　　与传统 CT 机相比，滑轨 CT 机的主要区别在于 CT 机架是在患者上方滑动，而不是通过床移动进入 CT 机。图 5.7 所示的 Primatom 系统（德国 Siemens 医疗公司）由 Siemens Primus 直线加速器和改进的 SOMATOM 诊断 CT 机组成，后者在治疗过程中沿治疗室内两条平行轨道移动，被称为"滑轨 CT 机"。机架立在电机驱动的滑架上，滑架在固定于地板的轨道上运行。为了避免机架移动中发生碰撞，控制信号线缆和电源插座连接到一个安装在天花板上的轨道中。该系统能够在患者位于直线加速器床上的固定治疗位置时，实现基于 3D CT 的靶区定位[18]。Siemens Primus 直线加速器具有床底座旋转功能，无需进行任何额外改造即可将床旋转 180°。此外，Primus 直线加速器的床面位置"归零"选项有助于在扫描完成后将床面恢复到初始位置。CT 机架底部配有一个防碰撞联锁杆。

　　Vrian 公司在其 EXaCT Targeting™ 室内 IGRT 系统中使用了 GE SmartGantry™CT 机（HiSpeed

FX/I，GE 医疗系统，Waukesha，WI）。在 EXaCT 导向轨道系统上的 GE CT 机架有三条轨道，其中两条外侧平行轨道在扫描过程中用于水平稳定，中间轨道则引导机架沿直线路径前后移动以完成扫描。中轨道还包含一条磁条，用于在 CT 成像期间确定机架位置。一系列参考标记被固定在特定点上，沿轨道提供精确的位置校准[18]。

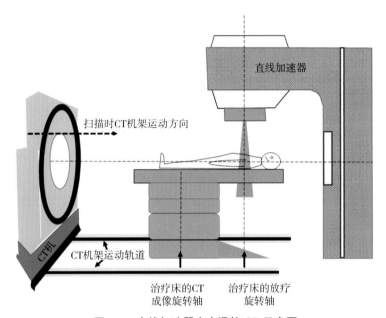

图 5.6　直线加速器室内滑轨 CT 示意图

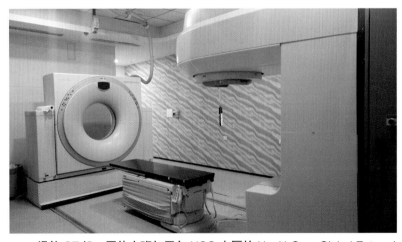

图 5.7　Siemens 滑轨 CT 机。图片由班加罗尔 HCG 大厦的 HealthCare Global Enterprises Ltd 提供

Yamanashi 医科大学的 Kuriyama 等[17] 开发了一种内部 CT 轨道系统，该系统配备 EXL-15DP 直线加速器（日本东京三菱电机公司）和 GE CT 机。CT 机架使用的滑动系统有两条平行轨道和一条带有磁条的中央轨道，用于读取机架位置[17]。这三个系统都有一个碳纤维床面，用于 CT 成像和治疗。这种系统在治疗室内配有诊断级 CT 机，安装这种系统所需的房间面积要大很多。目前，Varian 和 Siemens 都已停止生产这种 IGRT 系统。

5.2.1 基于滑轨 CT 机的 IGRT 系统的工作流程

首先获取计划 CT 并勾画出 PTV 和 OAR。使用计划 CT 生成治疗计划。治疗当天将患者安置在治疗床上进行治疗前 CT 成像。获得放射治疗室内 CT 图像后，将计划 CT 中的 PTV 和 OAR 轮廓映射在治疗前 CT 图像（放射治疗室内 CT 图像）上。同时识别计划 CT 图像中显示的当前患者位置的直线加速器治疗等中心点，并将其叠加在治疗前 CT 图像上。将图像叠加并配准，以使轮廓与治疗前 CT 图像相匹配。轮廓匹配后，记录等中心点之间的距离，并移动患者，以使计划 CT 和放射治疗室内 CT 之间的等中心点匹配。为使患者达到正确治疗位置所需的患者位置移动距离由以下公式给出：

$$\Delta r = I_{CT} - I_{plan} \tag{5.6}$$

其中，I_{CT} 为放射治疗室内 CT 图像中显示的直线加速器的等中心位置，I_{plan} 为轮廓与治疗前图像对齐后的计划等中心位置[19]。滑轨 CT 系统的工作流程如图 5.8 所示。

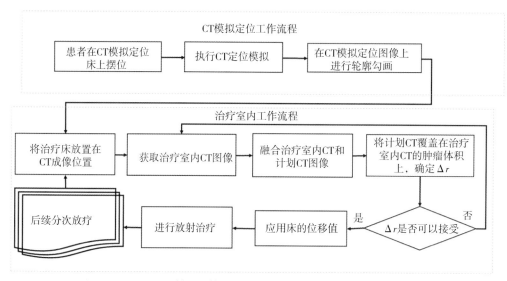

图 5.8　基于滑轨 CT 机的 IGRT 系统的工作流程

5.2.2 基于滑轨 CT 机的 IGRT 系统的不确定性

IGRT 系统应能精确校正分次间摆位误差。将扫描床旋转 180°和移动扫描床可能会带来一些不确定性。使用滑轨 CT 系统进行日常摆位校正时的不确定性可包括：

（1）治疗 CT 图像与直线加速器等中心点之间关系的不确定性，即 I_{CT} 的不确定性；

（2）计划和治疗 CT 图像配准的不确定性（即 I_{plan} 和 Δr 的不确定性）；

（3）执行 Δr（即患者移位）的不确定性[19]。

Court 等[19]认为滑轨 CT 系统中不确定性的来源包括：

（1）旋转后患者治疗床在直线加速器侧的位置；

（2）旋转后患者床在 CT 侧的位置；

（3）患者床位置的数字读数显示；

（4）CT 在与直线加速器位置之间床的下沉差异；

（5）CT 坐标精度；

（6）从 CT 图像中识别基准标记点；

（7）轮廓与 CT 图像中结构的配准；

（8）与摆位激光灯的对齐程度。

为了研究配准中的不确定性，Court 等[19]采用了两种患者定位程序处理方法：

一种方法是假设直线加速器等中心点相当于 CT 机侧的固定位置并使用床坐标。另一种方法是使用附有刻度的不透射线标记物，其与床读数无关。第一种方法严重依赖于系统的机械完整性，并假设等中心点是固定的，而第二种方法减少了对系统机械完整性的依赖，假设等中心点每天都在变化并消除了床坐标的不确定性。

Kuriyama 等[17]在其室内滑轨 CT 系统中研究了治疗床的旋转精度、CT 机架的扫描定位精度和整体精度。他们测量的共用床平移精度在横向、纵向和垂直三个方向上分别为 0.20、0.18 和 0.39mm。此外，CT 机架的扫描定位精度在横向、纵向和垂直三个方向上均小于 0.4mm。

5.2.3　基于滑轨 CT 机的 IGRT 系统的临床应用及进展

滑轨 CT 技术因其出色的图像质量和软组织对比度[18]，最初的几项研究和临床应用都集中在前列腺癌的放疗上[20-23]。最重要的临床应用之一是立体定向放射治疗（SRT）的患者定位，此时需要进行 CT 到 CT 图像融合以及由 SRT 框架定义的立体定向坐标的正确转换。在治疗床上使用相同的 CT 设备进行图像引导和患者定位，有助于准确进行图像配准和大体肿瘤靶区（Gross Tumour Volume，GTV）定位。由于滑轨 CT 系统的图像引导提供了诊断级图像质量，可用于自适应计划的设计及优化，以考虑分次间的解剖变化[24, 25]。基于滑轨 CT 机的 IGRT 系统已用于评估头颈部肿瘤以及立体定向大分割肺癌和脊椎旁肿瘤放疗中的剂量影响[26]。

5.3　Tomotherapy 系统

Tomotherapy 是使用类似 CT 机的扇形束 X 线进行调强旋转放射治疗（IMRT）的技术[27]。断层治疗可分为连续断层治疗和螺旋断层治疗。连续断层治疗（也称为序贯断层治疗）是为了以逐层完成的方式进行 IMRT 而开发的[28, 29]。螺旋断层治疗是一种独特的治疗方法，将 IMRT 治疗与使用内置 MVCT 扫描的图像引导相结合[30]。螺旋治疗大大降低了在射野交界处出现严重热点或冷点的可能性[27]。1993 年，Mackei 等[31]提出了在螺旋断层治疗中加入 MV 级成像系统进行摆位和剂量验证的想法，即使用低能 CT 机与兆伏（MV）出束装置配合进行精确的断层扫描来完成摆位验证[31]。商用断层治疗设备的初始版本 Hi-ART 配备了机载 MVCT，可进行 3D 图像引导摆位验证。

5.3.1　Tomotherapy 中基于 MV 级 CT 的 IGRT 系统

Tomotherapy 将放射治疗和螺旋 CT 扫描相结合，患者在环形机架中不断平移，而扇形束围绕患者旋转。这种配置可以用治疗 X 射线束获得 CT 图像，即患者处于治疗位时进行 MVCT

扫描。虽然与 kV 级 X 射线 CT 相比，MVCT 图像的组织对比度较低，但 MVCT 也具有一些优势：

（1）对于 MV 级 X 射线光子来说，图像重建所需的光束硬化校正要小很多；

（2）在治疗能量下，MVCT 的 CT 值与衰减系数的比例更为紧密；

（3）对于体厚患者（＞30cm），对比度甚至可能比千伏（kV）能量下的对比度更好[32]；

（4）在 kV 级 X 射线 CT 中由高原子序数物体（如牙填充物）引起的伪影在 MVCT 中不会看到。此外，在治疗期间获取 MVCT 能以出射图像的形式提供必要数据，以重建治疗期间的传输剂量。

Tomotherapy 系统采用环形机架，其初始设计与传统放射野传输方法截然不同。图 5.9 展示了 Tomotherapy 系统。Tomotherapy 采用同步旋转的滑环机架和平移床[33]，环形机架连续旋转的同时，治疗床以恒定速度平移通过机架孔。Hi-ART Tomotherapy 在环形机架上安装了一个 6MV 常规直线加速器机头，并在机架的对面安装了一个探测器阵列[30]。加速器机头能量可以调整为 3.5MV 用于扫描成像。图 5.10 展示了 Tomotherapy 装置的组件，例如直线加速器机头和 MV 探测器[34]。

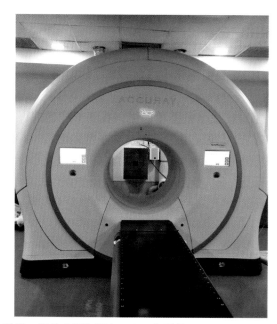

图 5.9　Tomotherapy 装置。图片由班加罗尔 HCG 大厦的 HealthCare Global Enterprises Ltd 提供

从患者的足部方向看，机架以顺时针方向从 0°旋转到 359°，直线加速器机头束流在 0°处垂直向下。由于直线加速器机头中未使用均整器，输出剂量率为 10Gy /min。束流通过钨质准直器进行准直，该准直器在距离射线源 85cm 的等中心处几何投影在左右方向和头足方向为 40cm × 5cm[35]。一组可移动的钨门用于进一步准直 Y 轴上的束流。虽然该准直器允许在头足方向上改变束流宽度，范围从几 mm 到 50mm，但临床上通常只使用 1.0、2.5 和 5.0cm 三个不同的治疗层宽度。具有 64 个叶片的二元 MLC，每一侧有 32 个叶片相互滑动，用于提供 IMRT。这些叶片是二进制的，意味着要么处于开启状态要么处于关闭状态。Y 方向的钨门开口为 40cm，共有 64 个叶片，每个叶片在距离放射源 85cm 的等中心处形成的束流宽度为 6.25mm。图 5.11（a）展示的是二进制准直器在治疗过程中调制的扇形射野[34]。图 5.11（b）展示的是 MLC 的二进制运动。每个叶片在束流方向上的高度为 10cm，这使得叶片漏射低于传统直线加速器，且叶片在等中心位置的头足方向上可移动 5cm。叶片通过榫槽结构互锁，以减少叶片间漏射[35]。治疗时机架旋转速度为 1 ~ 5rpm，而 MVCT 成像时为 6rpm。

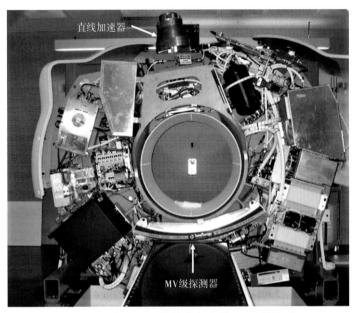

图 5.10　Tomotherapy 装置的组成部分。图片转载自文献 [34]。版权由 IOP Publishing Ltd 所有

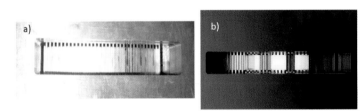

图 5.11　（a）Tomotherapy 系统的 Hi-Art II 使用的二进制准直器，图像转载自文献 [34]。版权由 IOP Publishing Ltd 所有，并保留所有权。(b) 准直器二进制运动的剪辑视频。视频转载获得了 Accuray Inc. USA, 的授权，可在以下网址观看：https://iopscience.iop.org/book/978-0-7503-3363-4.

　　治疗室内配备了两套激光系统用于患者摆位。绿色激光在治疗室中定义了一个虚拟等中心，以辅助患者摆位。这个虚拟等中心用于患者摆位参考，它距离治疗等中心 70cm。孔径中的红色激光定义了治疗等中心。治疗室内还提供了一套可移动的红色激光灯定位系统，类似于 CT 模拟定位室中使用的激光灯系统。当将这些激光的"原位"与绿色激光重叠时，会指向虚拟等中心。使用绿色激光灯系统作为患者摆位的替代方案非常方便，因为它独立于 Tomotherapy 装置，位置不受机器软件或硬件升级的影响[36]。

5.3.2 Tomotherapy 中的 MV 级 CT 成像系统

MVCT 成像具有一些独特的方面：MVCT 成像使用了与治疗相同的射线束，但降低了能量和脉冲重复频率。在 Hi-ART 系统和后续的 H 系列 Tomotherapy 装置（TomoH™、TomoHD™ 和 TomoHDA）中，使用单排弧形 CT 探测器阵列，该探测器阵列位于直线加速器机头对面的环形机架上，距离射线源 145cm，用于采集 MVCT 成像数据。探测器阵列由 738 个充满氙气的电离室组成，类似于旧式诊断级 CT 机中使用的电离室。探测器在等中心处投影的横向宽度为 0.73mm，图像矩阵大小为 512 × 512 像素（像素大小 0.78mm），视野（Field of View，FOV）为 39cm。图像采集使用螺旋扇形束几何结构，而图像重建则采用滤波反向投影（Filtered Back Projection，FBP）算法。在 RADIXACT® 系列 Tomotherapy 机的最新版本中，提供了一种称为 CTrue™ Image 的系统用于 MVCT 图像采集。CTrue™具有 FBP 和迭代重建算法。迭代重建软件有两个选项，"通用"和"软组织"。"通用"迭代重建选项中，图像噪声降低，相对于标准 MVCT，低对比度物体的可见性得到改善，图像纹理相似。在"软组织"迭代重建选项中，可提供平滑的图像结构。与操作者可调整 kVp 和 mAs 的诊断级 CT 机不同，MVCT 成像的射束能量和强度是固定的。在所有用于 MV 级成像的型号中，直线加速器机头的能量都调整为 3.5MV，脉冲重复频率降低，以使成像期间传输给患者的剂量远小于 3cGy[30]。

除了扫描长度和层厚之外，操作者可以调整的另一个 MVCT 采集参数是螺距比。螺距比等于一个完整的机架旋转期间床平移的距离除以等中心处的束宽。对于具有单个探测器阵列的螺旋机，螺距定义为

$$螺距 = \frac{机架每旋转360°的床平移距离（mm）}{等中心处的准直器宽度（mm）} \tag{5.7}$$

Hi-ART II 系统中，三个预设的螺距值（代表细、正常和粗）分别为 1、1.6 和 2.4。螺距比越大，头尾方向的分辨率越低，吸收剂量随着螺距比的增加而降低[37]。这些螺距值对应的标称层厚为 2、4 和 6mm，成像模式的 y 轴设置为 4mm。图像采集中的旋转周期固定为 10 秒。使用半扫描重建技术相当于每 5 秒一张层面的采集速率。如前所述，成像剂量取决于螺距和成像解剖结构的厚度，但通常在 1 ～ 3cGy 范围内[36]。总扫描时间取决于所选层面数和螺距比，在 3mm 间距下每 15cm 长度大约需要 2min。

5.3.3 Tomotherapy 中基于 kV 级 CT 成像系统

有趣的是，在 Tomotherapy 的最新型号 Radixact 中，添加了称为 Clear RT™ 的螺旋 kVCT 作为可选功能，有助于快速可视化具有挑战性的软组织解剖结构，并执行长时间的连续扫描。kV 级成像系统与 MV 射束正交安装，并配备 FPI（CsI：Ti）。图像矩阵为 512 × 512 像素，FOV 为 27、44 和 50cm。将此系统集成到 Tomotherapy 后，操作者可以选择使用 kV 级或 MV 级 CT 进行图像引导。

5.3.4 Tomotherapy 中 IGRT 的工作流程

MVCT 图像引导过程从原理上讲类似于日常 kVCT 图像引导。这些 MVCT 图像可在放射治疗前验证患者位置。计划用的 kVCT 图像与治疗前在 Tomotherapy 上获得的 MVCT 进行配准，

以进行摆位验证。从图像配准中获得的平移和旋转信息可用于调整患者位置来校正摆位。

完成计划（模拟定位）CT 后，将其导入 Tomotherapy 系统的 iDMS（综合数据管理系统）。使用 Tomotherapy Precise 计划系统进行计划设计。在治疗的第一天，患者在螺旋断层治疗床上完成摆位，并进行 MVCT 扫描验证。然后将 MVCT 图像与计划 kVCT 图像进行配准，并计算和应用位移距离。Tomotherapy 装置上的图像引导工作流程如图 5.12 所示。配准方法可以基于 CT 解剖结构的视觉配准或 kVCT 轮廓。尽管 MVCT 图像为前列腺等器官配准提供了足够的软组织对比度，但已有研究使用植入的基准标记物来引导 GTV 和 OAR 与 MVCT 上 GTV 或 OAR 的配准过程。在基于解剖结构的配准中，MVCT 图像中可用的解剖结构信息用于将 MVCT 与 kVCT 图像配准，并且大部分配准是通过 MVCT 中可见的骨性标志和软组织完成的。在基于基准标记物的配准中，通常在扫描计划 CT 图像前植入至少三个基准标记物，这些标记物在 kVCT 和 MVCT 图像上都清晰可见，可以通过视觉进行配准。尽管基于植入标记物的配准可以产生精确的配准结果，但考虑到这种配准操作的有创性，基于解剖结构的配准应该足以在 Tomotherapy 中完成患者摆位。特定于 Tomotherapy MVCT 图像，基于解剖结构的配准结果与图像质量密切相关，并可能随着 MVCT 图像质量的提高而改善[38]。

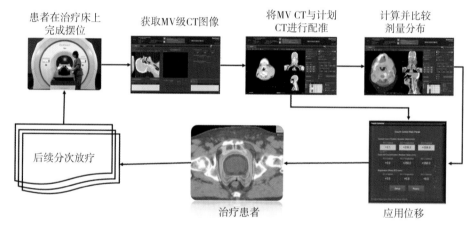

图 5.12　Tomotherapy 装置上用于 IGRT 的工作流程。图片经 Accuray Inc. USA 许可使用

在最近的 Radixact™ 放疗系统中，提供了在 MVCT 上进行剂量计算的选项。该型号还提供了无需机架旋转（静态射野）即可进行 3D CRT 的功能，还可以跳过图像引导的流程。

5.4　基于 CBCT 的 IGRT 系统

5.4.1　CBCT 图像重建

CT 机的概念由 Sr Godfrey N Hounsfield 在 20 世纪 60 年代末提出。从那时起，CT 数据的采集和处理取得了一些进展，如第 5.1 节所述。然而，CT 背后的理论仍然是一样的。

Lambert–Beer 定律描述了单能 X 射线束通过均匀物体时的衰减情况：

$$I = I_0 e^{-\mu x}$$

（5.8）

其中 I 和 I_0 分别是透射光子强度和原始光子强度，x 是 X 射线在物体中的路径长度，μ 是线性衰减系数。如果介质是非均匀的，如人体组织，表达式为：

$$I = I_0 e^{-\int \mu dx} \qquad (5.9)$$

线性衰减系数 μ 的线性积分是方程（5.9）的负对数。沿着物体中某一角度 θ 的射线进行线性积分是射线总和，在给定 θ 下的一组射线总和构成了一个投影。CT 中计算问题是从围绕物体的不同角度获得的大量投影中确定给定点的 μ[39]。

正如我们所讨论的，从第一代笔形束 X 射线 CT 机开始，扇形束 CT 机已经发展了几代。目前，多排探测器的螺旋 CT 机通常用于诊断 CT 机，大大缩短了图像的采集时间。在 CBCT 中，与传统诊断级 CT 中使用的薄扇形束几何结构不同，X 射线束在源和探测器之间形成圆锥形几何形状。图 5.13 展示了带有 X 射线管、探测器和旋转轴的锥形束几何结构。

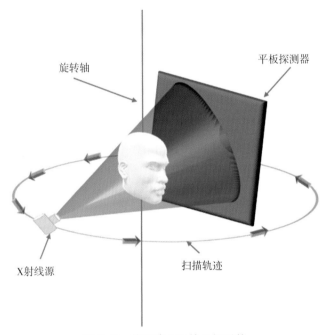

图 5.13　锥形束 CT 的几何形状

CBCT 图像重建的第一步是 2D 平面投影图像的采集，在这个过程中，通过 X 射线源和探测器面板的一次旋转，可以获得大约 360～600 幅图像。这些 2D 投影图像中的每一幅都包含数百万个像素，具体数量取决于探测器的分辨率，每个像素都存储了若干位的数据。第二步是使用这些 2D 投影图像进行重建。这些在绕物体旋转一圈后获得的图像提供了足够的信息来重建 3D 图像。重建还涉及图像处理和重新组合层面以创建 3D 图像。使用最广泛的锥形束重建算法是 Feldkamp、Davis 和 Kress（FDK）的改进版[40]。

值得注意的是，FDK 算法与扇形束重建算法相似，但有一些变化来确保适用于 3D 重建。基于锥形束坐标系，并使用圆形焦点轨迹，FDK 算法基本上将 CBCT 图像重建问题转换为扇形重建问题。然而，一个与旋转轴平行的额外维度 z 用于表示投影图像的第三个维度（图

5.14）。需要注意的一个重要变量是焦距 D，即从焦点到探测器的距离。CBCT 利用傅里叶变换和斜坡过滤（Ramp filtering）来重建 CBCT 图像。对图像逐行应用斜坡过滤，然后对结果数据计算反投影。首先将投影乘以加权函数，然后将斜坡过滤应用于数据，最后执行反投影[41]。此步骤需要大量计算，图形处理单元（Graphic Processing Units，GPU）的使用大大提高了计算速度。

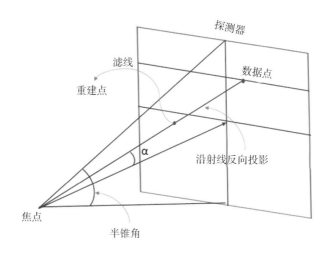

图 5.14　锥形束重建几何形状的示意图

CBCT 中产生伪影的主要原因是，沿圆形轨迹的锥形 X 射线束的数据采集几何结构不能满足 Tuy-Smith 数据充分性条件[42, 43]。Tuy-Smith 数据充分性条件规定"穿过物体的每个平面必须至少与源轨迹相交一次"。锥形束重建不满足数据充分性条件的原因是，沿着圆形轨迹的锥形 X 射线束中的一对共轭射线除了位于由圆形轨迹确定的中心平面内的射线外，并不共线[44]。这种数据不足或不一致性在 Radon 域中表现为存在一个无法通过沿圆形轨迹的锥形 X 射线束获得投影数据来填补的零空间或遗漏区域。Tuy-Smith 数据充分性条件是针对那些用于数据采集的 2D 探测器足以容纳整个待成像物体的情况而设定的。此外，采样率至少要达到覆盖物体最高空间频率的两倍。如果尺寸和采样率不够，由于数据截断或混叠将会出现额外伪影[44]。

限制 CBCT 图像质量的因素之一是 X 射线的散射，即图像采集期间在患者体内产生并到达 FPI 的离轴低能射线。这种散射会影响探测器的光子通量。与扇形束几何结构中射束被良好准直不同，锥形束的几何结构由于 z 轴上 FOV（视野）的增加，导致整个成像覆盖体积产生散射[39]。散射增加会导致患者剂量增加、对比度分辨率降低以及重建 CBCT 图像中的噪声增加。此外，还会产生条纹和杯状伪影（第 6 章中讨论），这会使图像质量进一步下降。已经提出了几种减少散射的方法，例如减少 FOV、增加气隙、增加滤过和防散射网格[39]。

5.4.2　MV 级 CBCT 系统

几十年前，研究人员开始研究使用直线加速器治疗束进行 3D 成像，同时使用扇形束重建方法生成 2D 层面[45, 46]。随后，证明了使用在不同机架角度获取的 2D MV 投影图像及锥形束断层扫描算法进行重建来获取 3D 图像集是可行的[47, 48]。CBCT 图像是通过围绕物体旋转的射线源和探测器获得的以 1°或更小的特定角度间隔获取的一组投影图像重建而来。与传统 CT 使用单排探测器获取图像数据，并通过平移物体（患者）并获取多个层面来获得 3D 图像不同，CBCT 使用 2D 探测器阵列获取图像数据，并且通过射线源和探测器的一次旋转重建完整的容积 3D 图像。一些学者研究了使用直线加速器上标准 EPID 硬件及其内部软件生成 MV CBCT 的可行性 [48-50]。使用 MV CBCT 的局限性之一是需要较大剂量才能获得可接受的 3D 重建图像质量。随着 EPID 系统使用非晶硅 FPI 成像器，使用锥束重建方法在一次旋转中获得低剂量容积数据成为可能 [51]。MV CBCT 使用直线加速器的 MV 级 X 射线源和 EPID 系统的 FPI 成像器，无需额外的硬件即可获取 MV CBCT 图像。使用相同的 MV 级射线源确保了所获得的 MV CBCT 图像与治疗位置的精确几何重合。

5.4.3　MV 级 CBCT 系统的发展历程

使用 MV CBCT 系统的问题之一是 MV 级 CBCT 的成像剂量较高。Seppi 等 [52] 制造了一个 FPI 系统，该系统由一个带有厚 CsI 闪烁体的常规平板传感器组成，以解决 MV CBCT 的成像剂量问题。闪烁体由厚 8mm、间距 0.38mm×0.8mm 的单个 CsI 晶体组成。通过此系统，只需一个加速器脉冲即可获得投影图像，从而将剂量降低至 0.023cGy。

第一个商用 MV CBCT 系统是由 California 大学旧金山分校（SCSF）与 Siemens 肿瘤医疗系统合作推出的 [7, 52]。Pouliot 等 [7] 在他们的研究中使用了一台 6MV Primus 直线加速器和一个非晶硅平板 EPID。他们将 6MV 直线加速器剂量脉冲率降低到每个投影图像 0.02 ~ 0.08 个机器跳数（MU）。他们还设计了一种触发式图像采集模式，以增加信噪比而不产生脉冲伪影。他们成功地生成了低噪声、无脉冲伪影的 MV CBCT 图像，总传输剂量范围为 5 ~ 15cGy。他们还证明，每旋转 1°，出束可降低至 0.01MU，而 MV CBCT 旋转 180°的剂量可降至 1.8cGy。在这项工作中，他们使用了专为 kV 级能量范围设计的常规非晶硅 FPI。

随后，Siemens 推出了一个使用优化 MV 范围的新 FPI 临床系统，该系统在 Allegheny 总医院（Pittsburgh，Pennsylvania）安装并投入临床使用 [53]。Siemens 还在其 Oncor™ 和 Primus™ 直线加速器中也提供了 MV CBCT 选项。如前所述，这些装置使用 MV 射线束和 EPID 的非晶硅 FPI 进行成像。SAD 为 100cm，SID 维持在 145cm，锥角为 7.8°。这些系统中使用的 FPI 采集面积为 $40.96 \times 40.96 cm^2$，具有 1024×1024 像素，像素大小为 0.4mm。这种几何结构导致最大的 FOV 为 $27.0 \times 27.0 \times 27.0 cm^3$ [54]。固定机架起始和停止角度分别为 270°和 110°（旋转 200°），旋转速度为 1rpm，共可获取约 200 张投影图像。尽管 Siemens 是第一个将 MV CBCT 引入临床使用的公司，但在 Siemens 放射肿瘤学事业部关闭后，这些系统就停产了。

5.5　Halcyon 治疗机

最近，瓦里安在 Halcyon 1.0 版本中为图像引导提供了 MV CBCT。Halcyon 放射治疗传输系统是单能 FFF 模式的 X 射线直线加速器，具有标称能量为 6MV 的 X 射线，安装在封闭的 O 型机架内。Halcyon 1.0 版本仅使用 MV CBCT 进行图像引导，并仅使用 MLC 层中的一层进行射束成形 [55]。双层堆叠 – 交错的 MLC 有 28 对叶片，在等中心处投影宽度为 1cm，在等中心处能提供最大 $28 \times 28 cm^2$ 的照射野。两层相互错位 5mm，以在等中心处提供 5mm 的有效成形能力。机架旋转速度高达 4rpm，FFF 射束提供 800MU/min 的固定剂量率[55]。EPID 和射束阻挡器固定在直线加速器对面。射束阻挡器位于电子射野成像装置（EPID）后面的主射束路径中，可最大限度地降低房间屏蔽要求。6MV 的 FFF X 射线射束用于治疗和成像。FPI 成像仪（EPID）尺寸为 43 × 43cm² （1280 × 1280 像素），固定在距射线源 154cm 处。Halcyon 直线加速器中的这种配置在等中心处提供 28cm × 28cm 的最大 FOV 和 0.336mm 的像素间距[56]。就像基于 C 臂的 IGRT 直线加速器中那样，由于成像仪固定在射束阻挡器前方，无法移动它来使用半扇形扫描增加 FOV。平板探测器以 25 帧 / 秒的全分辨率运行，从而能够以高剂量率采集图像而不会饱和。对于 MV 级 CBCT，在准直器角度为 0°的连续机架旋转过程中，从 260°到 100°的机架角度采集投影图像。两种剂量率，45MU/min 和 27MU/min，分别用于采集"高质量"和"低剂量"MV CBCT 图像[57]。在低剂量采集模式下，共使用 5MU，而在高质量模式下，共使用 10MU[56, 58, 59]。准直器宽度在轴向固定为 28cm，而纵向长度可从 2cm 调整到 28cm，步长为 2cm。Halcyon Elite 装置如图 5.15 所示。

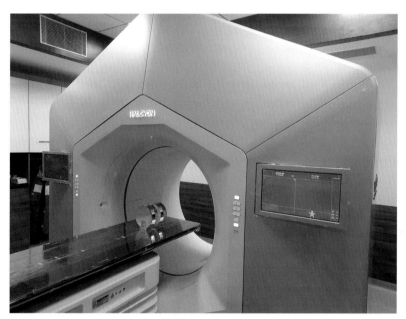

图 5.15　Halcyon Elite 装置配备 MV 和 kV 级 CBCT 的 IGRT。图片由古吉拉特邦 Sterling Cancer Hospitals 提供

　　瓦里安的 Halcyon Elite 版本配备了 MV 和 kV 级 CBCT 的 IGRT 设备。Halcyon 装置预先配置了治疗参考数据，并提供简单的工作流程，以实现 IGRT 治疗的高通量患者服务[60]。除了用于图像引导的 MV CBCT 外，Halcyon 系统还提供正交前后 / 侧对（MV-MV）成像，固定机架角度为 0°和 90°，低质量成像模式使用 2MU，高质量成像模式使用 4MU[59]。与 Tomotherapy 系统有些相似，Halcyon 也定义了由房间激光灯系统确定的虚拟等中心，并通过 IGRT 中提供的位移将治疗床自动移动到治疗等中心位置。

5.5.1　Halcyon 治疗机 IGRT 的工作流程

　　常规 IGRT 工作流程可以很好地适用于 Halcyon 图像引导治疗。工作流程类似于

Tomotherapy。Tomotherapy 的直线加速器安装在封闭的环形机架上，没有光野或光距尺指导患者摆位，IGRT 是必须的。Halcyon 使用 MV 级成像系统的 IGRT 工作流程包括以下步骤[58]：

- 首先使用环形机架外的房间激光灯将患者定位在治疗床上的虚拟等中心处。
- 然后将治疗床移至治疗等中心。
- 获取一对正交 MV 图像或 MV CBCT 图像来验证患者位置。
- 将这些图像与 DRR（对于 MV 平面图像）或计划 CT（对于 CBCT）进行配准，然后确定 3D 坐标平移距离并将其应用于患者治疗床（因为无法旋转治疗床，只能进行平移校正）。
- 如果旋转误差较大，则需要重新手动完成患者摆位，并在治疗前重复进行 CBCT 扫描以验证患者位置。

5.6 基于 kV 级 CBCT 的 IGRT 系统

科学家们开发了两种不同类型的基于 kV 级 CBCT 系统用于 IGRT。一种是安装在环形机架的直线加速器上，另一种是配备在 C 形臂常规直线加速器上的 kV 级 CBCT。基于环形机架的 IGRT 包括最新型号 Halcyon 治疗机配备的 kV 级 CBCT 的 IGRT 系统、Vero 治疗机配备的 4D IGRT 系统和正在开发的新型 Sidharth II 所配备的 IGRT。传统 C 形臂机架的图像引导系统由 Elekta 和 Varian 公司生产。

5.6.1 搭载 kV 级 CBCT 的 Halcyon 治疗机

Halcyon 装置最初配备的是 MV 级的 IGRT，现在 Halcyon Elite 配备 kV 级 CBCT 选项。该系统在环形机架中配备 kVS 射线源和探测器，以提供正交的 kV 级平面图像以及具有迭代重建算法的 kV 级 CBCT 图像。kV 级 X 射线源和 kV 级 X 探测器安装在与 MV 源和探测器正交的位置。

5.6.2 搭载 4D IGRT 系统的 Vero 治疗机

Vero 系统是 2009 年推出的一种新型放射治疗加速器平台，专为图像引导立体定向放射治疗研发[61, 62]。该治疗机是由 BrainLAB（BrainLAB AG，Feldkirchen，Germany）和 MHI（Mitsubishi Heavy Industries，Tokyo，Japan）联合研发。在环形机架上安装了一个带有 MLC 的轻小型 6MV 的 C 波段直线加速器。环形机架可以旋转 ±60°，以进行非共面放疗。在该系统中，直线加速器安装在带有两个水平方向支架的环形机架上，允许治疗射束进行平移和倾斜运动，随即用于追踪运动靶区。在等中心处，射野中心轴在平移和倾斜方向上的最大运动幅度分别为 4.4cm（或 2.5°）。

在图像引导方面，Vero 系统配备了用于 MV 级射线成像的 EPID 以及两个正交 kV 级成像系统，kV 级成像系统安装在 O 形环上，分别与 MV 级 EPID 的射野中心轴呈 45°夹角。kV 级成像系统用于锥形束 CT 采集，同时结合采集的正交 kV 影像和荧光透视影像以追踪肿瘤[62]。Vero 系统集成了基于红外线（IR）自动标记的患者定位装置 ExacTrac（BrainLAB AG，Feldkirchen，Germany）和 5 个自由度的智能治疗床。为了减少治疗期间需要获取的 X 射线图像数量，Vero 与 CyberKnife 系统一样，采用了内部运动和表面监测运动之间的相关模型。然后使用该模型可以通过无创测量的外部运动信号来预测内部靶区的位置，从而减少所需 X 射线图像的数量[61]。图 5.16 显示了 Vero 系统。

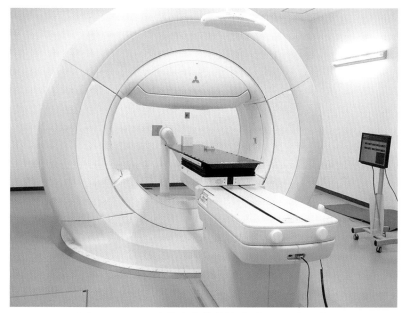

图 5.16　Vero 立体定向放射治疗（SBRT）系统

5.6.3　搭载 IGRT 系统的 Sidharth II 治疗机

在撰写本文时，Panacea 医疗系统正在研发 Sidharth II 的新型环形机架治疗机，可能将其安装在位于印度南部的癌症中心。该治疗机的环形机架上配备了一台 6MV 直线加速器，可提供 FF 和 FFF 模式的光子束，在 SAD 为 100cm 处，MLC 的厚度为 0.5cm。Sidharth II 还配有可选的内置 SRS 系统，该系统配有高分辨率微型 MLC，叶片尺寸在等中心处的投影为 2mm，共有 50 对叶片，等中心处的最大照射野为 $10 \times 10cm^2$。

Sidharth II 搭载的是 kV 级 IGRT 装置，配有两个 kV 级 X 射线源和 kV 级 X 射线探测器。两个 kV 级 X 射线源安装在 MV 源两侧，与其呈 45°夹角，两个 a-Si FPI 安装在对应的 kV 级 X 射线源的对面。探测器面板的面积为 $40 \times 30cm^2$，像素矩阵为 2048×1536。两个 kV 级 X 射线源互相垂直，可以快速获得正交平面影像，这种双源和双探测器的设置可将 CBCT 成像所需机架旋转角度减少一半。kV 成像仪装有散射消除网格，安装在距等中心 50cm 处，焦点到探测器的距离为 150cm。对于 half-cone 模式下的 CBCT，探测器面板可移动到远离中心约 11cm 处，从而增加 FOV。kV 级 CBCT 影像重建的 FOV 为 45cm。CBCT 重建采用的是改进的 FDK 算法。然而，该系统没有配备 MV 级成像平板，而是在 MV 源对面放置了一个射束阻挡器，以达到降低房间屏蔽要求的目的。Sidharth II 治疗机及其环形机架中的组件如图 5.17 所示。

专用的 IGRT 系统配备了 6D 治疗床，治疗床允许的最大调整角度为 3°。为了实现非共面治疗，该系统的治疗床可以实现 ±30°内的旋转。由于该治疗机是基于环形机架系统，没有用于患者摆位的光野，与 Tomotherapy 的患者摆位类似，虚拟等中心由室内激光系统确定。该虚拟等中心距离治疗等中心 50cm。患者摆位完成后，治疗床从虚拟等中心移动到治疗等中心，以便进行图像引导和治疗。

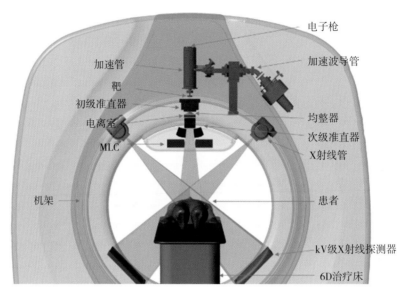

图 5.17　Siddharth II 环形机架式 IGRT 系统，图中展示了 MV 射线源、两组 kV 级 X 射线源和探测器。（图片版权归 Panace Medical Tecnologies Pvt Ltd 所有）

　　Siddharth II 可通过立体 kV 成像（正交 kV 成像）或 CBCT 进行 IGRT。立体或正交 kV 成像的 IGRT 通过获取任意机架角度的 kV 影像实现，同时系统将实时生成这些角度的参考 DRR。CBCT 的 IGRT 具有全扇和半扇两种模式，在半扇模式下，探测器面板移至偏心位置。

5.6.4　基于 C 形臂直线加速器的 CBCT 系统

　　kV 级 CBCT 的第一个原型系统由 Jaffrey 等[8]研发，他们在 Elekta SL-20 直线加速器（Elekta Oncology Systems，Atlanta，GA）中加装了 kV 级 X 射线源和大面积 FPI，并进行了模体初步研究。该系统的 kV 级 X 线球管与 MV 射线源呈 90°角，附加在加速器机架结构上，可进行伸缩。kV 级成像组件与 MV（EPID）级成像组件大致相同，不同的是，在射束路径上少了一个镜子，并使用薄铝板来支撑荧光屏[8]。在这个初始系统中，CBCT 图像重建需要 180 个角度的投影图像，曝光参数设置为 120kVp 和 3.25mAs。在机架 360°旋转中，每间隔 2°获取一张投影图像，该系统等中心处的 kV 成像剂量为 2.8cGy。

　　在后续工作中，使用大面积的 a-Si FPI（尺寸为 41 × 41cm^2，像素矩阵为 1024 × 1024）取代了基于 TV 相机的成像仪[63]。系统顺时针旋转 360°，以 1°为间隔进行图像采集，同时对弯曲进行校正，弯曲量约为 0.2cm，这是为了补偿重力引起的射线源和探测器支撑臂的弯曲，也可能是由于整个机架结构存在轻微的轴向运动[63]。

5.6.4.1　Elekta synergy 直线加速器的 XVI 系统

　　kV 级 CBCT 一体化直线加速器的商业版本基于 Elekta Synergy 平台（Elekta，Crawley，UK），基于 kV 级 CBCT 的容积成像称为 XVI（x-ray volume imager）系统。kV 级的 X 射线源安装在一个伸缩臂上，SAD 为 100cm。成像仪为非晶硅 / 碘化铯的（a-Si/CsI）FPI，像素矩阵为 1024 × 1024，探测器元件单元为 0.4 × 0.4mm，成像仪固定的位置距源 153.6cm [64]，这一系统在等中心平面上的像素分辨率为 0.26mm，FOV 为 25.6cm。XVI 系统和 MV 级放疗源具有相同的旋转轴。一个典型的 XVI 成像序列需要在机架旋转 360°的过程中采集大约 300 ～ 500 张大致等距的投影图像 [65]。在 CBCT 采集过程中，机架的最大旋转速度为 1rpm，但通过降低机架旋转速度可以使每次扫描的投影图像数量增加 [66]。采用 Hamming 滤波器 / 窗可修正反投影算法以进行 CBCT 影像重建。Létourneau 等 [66] 采用模体研究了 XVI 系统的技术性能，在保持每个投影剂量不变的情况下，可增加投影数量来评估 XVI 图像质量的变化，例如对比度、噪声和 CNR。他们还研究了盆腔、头颈部和肺部等部位的临床病例。在这些病例中，通过偏移面板可以获得包含外部轮廓的低剂量扫描，然后使用居中的 FPI 对靶区进行局部的 CBCT 成像 [66]。通过与计划 CT 影像配准，该系统可以成功地完成在线摆位校正 [65]。

最新的 XVI 系统配置了大型 a–Si FPI，有效成像面积为 42.5 × 42.5cm²，并提供了小、中、大三种不同的 FOV，适用于不同的解剖部位。"小"FOV 为 27.68cm，通过机架旋转 200°（即 180°+ 两倍锥角）获得，面板位于中心位置，类似于全扇半旋转扫描。"中"FOV（42.64cm）和"大"FOV（52.40cm）扫描采用全扇全旋转（360°）模式，面板排列偏离等中心分别为 11.5cm 和 19cm [67, 68]。分别采用小、中、大 FOV 进行图像采集的结构示意如图 5.18 所示。

IGRT 系统还为每种 FOV 设置配备了不同的准直器，可插入位于 kV 级 X 射线源前方的插槽中，对射束轴向的左右和头脚方向的范围进行限制，从而确定要扫描的体积长度。此外，XVI 系统还为每种 FOV 配备了一套 kV 级的滤波器与准直器组合 [68]。表 5.1 提供了 XVI 系统中可用的几何设置组合。该系统还配备了蝶形滤波器（见第 5.6.5 节），可在肥胖患者进行 CBCT 扫描时插入使用，以减少整个探测器接收射线强度的变化。准直器盒和蝶形滤波器如图 5.19 所示。

5.6.4.2　XVI 系统中 CBCT 的 IGRT 工作流程

图像引导的通用工作流程也适用于基于 CBCT 的 IGRT。一旦选定了患者的治疗方案，并在 VolumeView™ Reference 系统窗口的数据库中打开患者文档，患者的 3D 参考数据将通过 DICOM 导入 XVI 系统。Elekta 在 VolumeView™ 窗口为 3D 和 4D 影像数据提供了三种操作模式，每种模式都有一个 VolumeView™ 窗口。

第一个是 VolumeView™ 参考影像窗口，可以在其中添加患者的参考数据，通常是计划 CT 数据。

第二个是 VolumeView™ 重建窗口，显示 3D 和 4D 的重建影像。

第三个是 VolumeView™ 配准窗口，可以在该窗口中将重建的 VolumeView™ 影像与参考影像进行配准。可以通过手动或自动配准方法进行图像配准。XVI 系统提供三种协议，即 Clipbox 配准、Mask 配准和 Dual 配准。

其中，在图像中用立体框定义的感兴趣体积称为 Clipbox，仅对此框内的体素信息进行图像配准。Mask 配准是使用称为 Mask 的软件进行的软组织配准。Mask 可以是计划 CT 中任何结构的轮廓，例如具有固定边界的 PTV [69]。在 Dual 配准中，系统允许在同一 VolumeView™ 影像配准中同时使用 Clipbox 和 Mask 配准协议，并且可以分别基于 Clipbox 或 Mask 或是两者一起进行校正。VolumeView™ 的窗口屏幕截图如图 5.20 所示，图中显示了采用 Rando 模体的影像配准情况和坐标位移数据。

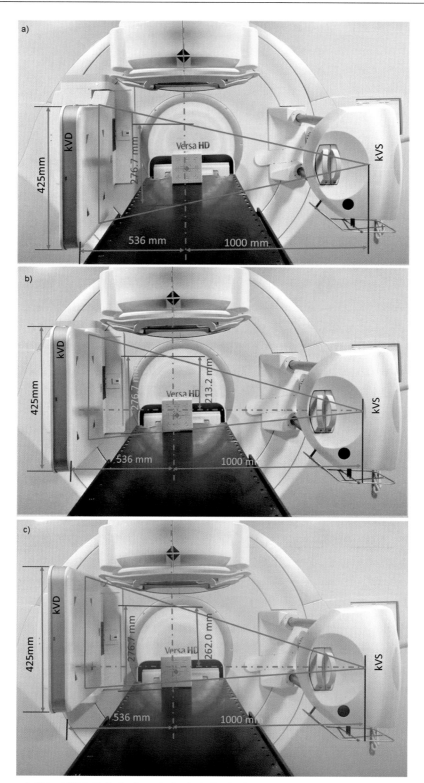

图 5.18 Elekta 直线加速器上的小（a）、中（b）和大（c）FOV 的几何形状。获班加罗尔 Kidwai 纪念肿瘤研究所转载许可

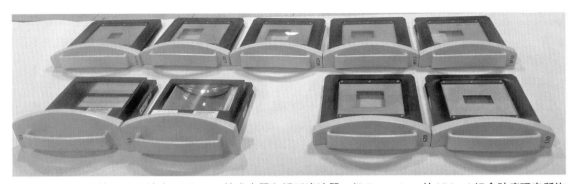

图 5.19　Elekta 的 XVI 系统中不同 FOV 的准直器和蝶形滤波器。经 Bengaluru 的 Kidwai 纪念肿瘤研究所许可转载

表 5.1　适用于不同 FOV 和轴向长度的准直器。

准直器型号	FOV	轴向长度（cm）
S20	小	26.0
M2	中	2.5
M10	中	12.0
M20	中	26.0
L2	大	2.5
L10	大	12.5
L20	大	26.0

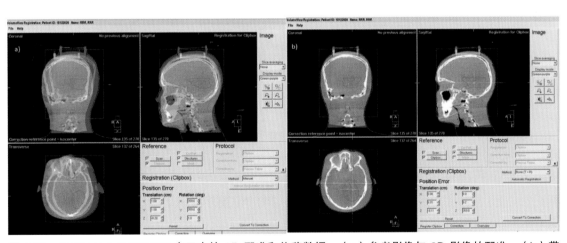

图 5.20　Elekta VolumeView™ 窗口中的 3D 配准和位移数据。（a）参考影像与 3D 影像的配准，（b）带有位移坐标以进行校正的配准影像。获 Bengaluru 的 Kidwai 纪念肿瘤研究所转载许可

VolumeView™ 配准提供 6D 坐标用于摆位校正，即三个平移坐标和三个旋转坐标。旋转坐

标仅用于 Elekta 直线加速器 Hexapod 6D 床的校正。此外，Elekta 的 Symmetry 系统是 4D CBCT 系统。Symmetry 是一个包含 4D CBCT 影像采集的模块，该模块采用的算法能够自动提取与膈肌运动直接对应的呼吸信号[70,71]。与呼吸相关的 CBCT，即 4D CBCT 已在第 5.6.7 节中讨论。

5.6.4.3 HexaPOD 6D 治疗床面

Elekta 提供的 HexaPOD 6D 治疗床面是选配项，在使用 XVI 系统进行摆位修正时用于旋转坐标的校正。它是一种患者智能定位的先进系统，可为患者提供 6 个自由度的摆位修正。6–DoF Hexapod 采用碳纤维床面，使用红外摄像追踪系统进行引导，可实现精准定位。该系统需配合 Elekta 的参考框架使用，该参考框架具有红外标记，有助于对齐治疗床并确定床的角度坐标，与 iGUIDE 软件集成使用，可实现患者自动摆位。使用 HeaxPOD 6D 治疗床进行摆位，需将获取的 VolumeView™ 影像与参考 CT 影像配准。通过 VolumeView™ 配准可确定需平移和旋转的坐标值，并将坐标值传输到 iGUIDE 系统。系统会自动将 HexaPOD 床面移动到由 XVI 系统确定的正确等中心位置。带有 Elekta 参考框架的 HexaPOD 6D 治疗床如图 5.21 所示。

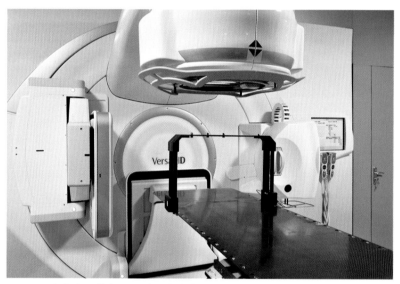

图 5.21　HexaPOD 6D 治疗床面带有用于对齐治疗床的框架。经班加罗尔 Kidwai 纪念肿瘤研究所许可转载

5.6.4.4　Varian 直线加速器的 OBI 系统

Varian 医疗系统推出了一种称为"机载影像系统"（OBI）的 kV 级成像系统。该系统由一个 kV 级 X 射线源和 a-Si FPI 成像仪组成，安装在直线加速器机架结构两侧的机械臂上。在这些直线加速器中，除了 EPID 之外，kV 级成像装置与治疗头正交安装。与 Elekta 直线加速器不同的是，OBI 系统的 kV 级 X 射线源安装在 270°位置，FPI kV 成像仪则在 90°位置。构成 IGRT 的 MV 探测器、kV 级 X 探测器和 kV 级 X 射线源统称为定位装置。

kV 级 X 射线源采用的是诊断级 X 线球管，X 射线发生器最大输出功率为 32kW，目标角度为 14°。此 kV 级 X 射线源的小焦点和大焦点分别为 0.4mm 和 0.8mm。X 线管具有内置滤波装置，并有一个蝶形滤波器的专用插槽。在初级准直器旁边，提供了一个"Norm"剂量监测电离室，用于测量辐射剂量并补偿 X 射线输出中的脉冲波动。kV 光栅用来限定 X 射线束宽度，射束硬化箔滤波器和蝶形滤波器放置在 kV 级 X 射线源罩中，kV 级 X 射线源罩还用作碰撞检测罩。

为生成 kV 级影像，OBI 系统在 kV 级 X 射线源对面安装了一个 a-Si 探测器。OBI 系统（kV 成像系统）等中心点与用于放疗的 MV 射束等中心点重合。在最初的系统中，kV 和 MV 级成像仪的成像尺寸相同，为 39.7cm × 29.8cm。MV 级成像仪的像素矩阵为 1024 × 768 像素，而 kV 级成像仪有两种分辨率：高分辨率的为 2048 × 1536 像素，低分辨率的为 1024 × 768 像素。kV 级成像仪上还安装了高性能消除散射网栅 [72]。kVS、kV 级 X 探测器 和 MV 探测器安装在机架的三个智能控制支撑臂（Exact™ 臂）上。这些臂的构造和运动机制与人类手臂相同。

OBI 系统提供三种成像模式，即 2D 平面 X 射线采集成像、荧光透视成像和帧率为 7 或 15 帧 / 秒的 CBCT 采集。对于 CBCT，大约需要在 70 秒内采集 650 个投影图像来重建立体影像。OBI 系统有两种重建 FOV，一种以探测器中心为旋转轴，另一种则是将探测器移到离轴偏心位置。在第一种重建 FOV 中，采集了机架旋转 200°（180° + 两倍锥角）的影像，这被称为"全扇模式 + 机架半旋转扫描"，适用于脑部和头颈部等解剖部位。当源到成像仪距离（Source-to-Imager Distance，SID）为 150cm 时，可在横截面上提供直径为 24cm 的 FOV，头足方向长度为 15cm[73]。在 iX 直线加速器的 OBI 后续模型中，FOV 增加到直径为 25cm、头足方向长度 16cm。为了获得更大的 FOV（这将有助于胸部、腹部和盆腔等部位），探测器横向移动 14.8cm，kV 级 X 格栅不对称移动，机架旋转 360°出束照射，这被称为"半扇模式 + 机架全旋转"模式。在机架旋转 360°进行扫描时，除等中心的一小部分区域外，每个部分的解剖结构都在成像视野中出现一次。在此"半扇"模式下，当 SID 为 150cm 时，FOV 直径为 45cm，头足方向长度为 14cm。可提供"全扇"和"半扇"模式的蝶形滤波器，可用于补偿解剖结构边缘相对于中心部分较小的厚度。

Varian iX 直线加速器的控制平台配备四个终端：一个直线加速器控制台、4DITC/LVI（作为 ARIA 和直线加速器的接口）、OBI/CBCT 工作站和实时位置管理 （Real-Time Position Management，RPM）工作站。

5.6.4.5　TureBeam™ CBCT 成像

在 TureBeam™ 直线加速器中，IGRT 系统是指 X 射线成像 （X-ray Imaging，XI）系统。该系统具有 Varian 诊断级 X 线球管，该 X 线球管与一个 50kW 的 kV 级发生器联合使用，能量范围为 40 ~ 140kV。Varian kV 级 X 射线源的目标角为 14°，直径为 133mm，小焦点和大焦点的标称尺寸分别为 0.4mm 和 1.0mm。与 iX 直线加速器上的 OBI 系统相比，TrueBeam™ X 射线源外壳的主要区别是，在 X 线球管罩内附加有固定的 Ti 滤波器和蝶形滤波器，可根据扫描参数选择自动到位。X 线准直器具有非对称格栅运动，在等中心处可提供最大和最小的射野分别为 50 × 50cm² 和 2 × 2cm²。

TureBeam™ 的 XI 系统中，kV 级成像仪具有与 OBI 类似的 a-Si FPI 成像仪，有效成像面积为 39.7 × 29.8cm²，像素矩阵的分辨率分别为 1024 × 768 和 2048 × 1536（全分辨率模式），SID 为 150cm。与 iX 直线加速器的 OBI 系统一样，TrueBeam™ 直线加速器中的 kV 级 X 探测器也可在 -18.5cm 到 + 15cm 之间移动，以增加 3D 成像的 FOV。TrueBeam™ 直线加速器的"全扇"和"半扇"的几何示意图如 5.22 所示。

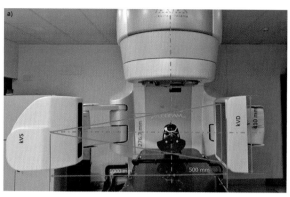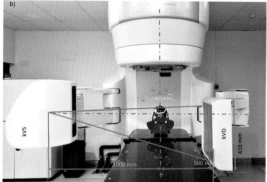

图 5.22　TrueBeam™ 直线加速器上的（a）小 FOV 和（b）大 FOV 的几何示意图

5.6.4.6　Varian 的 CBCT 系统

机载 kV 级影像系统与 MV 射线源有相同的旋转轴和等中心，即 CBCT 系统。CBCT 重建所需的投影帧数由预定义的 CBCT 模式决定。表 5.2 中提供了 iX 直线加速器 OBI 系统和 TrueBeam™ 直线加速器 XI 系统的 CBCT 模式协议规范。操作者可以在 Service 模式下更改 / 定义自己的扫描协议。

表 5.2　（a）配备 OBI 系统的直线加速器中预定义的 kV CBCT 协议规范。（b）配备 XI 系统的 TrueBeam™ 直线加速器中预定义的 kV CBCT 协议规范

（A）

参数	扫描模式					
	低剂量头部	高质量头部	标准剂量头部	低剂量胸部	盆腔	盆腔聚集成像
管电压（kVp）	100	100	100	110	125	125
管电流（mA）	10	80	20	20	80	80
曝光量（mAs）	72	720	145	262	680	720
脉冲持续时间(ms)	20	25	20	20	13	25
扫描弧度（度）	200	200	200	360	360	200
扫描时长（秒）	33	33	33	60	60	60
帧率（fps）	15	15	15	15	15	15
机架转速（度 / 秒）	6	6	6	6	6	6
投影图像数量	360	360	360	655	655	360
扇的类型	全扇			半扇		
蝶形滤波器类型	全蝶形			半蝶形		
可用的重建矩阵	128 × 128、256 × 256、384 × 384（默认）和 512 × 512					
扫描层厚（mm）	2.0、2.5（默认）、3.0、3.5、4.0、4.5、5.0 和 10					

（B）

参数	扫描模式						
	头部	温和扫描	聚焦成像	胸部	盆腔	肥胖者盆腔	4D 胸部
管电压（kVp）	100	80	125	125	125	140	125
管电流（mA）	15	20	60	15	60	75	40
曝光量（mAs）	150	100	750	270	1080	1688	672
脉冲持续时间(ms)	20	10	25	20	20	25	20
帧率（fps）	15	15	15	15	15	15	7
扫描弧度（度）	200	200	200	360	360	360	360
机架转速（度 / 秒）	6	6	6	6	6	6	3
扫描时长（秒）	33	33	33	60	60	60	120
投影数量	500	500	500	900	900	900	840
扇的类型	全扇			半扇			
蝶形滤波器类型	全蝶形			半蝶形			
可用的重建矩阵	128×128、256×256、384×384 和 512×512（默认）						
扫描层厚（mm）	1.0、1.5、2.0（默认）、2.5、3、3.5、4.0、4.5、5.0 和 10						

如上表所示，投影图像数量取决于机架旋转速度、机架总旋转角度和每秒帧数。投影帧数可通过以下公式得出：

$$投影图像帧数 = \left\{ 帧率 \times \frac{扫描的旋转弧度}{机架旋转速度} \right\} \tag{5.10}$$

比如：以机架转速为 6 °/s，每秒帧数 15fps 进行 200°的半旋转扫描，投影帧数将为 500 帧，而在以机架转速为 3 °/s，每秒帧数 7fps 进行 360°的全旋转 4D 扫描，投影帧数将为 840 帧。

CBCT 重建有 FDK 方法和迭代重建方法两种（在第 5.4.1 节中讨论）。为了实现大 FOV 图像引导，在高级重建模式中提供了扩展 FOV 长度的 CBCT 作为可选项。TrueBeam™ 的 IGRT 系统具有用于呼吸门控放射治疗的 4D CBCT，其使用 RPM 设备获取 4D CBCT 影像，详细信息在第 5.6.7 节中讨论。

5.6.5 蝶形滤波器

Elekta 和 Varian 的 IGRT 装置均配有蝶形滤波器。Elekta 为"全扇"和"半扇"模式只提供一个蝶形滤波器，而 Varian 为"全扇"和"半扇"模式扫描分别单独提供蝶形滤波器，如图 5.23 所示。蝶形滤波器是射束剂量分布调整的均整块，用于提高投影影像的质量。蝶形滤波器的优点包括：

（1）减少皮肤剂量；

（2）减少 X 射线散射，提高影像质量；

（3）减少探测器接收的射线；

（4）避免探测器剂量饱和；

（5）提高 CT 值准确性和图像均匀性（如前所述）；

（6）补偿成像体积边缘（即患者轮廓）较小的厚度（与中心部分相比）。

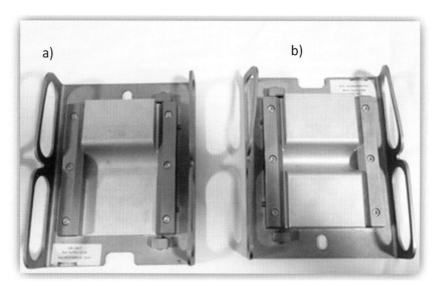

图 5.23　Varian OBI 系统的（a）全扇模式 CBCT 和（b）半扇模式 CBCT 的蝶形滤波器

这些优点是由于蝶形滤波器降低了 CBCT 扫描中对探测器的动态范围要求，故探测器测量的通量在整个探测板上的分布相对均匀，在皮肤线以外的区域不会达到饱和[74]。此外，蝶形滤波器减少了皮肤区域边缘过量的 X 射线通量，从而降低了边缘的绝对散射剂量，可改善信噪比和图像质量。Mail 等[74]还发现皮肤剂量减少了约 43%，体模中心处的剂量减少了约 26%。并且，使用蝶形滤波器后 CNR 有所改善。总体而言，由于 CBCT 中的蝶形滤波器减少了散射线和射束硬度，探测板上剂量分布更均匀，从而提高了图像均匀性和 CT 值计算的准确性[74]。

5.6.6　纵向扩展 FOV 的 IGRT 系统

尽管 CBCT 影像重建的 FOV 是 45cm，但基于 C 形臂直线加速器的 CBCT 扫描的纵向覆盖范围受到 FPI 大小的限制，这个长度通常小于照射野，有时甚至小于肿瘤的纵向长度[75, 76]。在带有 OBI 系统的 Varian iX 直线加速器中，纵向 FOV 为 16cm，而在 Truebeam™ 的 IGRT 系统中，纵向 FOV 为 17.5cm，这在进行包含淋巴结照射[75]、全脑全脊髓照射和全脊髓照射时是不够的。Zheng 等[75]提出了一种协议，通过移动治疗床进行两次 CBCT 扫描来实现 CBCT 纵向覆盖范围的扩展，其允许两个重建影像存在小的纵向重叠，再使用内部软件将两组影像整合为一组，并探索了三种不同方法来避免两个影像子集之间出现错位的可能性：即简单堆叠、平均重叠体积和具有三个平移自由度的 3D–3D 图像配准[75]。Rafic 等[76]也研发了一种纵向

FOV 扩展 CBCT 的协议，并为其在图像引导自适应放疗（Image Guided Adaptive Radiotherapy，IGART）的应用提供了一个完整的工作流程。采用内部 MatLab 的脚本将相邻区域的 HU（Hounsfield Units）值进行平均，并校正高密度区域的 HU 值。合成 CBCT 影像的纵向 FOV 是 31cm，并分配了与第一套 CBCT 影像相同的 DICOM 唯一标识符（Unique Identifiers，UID）[76]。随后，Rafic 等 [77] 将这种 FOV 扩展方法应用于全脑全脊髓定位和自适应剂量测定评估。他们的协议包括多个 CBCT 扫描，固定治疗床使其纵向平移，在每次 CBCT 扫描之间有 1cm 重叠。Varian 的 Advanced Reconstructor 是 TrueBeam™ 直线加速器中的一个可选软件模块，允许操作者根据需要构建和拼接多个 CBCT，以创建一个扩展长度的 CBCT 影像，也可以在 Eclipse 计划系统中进行查看。

5.6.7　呼吸关联的 CBCT 成像系统（4D-CBCT）

呼吸运动会导致胸腹部器官（如肺、肝和其他运动明显的器官）的运动，从而影响成像、放疗计划设计和放疗实施的准确性 [78, 79]。尽管直线加速器中 CBCT 成像对于摆位验证非常重要，但呼吸运动会导致这些器官在 CBCT 影像重建中产生伪影 [80, 81]。为了消除图像伪影，并准确测量肿瘤体积，现在经常使用呼吸关联的 CT 进行计划设计 [82-85]。用于计划设计的呼吸相关的 CT 可通过两种方法获得：

- 一种是通过使用外部呼吸信号在多个时相通过轴位或螺旋 CT 扫描，获取过采样的 3D CT 数据集，然后对获取的时相进行排序，这称为回顾性门控。
- 另一种方法则称之为前瞻性门控，使用外部呼吸触发器在呼吸特定阶段获取 CT 影像。

4D CT 或门控 CT 可提供呼吸运动的信息，该信息可纳入肿瘤靶区勾画和放疗计划设计中。

虽然用于放疗计划设计的 4D CT 可提供与呼吸关联的图像，但直线加速器上的 CBCT 会因为呼吸运动产生的大量伪影。Sonke 等 [71] 在配备 X 射线源和探测器的 Elekta Synergy 直线加速器上开发了 4D CBCT 扫描程序，用于 3D CBCT 采集。他们还开发了一种算法，可以自动提取与膈肌运动相对应的呼吸信号 [71]。这一过程包括增强膈肌特征，即将每个独立的 X 射线投影图像特征投影到头足方向上，并将所有连续的一维投影合并到 2D 图像中，从其中分离出具有最大时间变化的图像区域。随后，将每个一维信号与下一个一维信号对齐，以形成代表呼吸信号的位移序列。该方法基于这样一个事实：由呼吸运动引起的头足方向的逐帧变化明显大于由机架旋转引起的变化。这种方法的问题在于，信号不能描述真正的膈肌位移，因为它可能会在不同机架角度对不同位置的膈膜成像，且位移的投影幅度取决于机架角度。该方法最适用于基于相位的回顾性排序 4D 重建算法 [71]。Elekta XVI 整合了 4D CBCT 的采集功能，可以生成与呼吸运动关联的 4D CBCT 数据集，该数据集是从上述膈肌运动的 2D 投影数据中提取的 [69]。

获取 4D CBCT 呼吸信号的另一种方法是使用外部设备，就像大多数用于放疗计划设计的 4D CT 采集方法一样。这可以通过将实时运动跟踪系统（如 RPM 设备）与 CBCT 采集同步来实现，类似于传统 4D CT 采集 [86, 87]。Li 等 [87] 建议使用 Varian RPM 设备在带有 OBI 的 Varian Trilogy™ 直线加速器上来生成 4D CBCT。Varian OBI 使用外部呼吸监测系统 RPM 获取呼吸信号，该系统设计用于门控放疗和获取呼吸信号来重建 4D CBCT。该 RPM 设备是一个带有六个红外反射标记点的块状组件，放置在患者腹部，红外摄像机通过发送和接收红外信号来监测呼吸运动。六点标记块和红外摄像机如图 5.24 所示。

在 TrueBeam™ 中，运动追踪被整合到 TrueBeam™ 软件中，用于 4D 治疗和图像采集，包含一个立体红外摄像机和带有四个反射器的标记块（如图 5.25 的插图所示）。TrueBeam™ 中的红外呼吸门控摄像机是 Polaris® SPectra® 立体摄像机，使用红外激光照向放置在患者体表的反射块。立体摄像机输出的是包含三个平移坐标和三个旋转坐标的数据流，并发送到 XI 系统。TrueBeam™ 反射块由塑料制成，具有以固定模式排列的四个被动式红外反射器。

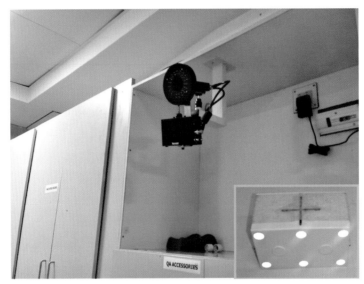

图 5.24　治疗室内配有红外灯的 RPM 摄像机和带有六个反光点的标记块（插图）

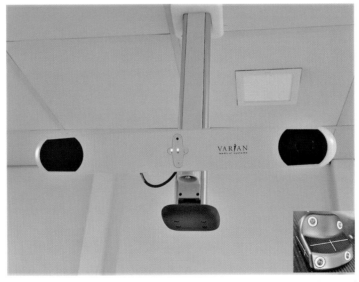

图 5.25　TrueBeam™ 直线加速器室内用于追踪呼吸运动的立体摄像机和带有四个反光点的标记块（插图）

在获取 4D CBCT 时，红外设备会持续获取患者的呼吸信号，并且只有在治疗计划启用门控时才可以执行 4D CBCT。Varian TrueBeam™ 直线加速器当前版本提供的 4D CBCT 仅支持带相位分级的回顾性门控。

TrueBeam™ 直线加速器提供了可选的"高级重建器"应用程序，可对获取的投影数据进行 4D 重建。具有两个 4D 重建程序，提供基于两种算法的重建。一个是基于 FDK 算法的 Basic4D，通过将一个时间段到另一个时间段的投影进行排序来重建 4D 影像，并提供与呼吸阶段相对应的体积。另一种重建称为"4D Advanced"，其基于 McKinnon-Bates 算法（MKB），将在以下章节中讨论。

5.6.8　4D CBCT 重建

使用传统诊断级 CT 获取 4D CT 和使用 4D CBCT 进行计划设计的主要区别是，在传统诊断级 CT 中，每次旋转扫描都可以在非常短（＜0.05s）的时间间隔内完成，这比典型的呼吸周期短得多，可代表某个呼吸时相。在传统 CT 中，每个独立旋转的投影都具有无伪影的重建数据，并且可对来自多次扫描的重建图像进行排序生成 4D CT。

直线加速器集成式 CBCT 的机架旋转速度与呼吸周期相比较慢，由于所有层面内都存在结构移动，重建结构体积会比较模糊[71]。为获得 4D CBCT，可通过投影进行空间回顾性排序以获得不同时相的重建 CBCT。CBCT 采集期间获得的每个投影图像都代表特定呼吸周期。通过收集代表特定呼吸周期的投影，重建该呼吸时相的 CBCT。这是通过将呼吸信号和相应的投影分类根据时相进行排序，然后重建每个时相的投影图像获得的[71]。

上述 4D CBCT 重建方法减少了每个呼吸时相可用于图像重建所需的投影图像数量，并且这种欠采样与重建体素的大小成反比，会导致严重的视图混叠伪影[88]。此外，由于机架旋转速度慢，每次旋转的投影图像已受到运动伪影的影响。

5.6.9　条纹伪影去除术

假设机架旋转速度为 6°/s，帧率为 15 帧/秒，则旋转一周会有 900 帧投影图像，而呼吸周期为 5 秒，则重建每个时相大约有 90 个投影。每个时相重建采样数的减少会导致严重的视图混叠，从而引起条纹伪影。增加投影数的方法有两种，一是降低机架速度，二是进行多次旋转。而这会增加成像辐射剂量和图像采集时间。一些研究者提出了先进的处理技术，包括迭代重建，以减少扫描时间，并重建出高质量图像[89-91]。

Leng 等[92] 提出了一种基于 MKB 的方法，该方法最初是为心脏成像而研发的，可以估计来自静态结构的欠采样条纹伪影，然后将其去除。为此，在不考虑呼吸信号的情况下，使用了所有获取的投影数据进行 CBCT 重建。然后，在获取与原始锥形束投影数据相同的角度对重建后的影像进行重新投影。现在有两组数据，一组是原始投影数据，另一组是来自重建影像的投影数据，可以使用这两组数据重建两组影像。原始投影数据和来自重建数据的投影数据的两组投影图像具有相似的条纹伪影。将两幅图像相减可消除由于静态物体和静态结构造成的欠采样条纹伪影，但由运动导致的伪影在这个过程中无法消除。然后，将包含物体运动信息的减影处理图像与包含静态结构的先验图像相结合，这两组影像的结合可以生成每个呼吸时相被抑制的条纹伪影图像[92]。简而言之，这种准迭代 MKB 算法涉及两个完整的反向投影操作和一个完整的正向投影操作。虽然这种方法可以显著减少条纹伪影，但时间分辨率可能会受到影响[93]。

MKB 算法的弱点是可能产生重影伪影。这主要是由于使用了传统先验图像，因为重新投影图像中的差错可能会不正确地表现为残余运动[94]。在传统先验中，这种不正确的运动可以归因于运动诱发的条纹伪影，在重新投影操作中会被错误地编译为运动[94]。这表明，如果从先验图像中去除运动诱发的条纹伪影，就可以消除伪影。Star-Lack 等[94] 提出了一种改进的 MKB 算法，采用了一个称为"Threshold-Erosion"的程序。该程序应用在连续 2D 轴向层面图上，从而去除先验图像的条纹伪影。这种去条纹伪影算法结合了分割和边界削弱操作，旨在消除条纹伪影的同时最大限度地减少不连续性。

对原始 MKB 算法的两点主要的改进为：①去除先验图像的条纹伪影；②进行双边滤波。

先验图像去除条纹伪影在很大程度上消除了伪影，同时双边滤波提高了 CNR[94]。去除伪影的其他方法包括时相自适应关联的重建算法，该算法先使用投影图像来估计运动，再使用投影图像中不受运动影响的部分进行重建。可以使用迭代算法（例如：代数重建技术或联合代数重建技术）进行重建，以减少噪声和伪影[93]。

5.6.10　投影图像数量与图像质量的关系

这种改进的 MKB 算法已经在 Varian TrueBeam™ 软件（Varian，Palo Alto，CA）中应用于 4D CBCT 重建，但未实现双边滤波[94]。Varian TrueBeam™ 直线加速器（以及 EDGE 直线加速器）具有预置的 4D 采集模式，其中机架旋转速度从用于 3D CBCT 采集的 6°/s 降低到 3°/s，帧率为 7 帧/秒，从而使采集时间增加到 120 秒，可获得 840 个投影图像。这使得在呼吸周期的每个时相都能采集更多投影图像，并且投影图像的分布更均匀。在 CBCT 的 Editor 模式下可以生成具有不同机架转速、管电流和帧采集速率的协议。降低机架速度会增加每个时相用于重建的投影图像的数量。若机架速度降低到 2°/s，帧率为 15 帧/秒时，总投影图像数量将增加到 2700 个，当机架速度降低到 1°/s 时，则增加到 5400 个。4D CBCT 在不同机架速度下以 15fps 的帧率采集的 Catphan 和胸部模体的图像如图 5.26 和 5.27 所示。

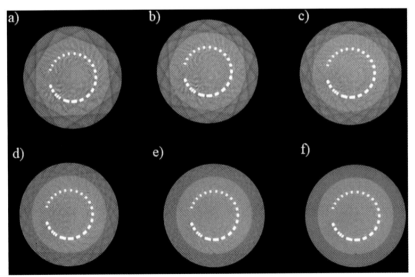

图 5.26　在不同的机架速度下使用 Catphan 静态体模的重建 4D CT 影像 （a）6°/s，（b）5°/s，（c）4°/s，（d）3°/s，（e）2°/s 和（e）1°/s

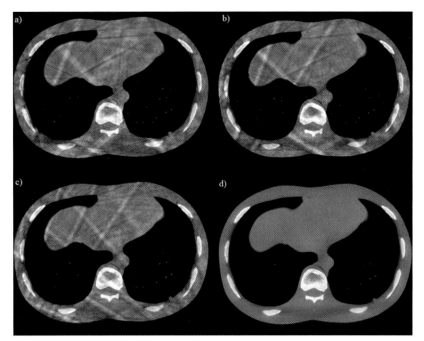

图 5.27　在不同的机架速度下使用仿人体胸部静态体模的 4D CT 影像（a）4°/s，（b）3°/s，（c）2°/s，以及（d）同一模体的参考 CT 图像

5.7　图像配准

5.7.1　图像配准的基本原理

图像配准的目标是找到移动数据集和静止源数据集图像中的相同点（解剖）具有的最佳关联的几何变换。图像配准算法被分为"刚性"和"非刚性"或形变图像配准（Deformable Image Registration, DIR）[95, 96]。在刚性图像配准中，变换仅需平移和/或旋转即可使相应点对齐，所有像素都是均匀地移动和/或旋转，变换前后每个像素点之间的相对位置关系保持不变。在"非刚性"或"DIR"中，由于两个图像数据集的结构存在形状变化或形变，变换则需要拉伸图像网格以使相应点对齐[97]。在 DIR 中，像素点之间的相对位置关系会发生变化[95]。

尽管有许多不同方法来计算两组成像中匹配对应点坐标的几何变换，但大多数方法涉及以下三个步骤[98, 99]：

（1）确定源图像和目标图像之间的变换。可以采用处理平移和旋转（6 个自由度）的单一全局线性变换模型；也可以采用自由模式形变模型，该变换由图像数据中每个体素的独立位移向量表示。

（2）测量源图像和目标图像的相似度。这是用来衡量图像配准程度的指标。

（3）通过优化方法可使相似度更好、更快地达到最优值，是使两个图像集的数据对齐的优化方案。

为了方便解释说明，假设两组图像分别命名为 J 和 K，图像 J 是参考影像，配准时位置固定不变，图像 K 则需要移动，以便与图像 J 的几何结构进行配准对齐。假设这两组影像在生成时具有相同方向，并且原点和放大率一致，则平移可以看成两组影像所有像素的简单恒等变换 I 且 $X_K = X_J$。如果这两组影像之间不存在生理运动，则在 PET–CT 或 SPECT–CT 等双模态成像系统中上述说法成立[98]。

实际上，患者的位置在两次影像扫描间会发生变化。对于脑部配准，其解剖结构的位置和方位可由刚性的头骨确定，可采用平移 – 旋转模型，即由三个平移坐标和三个旋转坐标表明全局线性变换。另一种常用的线性变换是仿射变换，仿射变换可以修改图像的几何结构，可以保留线条的平行信息但不保留长度和角度等信息。该变换保留共线性和距离比，即平行线变换后仍保持平行，是平移、旋转、缩放和剪切的组合[98]。线性变换假设图像数据（解剖结构）是刚性的，而仿射变换则假设解剖结构进行刚性运动。然而，对于头部以外的大多数部位，这两种假设都并不成立。在放射治疗中，患者摆位、器官充盈和生理运动的差异使得无法使用单一的仿射变换对两组影像进行配准。线性变换和仿射变换可联合应用于假设局部存在刚性运动的前列腺的放疗影像配准，且仅限于包含前列腺区域的有限的 FOV[98]。

在许多部位，器官形状和大小可能会由于器官或其邻近器官的生理运动而发生变化，而无法使用仿射变换。在上述情况下，如果图像数据表现出显著变化，则必须使用非刚性或形变变换。

5.7.2 图像形变配准

以影像集 J 和 K 为例，其中 J 是参考影像，K 是可形变影像。输出为转换参数 ϕ，即将第一套影像的数据集与第二套影像的数据集进行关联。假设 $x = (x_1, x_2, x_3)$ 为影像集 J 中的一个体素，$\phi(x) = x'$ 是影像集 K 中的对应点，那么

$$J(x) = K(\phi(x)) \tag{5.11}$$

刚性变换的输出由 6D 坐标组成，包括三个平移坐标和三个旋转坐标，但对于 DIR，输出图像是矢量的形变场，提供了第一套影像中每个体素与第二套影像中相应体素之间的对应关系[100]。与图像的刚性配准相比，DIR 明显具有更大的自由度。因此，DIR 可以处理两套影像之间的局部形变。DIR 算法具有特征空间、相似性度量、优化算法和转换或形变模型。DIR 的目的是找到一个最佳变换，使参考图像和形变图像之间具有最大的相似性。

放射治疗的应用将决定哪套影像是移动的，哪套影像是静止的。在放射治疗计划设计时，如果要将 MR 影像配准到计划 CT 影像，则 MR 影像是移动影像，CT 是静止影像。但是，对于自适应放射治疗（ART），原始计划 CT 可能是移动影像，而新的计划 CT 或每日 CBCT 将是静止影像，以便将基于原始 CT 的照射剂量映射到新 CT/CBCT 上。

5.7.3 图像配准中的特征空间和相似性测量

两套影像之间的相似性可以基于特征或基于强度，也可以是两种方法的混合。基于特征的方法使用关键点、器官轮廓或分割表面。特征应该可以在两套影像中被识别，并且一套影像中的特征与另一套影像中相应的特征具有相关性。关键点可以由操作者选择，或通过基于影像处理方法自动提取或选择[98]。基于强度的方法直接使用灰度数值信息来测量两个研究对

像或影像的配准程度。这些相似性指标也称为相似性度量，因为它们确定了影像集 K 和形变影像集 J 的相应体素值分布之间的相似性。诸如方差和、互相关和互信息等数学公式在临床上都有广泛应用[96]。

5.7.4 图像转换模型

影像配准的基本任务是找到公式（5.11）中描述的变换参数ϕ。该变换取决于ϕ的形式，而ϕ又取决于解剖部位、临床应用和所涉及的成像方式。刚性配准有六个参数，即三个平移坐标和三个旋转坐标；仿射变换有九个或十二个参数，包括缩放和剪切。DIR 则可以在空间上变化，其中 DoF 的数量可以达到源图像中体素数量的三倍[96]。正则化函数用于限制不真实运动并生成平滑的形变场，例如对骨性区域进行分类并限制该区域的形变程度。

有许多用于 DIR 的变换算法，总的而言可分为几何变换和物理变换。几何变换包括自由形式、全局样条和基于局部样条的方法。物理变换包括粘性 / 弹性 / 光流或有限元方法（FEM）[96]。最近，深度学习模型也已应用于 DIR[101]。

5.7.5 肿瘤放射治疗图像形变配准的应用

DIR 在放射肿瘤学的图像（自动）分割、数学建模（用于 ART）、剂量累积和功能成像四个重要领域具有非常重要的作用[95]。

5.7.5.1 自动分割

自动分割被认为是 DIR 的重要应用之一[102-105]。DIR 已用于将勾画结构从计划 CT 复制到日常治疗前患者成像，例如放射治疗室内 CT 或 CBCT 影像集。在计划 CT 和治疗前 CT 或 CBCT 之间的 DIR 变换计算提供了一个形变向量场（DVF）。然后使用 DVF 将计划 CT 上的勾画复制到治疗前的影像，但这需要由专家验证。Reed 等[107] 展示了一种基于模板的有效 DIR 解决方案，用于勾画全乳 CTV。虽然这种方法不能完全避免医生的勾画修改，但提高了一致性和效率[107]。Shekhar 等[102] 应用的自动分割方法采用了基于 B 样条的自由形式形变（即 DIR）模型，并使用肺癌和腹部肿瘤患者的 4D CT 影像测试了该方法。每日的 MVCT 影像均采用 DIR 来自动生成形变的腮腺轮廓，从而有效、可靠地评估放射治疗过程中腮腺的变化[104]。Wang 等[105] 使用基于图像强度的 DIR 算法来确定两个图像集之间的对应关系。例如，在计划 CT 上勾画 ROI 并复制到每日 CT 上。

5.7.5.2 数学建模（针对 ART）

数学建模就像是在 3D 空间中获得一个物体概率密度函数的过程。DIR 已在 ART 中用于确定多套影像数据的患者分次间和分次内的对应关系，并生成器官运动和形变的数学模型[108-111]。Nguyena 等[110] 提出了一种导航通道技术，将基于生物力学模型的 DIR 算法与群体运动模型、患者特定的运动信息相结合，以在 IGRT 中实现快速 DIR。Sohn 等[111] 提出了一种器官分次间运动和形变的建模方法，使用了一例前列腺癌患者的重复 CT 影像，并使用基于 FEM 的 DIR 确定 CT 图像之间的对应关系。他们的方法基于器官形状的主成分分析（PCA），可以将来自多个 CT 研究的大维度几何信息降低为器官运动和形变的少量参数统计模型。Oh 等[108] 提出了一种形变技术，其利用宫颈癌患者每周的 MR 影像来建立目标结构几何变化的数值模型。他们使用基于活动轮廓的 3D 表面参数的 DIR 算法，通过一个共同坐标定义分次间和分次内的对应关系。

图像配准是重新设计自适应计划的重要工具，在治疗中观察到的解剖结构变化需要对治疗计划进行修改，以保证治疗剂量和保护正常组织。形变配准能够说明初始计划影像与重新自适应计划所采集的影像之间存在的变化[96]。

5.7.5.3 剂量累积

治疗前 CBCT 可用于估算"当日剂量"，但图像质量差和不准确的 HU 值会影响使用 CBCT 进行剂量估算的准确度。为了解决这个问题，采用的方法是将 CT 图像从最初的计划 CT 形变到 CBCT，这样可以提供来自当日 CBCT 的解剖结构和来自计划 CT 的准确 HU 值[112]。多项研究已经评估了使用 DIR 估算"当日剂量"的方法，发现此方法可提供有良好前景的研究结果[113-115]。除了了解"当日剂量"之外，还需要估算各分次的累积剂量，以更好地理解剂量 – 体积效应，与初始计划剂量比较并报告实际剂量。由于解剖结构每天都在变化，无法简单地将剂量进行叠加。DIR 可以用来解释这种解剖结构的变化，就像从计划 CT 到治疗前影像的轮廓复制一样。确定计划 CT 和治疗前影像之间的 DVF，可用于将分次剂量形变至设计计划的解剖结构。然后将形变后的分次剂量映射到一个公共坐标系中求和。经 DVF 估计，可以使用两种方法来映射剂量，一种方法是在固定图像的空间网格上线性插值剂量，这一方法没有考虑组织在剂量吸收方面的物理特性；另一种方法是在重新计算形变剂量时考虑组织密度差异[106]。剂量累积是 DIR 的早期应用之一。作为 IGART 的一部分，现在评估靶区和正常组织剂量累积变得越来越普遍。使用 DIR 和剂量累积来解释每日几何变化可以更好地理解剂量 – 体积效应关系，实现个性化治疗，从而进一步改善治疗效果[97]。

有几个因素会影响使用 DIR 进行剂量估算的准确性。可能影响形变剂量估计的因素包括图像失真、噪声、伪影以及肿瘤和正常组织运动。可以说这些因素也可能影响轮廓分割，但可以由具有先验知识的专家验证，但没有定性或定量方法来评估形变剂量的分布。

5.8 3D 容积 IGRT 系统的临床应用

5.8.1 自适应放射治疗（ART）

先进图像引导技术的引入使人们能够准确评估由于治疗前和治疗中射野的位移及靶区几何形状的变化而导致的治疗位置变化。IGRT 作为可准确定位肿瘤靶区的工具，可使受照剂量更大，CTV 所需的安全外扩范围更小。但因为其假设靶区具有固定形状且 OAR 剂量不会发生显著的变化，也有其局限性。放射治疗过程中，解剖结构确实会发生变化。例如，由于姿势改变而引起的变化、原发肿瘤和受累淋巴结之间的差异化运动、膀胱或宫颈的形状改变、体重减轻以及肿瘤消退引起的变化[116]。头颈部癌治疗中的解剖变化如图 5.28 所示。

采用 IGRT 可获取靶区形状、大小和位置的信息。在治疗中可以通过 IGRT 的系统反馈测量判断是否需要修改治疗计划。这种根据测量反馈修改治疗计划的过程称为 ART，由 Di Yan 等[117] 于 1997 年首次提出。在 ART 中，可对治疗剂量、射野边缘以及射野形状、射束强度和几何形状等初始治疗计划中的参数进行修改，必要时应结合特征化的变化。然后，使用修改后的治疗计划进行后续治疗。如有必要，可以在整个治疗过程中重复此过程[117]。

ART 的大多数临床应用仅限于靶区位置修改。在治疗过程中获得的大量反馈信息在优化治疗中尚未得到充分利用[118]。ART 的完整实施包括以下四个关键步骤：

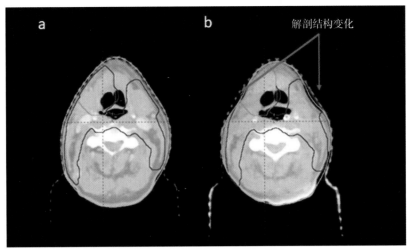

图 5.28　治疗中解剖结构的变化（a）计划 CT 和（b）治疗过程中再次扫描的 CT。经 Mohamathu Rafic 博士许可转载

（1）治疗剂量评估；
（2）治疗差异的识别 / 评估；
（3）治疗计划的修改决策；
（4）自适应治疗计划的修改[118]。

其中，大部分自适应放疗策略仅使用了其中两到三个步骤，使用的步骤取决于进行自适应分析的解剖结构变化类型[116]。

一般来说，放射治疗中解剖结构的变化可分为三类：

（1）解剖结构每天都在变化。计划 CT 影像中的解剖结构可能无法代表治疗期间的解剖结构。这会在治疗过程中引入系统误差；
（2）解剖结构的变化会发生在治疗过程中，这是一种随机误差；
（3）治疗本身可能会引起解剖结构的变化，并且这种变化在整个治疗过程中缓慢增加。这些解剖结构的变化既有系统成分，也有随机成分[116]。

不同研究人员已经开发和研究了不同的策略来说明解剖的变化，下面将讨论其中的一些策略。

5.8.1.1　在线自适应重新计划设计

考虑到解剖结构的系统性、随机性以及随着时间发生的复杂变化，建议每日在线进行重新计划设计[24, 119, 120]。该方法需要根据 CT/CBCT 图像对每个治疗分次的计划进行重新优化，这非常耗时。Ahunbay 等[24, 121] 提出以在线重新计划策略来纠正分次间解剖结构变化，此策略在每个分次治疗开始前执行，目的是加速进程，而无需进行长时间的重新优化。该方法包括三个步骤：

第一步是使用鲁棒工具半自动地修改原始计划轮廓，在当天放射治疗室内的 CT 图像 / CBCT 上快速勾画肿瘤靶区和 OAR。

第二步是使用子野形变（SAM）算法，根据计划轮廓和当天新轮廓之间的差异调整（形变）射野 / 子野。

第三步是进行分割权重优化（SWO），即仅根据操作者定义的目标修改分割权重以获取最优计划，如果有必要，还可以针对新子野进行修改[24]。

此方法的优点是不需要进行形变配准，可以在 10min 内完成。Ahunbay 等[121]将他们的方法应用于头颈部癌症，发现靶区覆盖率和 OAR 保护与原始计划相当，重新计划设计过程仅需约 5 ～ 8min。最近在放射治疗中引入的 MR 引导不仅提高了剂量传输的准确性，而且还让在线自适应重新计划设计和重新优化成为可能[122-126]。

5.8.1.2 平均解剖学模型

Van Kranen 等[127]提出了一种自适应策略，通过使用首次放射治疗中获取的重复 CBCT 图像中的平均解剖结构来修改计划 CT，以减少系统性形变。他们将这种模型应用于头颈部肿瘤患者，通过将 CBCT 与形变的计划 CT 配准来估算系统性形变。通过这种配准，生成了一个自适应解剖形变向量场，代表平均解剖结构。再在该伪 CT 上优化新的治疗计划，以用于余下的分次治疗[116, 127]。Nuver 等[128]的既往研究提出了一种类似前列腺 ART 的方法，他们使用五次重复 CT 扫描来计算前列腺的平均位置和直肠形状。他们在前四次 CT 扫描中勾画出前列腺的轮廓，并将其与计划 CT 的前列腺轮廓进行配准；根据由此产生的平移和旋转，以确定前列腺的平均位置。这种平均解剖方法须进行平衡，一方面是对系统误差所需的分次数进行准确估计，另一方面要留出足够的分次数，以便从调整后的计划中受益。最佳扫描次数为 5 ～ 12 次，具体扫描次数取决于估计的准确性、系统误差和随机误差与分次总数之间的平衡[116]。

ART 的自适应解剖方法相较于其他方法具有一定优势；由于使用了每日 CBCT 的信息，不需要额外扫描，此外，使用通过平均解剖结构修改后的计划 CT 进行自适应计划设计及优化可消除 CBCT 计划中 HU 值不准确的问题[127]。

5.8.1.3 自适应触发和计划表

为了解释放射治疗中发生的变化，需经常应用触发式自适应。触发式自适应是指根据一些解剖学上的变化（比如肿瘤缩小或体重减轻）来改变治疗计划，从而改变剂量的分布。在"ART"一词出现之前，这是离线 ART 最常见的方法[116]。由于额外工作量和经济因素，常规使用 ART 存在临床和技术上的挑战。确定最有可能需要或在重新制定放疗计划中受益的患者非常重要。文献提供了关于体重减轻与 ART 必要性之间相关的矛盾数据，关于由体重减轻而导致 ART 治疗的触发点，似乎没有达成共识[129]。自适应触发点的标准通常是定性的，通常是通过意识到定位装置不合适或通过对解剖结构变化的视觉判断来决定的。Kwint 等[130]提出了 Traffic Light 协议，该协议可作为放射治疗技术人员对患者 CBCT 进行视觉检查的指导。理想情况下，自适应重新计划设计应根据剂量标准来触发。应每天基于 CBCT 图像进行重新剂量计算。图 5.29 显示了由解剖结构变化导致的剂量分布和最大剂量变化。从过去十年来，人们从不同方面研究了剂量追踪，并报告了哪些可用于触发 ART[131-133]。

另一种自适应方法是在不同时间点安排自适应放疗。这样，科室就可以预测医疗资源需求并进行分配。重新扫描可以在治疗中进行，也可以每周进行一次。重新计划可以在这些 CT

图像上进行，或者为了减少时间和其他资源，可以将原计划传输到该 CT 上，并重新计算以评估肿瘤和 OAR 的受照剂量[116]。

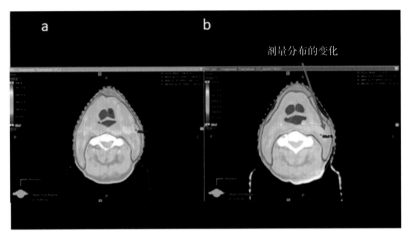

图 5.29 治疗中解剖结构变化导致的剂量分布和最大剂量的变化（a）计划 CT，（b）治疗过程中进行的重复 CT。经 Dr Mohamathu Rafic 许可转载

5.8.1.4 计划库

计划库是指生成多个放射治疗计划，并在治疗当天选择最佳计划。在这种计划库方法中，使用每日几何变化来修正靶区的位置和形变误差。最常用的方法是提前创建一个治疗计划库，以应对预期的解剖结构变化，例如膀胱容量变化。人们使用了不同的方法来开发计划库。一种方法是在一次 CT 扫描中制定多个计划，例如使用"空膀胱"扫描，然后从其他扫描（例如"满膀胱"扫描）中获得内插值或外推轮廓。或者，可以根据满膀胱和空膀胱获得的 CT 扫描[134, 135] 或使用前几个次治疗时的 CBCT[136, 137] 来制作计划库。

每次治疗前，都会获取 3D 容积 CBCT 影像或 MVCT 影像（在断层治疗的情况下）来验证膀胱的大小和位置。随后，从库中选择一个与当天 CBCT 轮廓最匹配的计划。计划库需要创建的计划数从 2 个到 6 个不等，并且此计划库方法的应用主要局限于由膀胱充盈或宫颈形状变化而导致的解剖变化。一些研究将这种方法称为"每日计划"[135、137、138]。

实时 ART：在 IGRT 中，患者在治疗前进行影像扫描的信息在治疗时已经过时，因为呼吸、循环、消化和运动系统会在亚秒到分钟的时间尺度上发生肿瘤位置移动。我们需要知道的是，实时 ART 指的是治疗期间而并非治疗前患者的解剖结构[139]。目前临床 ART 仅针对靶区几何形状的变化进行校正。Keall 等[139] 建议进一步改进，以实现高阶的实时校正。ART 最早的实施是结合门控治疗，当靶区位于治疗射野之外时，射野就会关闭。可以根据靶区移动不断重新调整射野的早期系统包括带有 Synchrony 的 Cyber Knife 直线加速器[139]。该系统采用临时双源 XI 的光学标记进行近乎连续的表面位置监测，以实时确定靶区位置。前面讨论过的 Vero 系统可以通过实时追踪来传输剂量。该系统配了一台装有 MLC 的 6MV 直线加速器，安装在环形机架上。直线加速器的 MLC 系统安装在正交框架上，治疗时可进行平移和倾斜运动，从而实现基于图像移动的肿瘤实时跟踪[62]。Keall 等[139] 在论文中通过类比无人驾驶汽车技术，展现了实时 ART 的未来视角[139]。

5.9 小结

- CT 机的发展经历了几代，从最初平移 – 旋转运动和平行射束几何形状发展到螺旋 CT 和扇形射束几何形状。
- 当扫描床在螺旋 CT 机架中移动通过时，滑环技术可以使 X 射线球管和探测器连续旋转。
- 螺旋扫描方法显著减少了扫描时间。
- 螺距是射线源和探测器每旋转一圈患者治疗床的移动增量除以标称射束宽度。
- 窄的准直宽度和较大螺距可提供更好的 z 轴分辨率。
- 辐射剂量与螺距成反比。
- 多排探测器 CT 机具有多排探测器，可大大缩短扫描时间。
- 对于扇形射束重建，可以将射线重新组合为平行的射束几何形状，并采用滤波反投影方法。
- 在放射治疗室内的 CT 检查中，CT 机在轨道上移动，直线加速器床的底座旋转 180°以进行治疗前成像。
- 断层治疗使用能量降低至 3.5MV 的治疗射束进行成像。
- 在断层治疗中，降低脉冲重复频率，以保证成像期间照射到患者身上的 MV 辐射剂量远低于 3cGy。
- MVCT 的优点包括：
  ①更小的射线硬化校正；
  ② MVCT 值与 MV 能量衰减系数具有密切的正比相关性；
  ③肥胖患者可产生更好的图像对比度；
  ④不会因高密度材料（例如牙齿填充物）造成伪影。
- 在 CBCT 中，X 射线束在射线源和探测器之间形成圆锥形。
- 使用最广泛的锥形束重建算法是改进的 FDK 算法。其与扇形束重建算法类似，但在 3D 重建方面存在一些变化。
- 锥形束几何结构使得射线源和探测器围绕物体旋转一圈即可进行容积影像重建。
- CBCT 中产生伪影的原因：
  ①源轨迹不满足 Tuy–Smith 数据的充分性条件，即尺寸不足；
  ② X 射线散射，如通过患者产生离轴的低能辐射。
- 减少 CBCT 散射的方法：
  ①减小 FOV；
  ②增加患者和探测器之间的空气间隙；
  ③附加滤波器；
  ④使用防散射网格。
- kV CBCT 在环形机架直线加速器（如 Vero 4D、Halcyon 和 Sidharth II）以及 Varian 和 Elekta 的 C 形臂机架直线加速器中有配备。
- 对于锥形束采集，通常需要机架旋转 200°，即 180°+ 两倍锥角。
- 对于大 FOV，设置偏离中心的探测器，并使用半扇全旋转模式。

- 解剖部位边缘的厚度相对于中心部分较小，使用蝶形滤波器可对其进行补偿。
- 蝶形滤波器的其他优点包括：
  ①减少皮肤剂量；
  ②减少 X 射线散射；
  ③减少探测器接收的射线；
  ④避免探测器饱和；
  ⑤提高图像 CT 值的准确性和均匀性。
- Varian 直线加速器（TrueBeam）纵向最大 FOV 为 17.5cm。
- 需要进行大范围照射时，如全脑全脊髓照射，可以采用 FOV 纵向扩展的方式进行 IGRT。
- Elekta 4D CBCT 可基于膈肌自动提取运动呼吸信号。
- Varian 使用配备的 RPM 设备获取呼吸信号以进行 4D CBCT 重建。
- 机架速度降低至 3°/s，以增加 4D CBCT 采集中的投影图像数量。
- 在 DIR 中，由于两个图像数据集之间形状的变化或扭曲，通过拉伸图像网格可使相应点形变，从而实现对齐。
- ART 是指根据图像引导的测量反馈对治疗计划进行更改的过程。
- 已使用的不同 ART 策略包括：
  ①在线自适应重新计划设计；
  ②平均解剖学模型；
  ③自适应触发和计划表；
  ④计划库。

参考文献

[1] Yin F-F, Wong J, Balter J, Benedict S, Bissonnette J-P and Craig T et al 2009 The role of in-room kV x-ray imaging for patient setup and target localization [Internet]. AAPM [cited 2021 Jun 9]. Available from https://aapm.org/pubs/reports/detail.asp?docid=104

[2] Grégoire V, Guckenberger M, Haustermans K, Lagendijk J JW, Ménard C and Pötter R et al 2020 Image guidance in radiation therapy for better cure of cancer Mol. Oncol. 14 1470–91

[3] Lattanzi J, McNeely S, Hanlon A, Das I, Schultheiss T E and Hanks G E 1998 Daily CT localization for correcting portal errors in the treatment of prostate cancer Int. J. Radiat. Oncol. Biol. Phys. 41 1079–86

[4] Mackie T R, Kapatoes J, Ruchala K, Lu W, Wu C and Olivera G et al 2003 Image guidance for precise conformal radiotherapy Int. J. Radiat. Oncol. Biol. Phys. 56 89–105

[5] Cho P S, Johnson R H and Griffin T W 1995 Cone-beam CT for radiotherapy applications Phys. Med. Biol. 40 1863–83

[6] Simpson R G, Chen C T, Grubbs E A and Swindell W 1982 A 4-MV CT scanner for radiation therapy: the prototype system Med. Phys. 9 574–9

[7] Pouliot J, Bani-Hashemi A, Chen J, Svatos M, Ghelmansarai F and Mitschke M et al 2005 Low-dose megavoltage cone-beam CT for radiation therapy Int. J. Radiat. Oncol. Biol. Phys. 61 552–60

[8] Jaffray D A, Drake D G, Moreau M, Martinez A A and Wong J W 1999 A radiographic and tomographic imaging

system integrated into a medical linear accelerator for localization of bone and soft-tissue targets Int. J. Radiat. Oncol. Biol. Phys. 45 773–89

[9] Cunningham I and Judy P 2012 Computed tomography Medical Imaging Principles and Practices (Boca Raton, FL: CRC Press) p 1–16

[10] National Research Council (US) and Institute of Medicine (US) Committee on the Mathematics and Physics of Emerging Dynamic Biomedical Imaging. Mathematics and Physics of Emerging Biomedical Imaging 1996 (Washington (DC): National Academies Press) [cited 2021 Jun 18]. Available from http://ncbi.nlm.nih.gov/books/NBK232487/

[11] Webb W R 2006 Introduction to CT of the thorax: chest CT techniques Fundamentals of Body CT ed W R Webb, W E Brant and N M Major 3rd edn (Philadelphia, PA: W B Saunders) pp 3–10

[12] Johns H E 1983 The Physics of Radiology 4th edn (Springfield, IL: Charles C Thomas)

[13] Kak A C and Slaney M 1988 Principles of Computerized Tomographic Imaging (Philadelphia, PA: SIAM) p 336

[14] Qi Z and Chen G-H 2008 Direct fan-beam reconstruction algorithm via filtered backprojection for differential phase-contrast computed tomography X-Ray Opt. Instrum. 2008 e835172

[15] Uematsu M, Fukui T, Shioda A, Tokumitsu H, Takai K and Kojima T et al 1996 A dual computed tomography linear accelerator unit for stereotactic radiation therapy: a new approach without cranially fixated stereotactic frames Int. J. Radiat. Oncol. Biol. Phys. 35 587–92

[16] Steinke M F and Bezak E 2008 Technological approaches to in-room CBCT imaging Australas. Phys. Eng. Sci. Med. 31 167–79

[17] Kuriyama K, Onishi H, Sano N, Komiyama T, Aikawa Y and Tateda Y et al 2003 A new irradiation unit constructed of self-moving gantry-CT and linac Int. J. Radiat. Oncol. Biol. Phys. 55 428–35

[18] Ma C-M C and Paskalev K 2006 In-room CT techniques for image-guided radiation therapy Med. Dosim. 31 30–9

[19] Court L, Rosen I, Mohan R and Dong L 2003 Evaluation of mechanical precision and alignment uncertainties for an integrated CT/LINAC system Med. Phys. 30 1198–210

[20] Fung A Y C, Grimm S-Y L, Wong J R and Uematsu M 2003 Computed tomography localization of radiation treatment delivery versus conventional localization with bony landmarks J. Appl. Clin. Med. Phys. 4 112–9

[21] Wong J R, Grimm L, Uematsu M, Oren R, Cheng C W and Merrick S et al 2005 Imageguided radiotherapy for prostate cancer by CT-linear accelerator combination: prostate movements and dosimetric considerations Int. J. Radiat. Oncol. Biol. Phys. 61 561–9

[22] Uematsu M, Shioda A, Suda A, Fukui T, Ozeki Y and Hama Y et al 2001 Computed tomography-guided frameless stereotactic radiotherapy for stage I non-small cell lung cancer: a 5-year experience Int. J. Radiat. Oncol. Biol. Phys. 51 666–70

[23] Wong J R, Gao Z, Uematsu M, Merrick S, Machernis N P and Chen T et al 2008 Interfractional prostate shifts: review of 1870 computed tomography (CT) scans obtained during image-guided radiotherapy using CT-on-rails for the treatment of prostate cancer Int. J. Radiat. Oncol. Biol. Phys. 72 1396–401

[24] Ahunbay E E, Peng C, Chen G-P, Narayanan S, Yu C and Lawton C et al 2008 An on-line replanning scheme for interfractional variations Med. Phys. 35 3607–15

[25] Li X, Quan E M, Li Y, Pan X, Zhou Y and Wang X et al 2013 A fully automated method for CT-on-rails-guided online adaptive planning for prostate cancer intensity modulated radiation therapy Int. J. Radiat. Oncol. Biol. Phys. 86 835–41

[26] Barker J L, Garden A S, Ang K K, O'Daniel J C, Wang H and Court L E et al 2004 Quantification of volumetric and geometric changes occurring during fractionated radiotherapy for head-and-neck cancer using an integrated

CT/linear accelerator system Int. J. Radiat. Oncol. Biol. Phys. 59 960–70

[27] Mackie T R 2006 History of tomotherapy Phys. Med. Biol. 51 R427–53

[28] Carol M P 1995 Peacock™: A system for planning and rotational delivery of intensitymodulated fields Int. J. Imaging Syst. Technol. 6 56–61

[29] Carol M, GrantWH, Bleier A R, Kania A A, Targovnik H S and Butler E B et al 1996 The field-matching problem as it applies to the peacock three dimensional conformal system for intensity modulation Int. J. Radiat. Oncol. Biol. Phys. 34 183–7

[30] Yartsev S, Kron T and Van Dyk J 2007 Tomotherapy as a tool in image-guided radiation therapy (IGRT): theoretical and technological aspects Biomed. Imaging Interv. J. 3 e16

[31] Mackie T R, Holmes T, Swerdloff S, Reckwerdt P, Deasy J O and Yang J et al 1993 Tomotherapy: a new concept for the delivery of dynamic conformal radiotherapy Med. Phys. 20 1709–19

[32] Mackie T R, Balog J, Ruchala K, Shepard D, Aldridge S and Fitchard E et al 1999 Tomotherapy Semin. Radiat. Oncol. 9 108–17

[33] Yang J N, Mackie T R, Reckwerdt P, Deasy J O and Thomadsen B R 1997 An investigation of tomotherapy beam delivery Med. Phys. 24 425–36

[34] Bailat C J, Baechler S, Moeckli R, Pachoud M, Pisaturo O and Bochud F O 2011 The concept and challenges of TomoTherapy accelerators Rep. Prog. Phys. 74 086701

[35] Balog J, Mackie T R, Pearson D, Hui S, Paliwal B and Jeraj R 2003 Benchmarking beam alignment for a clinical helical tomotherapy device Med. Phys. 30 1118–27

[36] Langen K M, Papanikolaou N, Balog J, Crilly R, Followill D and Goddu S M et al 2010 QA for helical tomotherapy: report of the AAPM Task Group 148 Med. Phys. 37 4817–53

[37] Langen KM, Meeks S L, Poole D O, Wagner T H, Willoughby T R and Kupelian P A et al 2005 The use of megavoltage CT (MVCT) images for dose recomputations Phys. Med. Biol. 50 4259–76

[38] Langen K M, Zhang Y, Andrews R D, Hurley M E, Meeks S L and Poole D O et al 2005 Initial experience with megavoltage (MV) CT guidance for daily prostate alignments Int. J. Radiat. Oncol. Biol. Phys. 62 1517–24

[39] Miracle A C and Mukherji S K 2009 Conebeam CT of the head and neck, part 1: Physical principles AJNR Am. J. Neuroradiol. 30 1088–95

[40] Feldkamp L A, Davis L C and Kress J W 1984 Practical cone-beam algorithm J. Opt. Soc. Am. A 1 612

[41] Held D 2016 Analysis of 3D cone-beam CT image reconstruction performance on a FPGA MSc Thesis University of Western Ontario https://ir.lib.uwo.ca/etd/4349/

[42] Tuy H K 1983 An inversion formula for cone-beam reconstruction SIAM J. Appl. Math. 43 546–52

[43] Smith B D 1985 Image reconstruction from cone-beam projections: necessary and sufficient conditions and reconstruction methods IEEE Trans. Med. Imaging 4 14–25

[44] Tang X, Krupinski E A, Xie H and Stillman A E 2018 On the data acquisition, image reconstruction, cone beam artifacts, and their suppression in axial MDCT and CBCT - A review Med. Phys. 45 e761–82

[45] Simpson R G, Chen C T, Grubbs E A and Swindell W 1982 A 4-MV CT scanner for radiation therapy: the prototype system Med. Phys. 9 574–9

[46] Morton E J, Swindell W, Lewis D G and Evans P M 1991 A linear array, scintillation crystal-photodiode detector for megavoltage imaging Med. Phys. 18 681–91

[47] Mosleh-Shirazi M A, Evans P M, Swindell W, Webb S and Partridge M 1998 A cone-beam megavoltage CT scanner for treatment verification in conformal radiotherapy Radiother. Oncol. 48 319–28

[48] Midgley S, Millar R M and Dudson J 1998 A feasibility study for megavoltage cone beam CT using a commercial EPID Phys. Med. Biol. 43 155–69

[49] Thomas T H M, Devakumar D, Purnima S and Ravindran B P 2009 The adaptation of megavoltage cone beam CT for use in standard radiotherapy treatment planning Phys. Med. Biol. 54 2067–77

[50] Ford E C, Chang J, Mueller K, Sidhu K, Todor D and Mageras G et al 2002 Cone-beam CT with megavoltage beams and an amorphous silicon electronic portal imaging device: potential for verification of radiotherapy of lung cancer Med. Phys. 29 2913–24

[51] Sillanpaa J, Chang J, Mageras G, Riem H, Ford E and Todor D et al 2005 Developments in megavoltage cone beam CT with an amorphous silicon EPID: reduction of exposure and synchronization with respiratory gating Med. Phys. 32 819–29

[52] Morin O, Gillis A, Chen J, Aubin M, Bucci M K and Roach M et al 2006 Megavoltage cone-beam CT: system description and clinical applications Med. Dosim. 31 51–61

[53] Gayou O and Miften M 2007 Commissioning and clinical implementation of a megavoltage cone beam CT system for treatment localization Med. Phys. 34 3183–92

[54] Morin O, Aubry J-F, Aubin M, Chen J, DescovichMand Hashemi A-B et al 2009 Physical performance and image optimization of megavoltage cone-beam CT Med. Phys. 36 1421–32

[55] Teo P T, Hwang M-S, Shields W G, Kosterin P, Jang S Y and Heron D E et al 2019 Application of TG-100 risk analysis methods to the acceptance testing and commissioning process of a Halcyon linear accelerator Med. Phys. 46 1341–54

[56] Malajovich I, Teo B-K K, Petroccia H, Metz J M, Dong L and Li T 2019 Characterization of the megavoltage cone-beam computed tomography (MV-CBCT) system on HalcyonTM for IGRT: image quality benchmark, clinical performance, and organ doses Front. Oncol. 9 496

[57] Huang Y, Wu H, Hu Q, Wang M, Wang R and Zu Z et al 2019 Dose calculation deviations induced by fractional image-guided-couch-shifts for Varian Halcyon MV cone beam CT Phys Med. 58 66–71

[58] Netherton T, Li Y, Gao S, Klopp A, Balter P and Court L E et al 2019 Experience in commissioning the halcyon linac Med. Phys. 46 4304–13

[59] Li Y, Netherton T, Nitsch P L, Balter P A, Gao S and Klopp A H et al 2018 Normal tissue doses from MV image-guided radiation therapy (IGRT) using orthogonal MV and MVCBCT J. Appl. Clin. Med. Phys. 19 52–7

[60] Pawlicki T, Atwood T, McConnell K and Kim G-Y 2019 Clinical safety assessment of the Halcyon system Med. Phys. 46 4340–5

[61] Ziegler M, Brandt T, Lettmaier S, Fietkau R and Bert C 2018 Performance of gimbal-based dynamic tumor tracking for treating liver carcinoma Radiation Oncol. 13 242

[62] Verellen D, Depuydt T, Gevaert T, Linthout N, Tournel K and Duchateau M et al 2010 Gating and tracking, 4D in thoracic tumours Cancer Radiother. 14 446–54

[63] Jaffray D A, Siewerdsen J H, Wong J W and Martinez A A 2002 Flat-panel cone-beam computed tomography for image-guided radiation therapy Int. J. Radiat. Oncol. Biol. Phys. 53 1337–49

[64] Rampado O, Giglioli F R, Rossetti V, Fiandra C, Ragona R and Ropolo R 2016 Evaluation of various approaches for assessing dose indicators and patient organ doses resulting from radiotherapy cone-beam CT Med. Phys. 43 2515

[65] Oldham M, Létourneau D, Watt L, Hugo G, Yan D and Lockman D et al 2005 Cone-beam-CT guided radiation therapy: A model for on-line application Radiother. Oncol. 75 271–8

[66] Létourneau D, Wong JW, Oldham M, Gulam M, Watt L and Jaffray D A et al 2005 Conebeam-CT guided radiation therapy: technical implementation Radiother. Oncol. 75 279–86

[67] Stanley D N, Rasmussen K, Kirby N, Papanikolaou N and Gutiérrez A N 2018 An evaluation of the stability of image quality parameters of Elekta x-ray volume imager and iViewGT imaging systems J. Appl. Clin. Med.

Phys. 19 64–70

[68] Song W Y, Kamath S, Ozawa S, Ani S A, Chvetsov A and Bhandare N et al 2008 A dose comparison study between XVI and OBI CBCT systems Med. Phys. 35 480–6

[69] Li J, Harrison A, Yu Y, Xiao Y, Werner-Wasik M and Lu B 2015 Evaluation of Elekta 4D cone beam CT-based automatic image registration for radiation treatment of lung cancer Br. J. Radiol. 88 20140620

[70] Zijp L, Sonke J and Herk M 2004 Extraction of the respiratory signal from sequential thorax cone-beam X-ray images Proc. 14th Int. Conf. on the use of Computers in Radiation Therapy (ICCR)

[71] Sonke J-J, Zijp L, Remeijer P and van Herk M 2005 Respiratory correlated cone beam CT Med. Phys. 32 1176–86

[72] Yin F-F, Guan H and Lu W 2005 A technique for on-board CT reconstruction using both kilovoltage and megavoltage beam projections for 3D treatment verification Med. Phys. 32 2819–26

[73] Yoo S, Kim G-Y, Hammoud R, Elder E, Pawlicki T and Guan H et al 2006 A quality assurance program for the on-board imagers Med. Phys. 33 4431–47

[74] Mail N, Moseley D J, Siewerdsen J H and Jaffray D A 2009 The influence of bowtie filtration on cone-beam CT image quality Med. Phys. 36 22–32

[75] Zheng D, Lu J, Jefferson A, Zhang C, Wu J and SleemanW et al 2012 A protocol to extend the longitudinal coverage of on-board cone-beam CT J. Appl. Clin. Med. Phys. 13 141–51

[76] Rafic K M, Timothy Peace S B, Manu M, Arvind S and Ravindran B P 2019 A rationale for cone beam CT with extended longitudinal field-of-view in image guided adaptive radiotherapy Phys. Med. 62 129–39

[77] Rafic K H M, Sujith C, Rajesh B, Babu S E S, Timothy P B and Selvamani B et al 2020 A new strategy for craniospinal axis localization and adaptive dosimetric evaluation using cone beam CT Rep. Pract. Oncol. Radiother. 25 282–92

[78] Seppenwoolde Y, Shirato H, Kitamura K, Shimizu S, van Herk M and Lebesque J V et al 2002 Precise and real-time measurement of 3D tumor motion in lung due to breathing and heartbeat, measured during radiotherapy Int. J. Radiat. Oncol. Biol. Phys. 53 822–34

[79] Kitamura K, Shirato H, Seppenwoolde Y, Shimizu T, Kodama Y and Endo H et al 2003 Tumor location, cirrhosis, and surgical history contribute to tumor movement in the liver, as measured during stereotactic irradiation using a real-time tumor-tracking radiotherapy system Int. J. Radiat. Oncol. Biol. Phys. 56 221–8

[80] Ritchie C J, Hsieh J, Gard M F, Godwin J D, Kim Y and Crawford C R 1994 Predictive respiratory gating: a new method to reduce motion artifacts on CT scans Radiology 190 847–52

[81] van Herk M 2004 Errors and margins in radiotherapy Semin. Radiat. Oncol. 14 52–64

[82] Wolthaus J W H, Schneider C, Sonke J-J, van Herk M, Belderbos J S A and Rossi M M G et al 2006 Mid-ventilation CT scan construction from four-dimensional respirationcorrelated CT scans for radiotherapy planning of lung cancer patients Int. J. Radiat. Oncol. Biol. Phys. 65 1560–71

[83] Gawthrop J B and Gill S 2012 The use of respiratory-correlated four-dimensional CT where kidney motion has the potential to impact upon the radiotherapy planning process J. Med. Imaging Radiat. Oncol. 56 689–95

[84] Ford E C, Mageras G S, Yorke E and Ling C C 2003 Respiration-correlated spiral CT: a method of measuring respiratory-induced anatomic motion for radiation treatment planning Med. Phys. 30 88–97

[85] Guckenberger M, Wilbert J, Meyer J, Baier K, Richter A and Flentje M 2007 Is a single respiratory correlated 4D-CT study sufficient for evaluation of breathing motion? Int J. Radiat. Oncol. Biol. Phys. 67 1352–9

[86] Vedam S S, Keall P J, Kini V R, Mostafavi H, Shukla H P and Mohan R 2003 Acquiring a four-dimensional computed tomography dataset using an external respiratory signal Phys. Med. Biol. 48 45–62

[87] Li T, Xing L, Munro P, McGuinness C, Chao M and Yang Y et al 2006 Four-dimensional cone-beam computed

tomography using an on-board imager Med. Phys. 33 3825–33

[88] Li T and Xing L 2007 Optimizing 4D cone-beam CT acquisition protocol for external beam radiotherapy Int. J. Radiat. Oncol. Biol. Phys. 67 1211–9

[89] Zhang Q, Hu Y-C, Liu F, Goodman K, Rosenzweig K E and Mageras G S 2010 Correction of motion artifacts in cone-beam CT using a patient-specific respiratory motion model Med. Phys. 37 2901–9

[90] Leng S, Tang J, Zambelli J, Nett B, Tolakanahalli R and Chen G-H 2008 High temporal resolution and streak-free four-dimensional cone-beam computed tomography Phys. Med. Biol. 53 5653–73

[91] Wang J, Li T and Xing L 2009 Iterative image reconstruction for CBCT using edgepreserving prior Med. Phys. 36 252–60

[92] Leng S, Zambelli J, Tolakanahalli R, Nett B, Munro P and Star-Lack J et al 2008 Streaking artifacts reduction in four-dimensional cone-beam computed tomography Med. Phys. 35 4649–59

[93] Bergner F, Berkus T, Oelhafen M, Kunz P, Pa T and Grimmer R et al 2010 An investigation of 4D cone-beam CT algorithms for slowly rotating scanners Med. Phys. 37 5044–53

[94] Star-Lack J, Sun M, Oelhafen M, Berkus T, Pavkovich J and Brehm M et al 2018 A modified McKinnon-Bates (MKB) algorithm for improved 4D cone-beam computed tomography (CBCT) of the lung Med. Phys. 45 3783–99

[95] Oh S and Kim S 2017 Deformable image registration in radiation therapy Radiat. Oncol. J. 35 101–11

[96] Brock K K, Mutic S, McNutt T R, Li H and Kessler M L 2017 Use of image registration and fusion algorithms and techniques in radiotherapy: Report of the AAPM Radiation Therapy Committee Task Group No. 132 Med. Phys. 44 e43–76

[97] Chetty I J and Rosu-Bubulac M 2019 Deformable registration for dose accumulation Semin. Radiat. Oncol. 29 198–208

[98] Kessler M L 2006 Image registration and data fusion in radiation therapy Br. J. Radiol. 79 Spec No 1 S99–108

[99] Song G, Han J, Zhao Y, Wang Z and Du H 2017 A review on medical image registration as an optimization problem Curr. Med. Imaging Rev. 13 274–83

[100] Sarrut D 2006 Deformable registration for image-guided radiation therapy Z. Med. Phys. 16 285–97

[101] Xiao H, Ren G and Cai J 2020 A review on 3D deformable image registration and its application in dose warping Radiat. Med. Protect. 1 171–8

[102] Shekhar R, Lei P, Castro-Pareja C R, Plishker W L and D'Souza W D 2007 Automatic segmentation of phase-correlated CT scans through nonrigid image registration using geometrically regularized free-form deformation Med. Phys. 34 3054–66

[103] Chao K S C, Bhide S, Chen H, Asper J, Bush S and Franklin G et al 2007 Reduce in variation and improve efficiency of target volume delineation by a computer-assisted system using a deformable image registration approach Int. J. Radiat. Oncol. Biol. Phys. 68 1512–21

[104] Lee C, Langen K M, Lu W, Haimerl J, Schnarr E and Ruchala K J et al 2008 Evaluation of geometric changes of parotid glands during head and neck cancer radiotherapy using daily MVCT and automatic deformable registration Radiother. Oncol. 89 81–8

[105] Wang H, Garden A S, Zhang L, Wei X, Ahamad A and Kuban D A et al 2008 Performance evaluation of automatic anatomy segmentation algorithm on repeat or four-dimensional computed tomography images using deformable image registration method Int. J. Radiat. Oncol. Biol. Phys. 72 210–9

[106] Rigaud B, Simon A, Castelli J, Lafond C, Acosta O and Haigron P et al 2019 Deformable image registration for radiation therapy: principle, methods, applications and evaluation Acta Oncol. 58 1225–37

[107] Reed V K, Woodward W A, Zhang L, Strom E A, Perkins G H and Tereffe W et al 2009 Automatic

segmentation of whole breast using atlas approach and deformable image registration Int. J. Radiat. Oncol. Biol. Phys. 73 1493–500

[108] Oh S, Jaffray D and Cho Y-B 2014 A novel method to quantify and compare anatomical shape: application in cervix cancer radiotherapy Phys. Med. Biol. 59 2687–704

[109] Budiarto E, Keijzer M, Storchi P R, Hoogeman M S, Bondar L and Mutanga T F et al 2011 A population-based model to describe geometrical uncertainties in radiotherapy: applied to prostate cases Phys. Med. Biol. 56 1045–61

[110] Nguyen T N, Moseley J L, Dawson L A, Jaffray D A and Brock K K 2009 Adapting liver motion models using a navigator channel technique Med. Phys. 36 1061–73

[111] Söhn M, Birkner M, Yan D and Alber M 2005 Modelling individual geometric variation based on dominant eigenmodes of organ deformation: implementation and evaluation Phys. Med. Biol. 50 5893–908

[112] Yuan Z, Rong Y, Benedict S H, Daly M E, Qiu J and Yamamoto T 2020 'Dose of the day' based on cone beam computed tomography and deformable image registration for lung cancer radiotherapy J. Appl. Clin. Med. Phys. 21 88–94

[113] Veiga C, McClelland J, Moinuddin S, Lourenço A, Ricketts K and Annkah J et al 2014 Toward adaptive radiotherapy for head and neck patients: Feasibility study on using CTto-CBCT deformable registration for 'dose of the day' calculations Med. Phys. 41 031703

[114] Landry G, Nijhuis R, Dedes G, Handrack J, Thieke C and Janssens G et al 2015 Investigating CT to CBCT image registration for head and neck proton therapy as a tool for daily dose recalculation Med. Phys. 42 1354–66

[115] Marchant T E, Joshi K D and Moore C J 2018 Accuracy of radiotherapy dose calculations based on cone-beam CT: comparison of deformable registration and image correction based methods Phys. Med. Biol. 63 065003

[116] Sonke J-J, Aznar M and Rasch C 2019 Adaptive radiotherapy for anatomical changes Semin. Radiat. Oncol. 29 245–57

[117] Yan D, Vicini F, Wong J and Martinez A 1997 Adaptive radiation therapy Phys. Med. Biol. 42 123–32

[118] Yan D 2010 Adaptive radiotherapy: Merging principle into clinical practice Semin. Radiat. Oncol. 20 79–83

[119] Mohan R, Zhang X, Wang H, Kang Y, Wang X and Liu H et al 2005 Use of deformed intensity distributions for on-line modification of image-guided IMRT to account for interfractional anatomic changes Int. J. Radiat. Oncol. Biol. Phys. 61 1258–66

[120] Feng Y, Castro-Pareja C, Shekhar R and Yu C 2006 Direct aperture deformation: an interfraction image guidance strategy Med. Phys. 33 4490–8

[121] Ahunbay E E, Peng C, Godley A, Schultz C and Li X A 2009 An on-line replanning method for head and neck adaptive radiotherapy Med. Phys. 36 4776–90

[122] Hunt A, Hansen V N, Oelfke U, Nill S and Hafeez S 2018 Adaptive radiotherapy enabled by MRI guidance Clin. Oncol. (R Coll Radiol). 30 711–9

[123] Chin S, Eccles C L, McWilliam A, Chuter R, Walker E and Whitehurst P et al 2020 Magnetic resonance-guided radiation therapy: A review J. Med. Imaging Radiat. Oncol. 64 163–77

[124] Corradini S, Alongi F, Andratschke N, Belka C, Boldrini L and Cellini F et al 2019 MRguidance in clinical reality: current treatment challenges and future perspectives Radiat. Oncol. 14 92

[125] Raaymakers B W, Jürgenliemk-Schulz I M, Bol G H, Glitzner M, Kotte A N T J and van Asselen B et al 2017 First patients treated with a 1.5 T MRI-Linac: clinical proof of concept of a high-precision, high-field MRI guided radiotherapy treatment Phys. Med. Biol. 62 L41–50

[126] Fischer-Valuck B W, Henke L, Green O, Kashani R, Acharya S and Bradley J D et al 2017 Two-and-a-half-

year clinical experience with the world's first magnetic resonance image guided radiation therapy system Adv. Radiat. Oncol. 2 485–93

[127] van Kranen S, Mencarelli A, van Beek S, Rasch C, van Herk M and Sonke J-J 2013 Adaptive radiotherapy with an average anatomy model: evaluation and quantification of residual deformations in head and neck cancer patients Radiother. Oncol. 109 463–8

[128] Nuver T T, Hoogeman M S, Remeijer P, van Herk M and Lebesque J V 2007 An adaptive off-line procedure for radiotherapy of prostate cancer Int. J. Radiat. Oncol. Biol. Phys. 67 1559–67

[129] Figen M, Çolpan Öksüz D, Duman E, Prestwich R, Dyker K and Cardale K et al 2020 Radiotherapy for head and neck cancer: evaluation of triggered adaptive replanning in routine practice Front. Oncol. 10 579917

[130] Kwint M, Conijn S, Schaake E, Knegjens J, Rossi M and Remeijer P et al 2014 Intra thoracic anatomical changes in lung cancer patients during the course of radiotherapy Radiother. Oncol. 113 392–7

[131] Yang D, Brame S, El Naqa I, Aditya A, Wu Y and Goddu S M et al 2011 Technical note: DIRART—A software suite for deformable image registration and adaptive radiotherapy research Med. Phys. 38 67–77

[132] Pinter C, Lasso A, Wang A, Jaffray D and Fichtinger G 2012 SlicerRT: radiation therapy research toolkit for 3D Slicer Med. Phys. 39 6332–8

[133] Liu C, Kim J, Kumarasiri A, Mayyas E, Brown S L and Wen N et al 2018 An automated dose tracking system for adaptive radiation therapy Comput. Methods Programs Biomed. 154 1–8

[134] Lutkenhaus L J, Visser J, de Jong R, Hulshof M C C M and Bel A 2015 Evaluation of delivered dose for a clinical daily adaptive plan selection strategy for bladder cancer radiotherapy Radiother. Oncol. 116 51–6

[135] Murthy V, Master Z, Adurkar P, Mallick I, Mahantshetty U and Bakshi G et al 2011 'Plan of the day' adaptive radiotherapy for bladder cancer using helical tomotherapy Radiother. Oncol. 99 55–60

[136] Wright P, Redpath A T, HøyerM and Muren L P 2009 A method to individualize adaptive planning target volumes for deformable targets Phys. Med. Biol. 54 7121–33

[137] Foroudi F, Pham D, Rolfo A, Bressel M, Tang C I and Tan A et al 2014 The outcome of a multi-centre feasibility study of online adaptive radiotherapy for muscle-invasive bladder cancer TROG 10.01 BOLART Radiother. Oncol. 111 316–20

[138] Briens A, Castelli J, Barateau A, Jaksic N, Gnep K and Simon A et al 2019 Adaptive radiotherapy: Strategies and benefits depending on tumor localization Cancer Radiother. 23 592–608

[139] Keall P, Poulsen P and Booth J T 2019 See, think, and act: Real-time adaptive radiotherapy Semin. Radiat. Oncol. 29 228–35

第 6 章

IGRT 系统的验收、质量保证及辐射剂量

质量保证是放射治疗过程中的一个重要组成部分。引入新的 IGRT 系统可以提高治疗的准确性，需要严格的质量保证程序，以确保安全性、几何精度和图像质量。本章讨论了不同图像引导系统的质量保证程序、频率以及适用的容差，包括 EPID、基于 kV 级和 MV 级 CT 或 CBCT 的容积成像 IGRT 系统。kV 级和 MV 级 IGRT 的一个问题是在影像引导过程中的辐射剂量。本章将详细说明这些 IGRT 系统在引导过程中产生的辐射剂量。

6.1 概述

前几章讨论了各种先进的影像引导技术及其在放射治疗中的应用。本章将讨论这些 IGRT 技术中的临床实施流程、质量保证（QA）措施以及额外的辐射剂量。临床实施中每种 IGRT 技术都应遵循合适的验收流程。验收测试是为了确保影像系统在可接受的误差范围内运行，并且按照操作规程实施[1]。

验收流程应包括针对技术本身的验收测试，这些测试大多依据厂家手册。Fontenot 等[2] 在 AAPM 医学物理实践指南中将"验收 / 测试"过程定义为包括实施 IGRT 流程所需的所有环节，也包括文档记录。根据实践指南，"文档记录"是指创建正式的验收报告，以及制定临床实践和日常质量保证的规范和程序（包括创建 QA 表格和模板）[2]。

验收应包括：（1）安全性测试；（2）几何精度测试；（3）图像质量检测；（4）图像配准和校正精度；（5）患者辐射剂量的测量[3]。这些测试结果形成基线值，且必须在定期的 QA 中进行监测是否发生移位。这些测试和流程将在 QA 项目中详细讨论。

此外，验收还需要验证 IGRT 的整个过程，个性化制定放疗中的不同临床应用协议或者规程，其中包括人员配备、操作培训以及人员职责和分工[4]。

开展先进的 IGRT 技术需要一个全面的质量保证（QA）措施，以监测和保证其维持在调试时建立的系统性能特征水平[5]。对于产品或使用过程来说，其质量的定义与其适用性或符合要求有关。确切地说，质量保证是指建立某些标准，以及实现、保持和改进这些标准的方法和手段[6]。

在放射治疗中，质量保证被定义为确保治疗处方的一致性和安全执行所有规程，从而保证靶区处方剂量、正常组织的最小剂量、人员的最小暴露剂量以及患者的充分监测，旨在确保治疗的最终疗效[7]。

IGRT 相关的 QA 规程有三个主要项目，即安全性、几何精度和图像质量，这三个项目均

适用于 2D 平面成像和 3D 断层成像。最关键的是那些评估 IGRT 系统几何精度的测试，因为它主要用于治疗前和治疗期间患者位置的复现[5]。因为在验收期间进行的大多数测试项目都适用于日常 QA，在本章中，将验收和质量保证规程一起讨论。

6.2 IGRT 系统质量保证项目的要求

6.2.1 安全性

QA 规程应包括评估设备和患者安全性所需的所有测试。安全性测试应包括电气安全、机械安全、碰撞安全、安全联锁和所有其他安全系统。安全性测试应定期进行（每日、每周、每月和每年的 QA）[4, 5, 8]。电气安全需要检查高压连接的接入以及接地是否正确。

6.2.2 几何精度

几何精度的 QA 测试主要是评估设备硬件的精度和稳定性，以及一些软件功能的准确性。测试内容包括操作系统、几何校准的准确性、激光灯对准、治疗等中心的重合性和床位移动／校正精度。尽管这些几何测试要求对于所用 IGRT 设备通用，但具体测试可能会根据 IGRT 系统的设计和使用情况有所不同。IGRT 系统的几何测试应在最常用的临床模式下进行。

6.2.3 图像质量

影像质量的 QA 目标是建立图像质量参数的基线，并随时间监控这些参数的变化。如果信噪比（SNR）等参数超出容差范围，应采取纠正措施，如重新校准或维修[5]。图像质量测试应包括对比度、SNR、空间分辨率和噪声。对于基于 CT 的 IGRT 系统，图像质量评估还应包括比例和距离精度、CT 值的一致性和准确性。AAPM TG 179 号报告[4] 建议图像质量的测试最初为每月进行一次。当操作者经过一段时间监测后，如果参数稳定，则可以改为每半年进行一次。

6.3 EPID 系统的验收及质量保证

在安装和验收 EPID 时，应执行以下操作：

①校准；②机械、电气和操作安全测试；③包括图像获取、分辨率和灵敏度测量在内的图像质量测试；④几何重复性测试；⑤图像存储、检索和分析的软件性能测试；⑥与参考图像的图像配准[1, 9]。

6.3.1 机械性能校准

MV 级成像装置安装在机械臂上，这可将成像装置的位置扩展到射线的中心轴线上。在 EPID 安装后，第一步要做的是系统机械校准。如果直线加速器允许 EPID 面板保持至等中心距离（FID）不同的焦点上，则需要在直线加速器允许的 FID 范围内进行 EPID 机械位置校准。图像放大的校正取决于 FID，对于可能的 FID 范围，精确执行此校准非常重要。

6.3.2　机械性能及安全性测试

机械性能测试旨在验证 EPID 安装和外壳的稳定性、完整性。

（1）必须检查 EPID 安装和外壳的机械稳定性、完整性，以避免在机架旋转过程中设备掉落在患者或治疗师身上的严重风险。对于可伸缩或可移动的 EPID，应特别注意检查齿轮[9]。

（2）碰撞联锁：应检查碰撞联锁的激活功能。这是最重要的安全测试之一，因为这方面的任何故障都会使患者和平板设备的安全受到威胁。

（3）机械位置：EPID 相对于射线中心轴线的位置非常重要，因为这决定了在图像分析软件中用模拟定位图像验证射野图像的参考框架。需要验证 EPID 的机械臂从存放位置伸出进行成像时的位置准确性。使用光栅盘可以测试 EPID 相对于射线等中心位置的可重复性。

（4）电气安全：另一个严重的危险是患者或工作人员可能因成像装置在高电压下工作而触电。为了避免这种情况，应确保电气布线的适当接地和绝缘，并定期检查通过直线加速器移动和旋转部件连接的电缆[9]。

6.3.3　成像系统性能测试

众所周知，MV 级 X 射线固有的图像质量比 kV 级 X 射线图像质量差。除了由于 MV 级能量下骨骼和组织之间的吸收差异减少，导致物体对比度降低之外，其他一些因素，如患者体厚引起的 X 射线散射、X 射线源大小、系统噪声以及成像接收器相对于射线的位置，都对图像质量产生了负面影响。为了客观地测量和量化图像质量，研究人员一直在使用下列参数进行分析。

6.3.3.1　物体对比度

对比度显示了物体和周围背景的区分程度。在 kV 级 X 射线成像中，物体的对比度源于患者体内骨骼与软组织对 X 射线的吸收差异。如第 2.1 节所述，在 kV 级能量下，光电吸收占主导地位，其依赖于原子序数的三次方（z^3）。而骨骼的原子序数比软组织高，对 X 射线的衰减也显著增加。但是，随着入射 X 射线能量的增加，光电作用的概率会减少，其正比于光子能量的三次方的倒数（$1/E^3$），而康普顿作用在高能量下开始占主导地位。康普顿作用依赖于介质的电子密度。由于骨骼和软组织之间的电子密度差异不大，造成高能 X 射线通过骨骼和软组织后的衰减差异不大，导致高能量下的物体对比度显著降低。物体对比度的公式如下：

$$C = \frac{信号}{平均信号} = \frac{\phi_{P_2} - \phi_{P_1}}{(\phi_{P_2} + \phi_{P_1} + 2\phi_s)/2} \tag{6.1}$$

其中，ϕ_{P_1} 是原始光子通量，ϕ_{P_2} 是通过物体的光子通量，ϕ_s 是到达成像器的散射光子通量，这些因素在图 6.1 中有详细解释。

这个公式经过 Motz 和 Danos[10] 的修改，表达为：

$$C = \frac{2(1 - e^{-\Delta})}{1 + e^{-\Delta} + \dfrac{2SF}{1 - SF}} \tag{6.2}$$

这里，$\Delta = L_x \mid \mu_{bone} - \mu_{water} \mid$，$L_x$ 是解剖结构的厚度，SF 是散射分数。

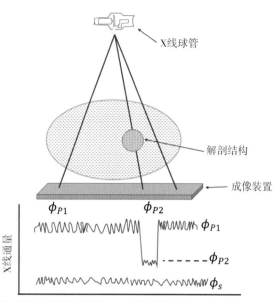

图 6.1　X 射线成像过程的示意图。ϕ_P 是原始光子通量，ϕ_s 是散射光子通量。

物体对比度取决于 X 射线束的能量、被成像物体的影像学特性，以及到达成像接收器的散射辐射量。AAPM TG58 号报告[11] 提供了 1cm 厚的骨骼或空气浸入 20cm 水中的物体对比度随 X 射线能量变化的样本计算。以诊断能量 100kVp 和 6MV 直线加速器采集的图像为例，这两种多能谱光束的有效能量分别是 50keV 和 2MeV 左右。假设没有散射辐射，使用上述公式检查这两种能量下的物体对比度，可以发现骨骼的物体对比度从 0.5 降低到 0.037，即降低了大约 13 倍，而气腔的对比度从 0.2 降低到 0.05，降低了大约 4 倍。这意味着电子射野影像与诊断级质量的图像相比，骨骼的物体对比度降低了大约 13 倍，而空气的对比度只降低了 4 倍。与诊断级质量的图像相比，在 EPID 中骨骼解剖结构相对空气的可见性更好[11]。

6.3.3.2　信噪比

信噪比是决定图像质量最重要的参数，它是解剖结构与背景之间的信号差异与统计噪声的比值。有几种噪声源会影响 SNR。如下所述，由 X 射线量子统计引起的噪声是有决定性影响的噪声源。

由于图像形成是一个涉及检测 X 射线量子的统计过程，X 射线量子与成像接收器相互作用的数量会有统计上的不确定性。图像形成不仅取决于物体与其周围背景之间的衰减差异，而且还取决于这个信号差异与信号不确定性的比较。可以从下面的等式中得到 SNR：

$$SNR = \frac{\text{图像信号}}{\text{噪声}} = \frac{\phi_{P_2} - \phi_{P_1}}{\sqrt{(\phi_{P_2} + \phi_{P_1} + 2\phi_s)/2}} \qquad (6.3)$$

这个等式可以针对成像几何学修订为[11]：

$$SNR = \sqrt{A\phi_i T\eta} \, \frac{2(1 - e^{-\Delta})}{\sqrt{1 + e^{-\Delta} + \dfrac{2SF}{1 - SF}}} \qquad (6.4)$$

其中 A 是成像接收器的面积，ϕ_i 是入射通量，T 是透过患者的传输率，η 是探测器 X 射线量子探测效率。这个等式表明，随着物体与背景之间的衰减差异（Δ）的减少，SNR 降低。并且，SNR 与检测到的 X 射线量子数量成正比。由于散射对信号添加噪声也会降低 SNR，使用上述等式可以估计 SNR 随 X 射线能量的变化。在诊断中，向患者传输的剂量约为 0.05cGy，而在相同 MV 级能量下，SNR 大约是其 100 分之一。诊断成像的 SNR 要满足可见性标准，即 SNR 应大于 5[10]，但 MV 级成像的 SNR 则不会。随着能量的增加，骨骼信号的 SNR 显著降低。在保持剂量不变的情况下，6MV（2MeV）治疗束的 SNR 要比 100kV（50keV）诊断级能量的 SNR 低很多[11]。

6.3.3.3　量子检测效率（DQE）

在成像系统中，入射到成像器上的 X 射线光子数量及其数量的统计变化分别代表系统信号和噪声输入。一个理想的成像系统应该在其输出端产生与输入端一样高的信噪比（SNR），以获得良好的图像质量。换句话说，对于一个理想的系统，输入的信噪比（SNRin）在系统输出端时不应有任何衰减（即 SNRin = SNRout）。量子检测效率（DQE）是衡量成像系统传输及入射到探测器的辐射束中包含信息的效率指标。这可以通过第 2.2.6 节中给出的方程（2.1）来确定。

DQE 可以作为空间频率 f 的函数。DQE（f）是衡量成像系统在传输剂量束中包含的信噪比的效率指标。DQE（f）可以用如下方式计算：

$$\mathrm{DQE}(f) = \frac{(K)^2 \mathrm{MTF}^2(f)}{\phi \mathrm{NPS}(f)} \tag{6.5}$$

其中 K 是一个常数，代表成像系统对辐射的响应或增益。对于数字化成像系统，K 值为 1，系统对辐射暴露的响应与辐射暴露成正比。DQE 直接依赖于空间分辨率，空间分辨率降低，DQE 会减少。并且，DQE 与系统噪声成反比，即系统噪声增加时，DQE 会减少。

成像接收器应具有较高的量子检测效率，以便转换大部分入射 X 射线光子用于生成图像。但遗憾的是，EPID 系统的 DQE 非常低。所有的 EPID 系统都使用金属板将 X 射线光子转换为康普顿电子，而 EPID 中使用的荧光屏（除了液体电离室）将电子转换为光子（可见光）。根据蒙特卡洛（MC）计算，大约 4% 的 X 射线入射光子在金属板中相互作用，只有不到 1% 的入射 X 射线光子可以生成从金属板中逸出的电子，其余的 3% 在金属板中丢失。随着荧光屏厚度的增加，DQE 会增加，这使得入射 X 射线能够直接与荧光屏相互作用[11, 12]。在基于 TV 相机的 EPID 中，200mg/cm² 厚度荧光屏的量子检测效率大约是传统基于胶片射野影像的 2.5 倍。同样，厚度约为 80mg/cm² 的液体电离室系统的量子检测效率是胶片的 1.5 倍[11]。

6.3.3.4　空间分辨率

空间分辨率是衡量成像系统图像信号模糊程度的一个指标。系统的空间分辨率可影响物体边界的检测能力。影响 EPID 空间分辨率的因素既有一些常见因素，也有一些设备特定的因素。在所有商用 EPID 中，高能粒子在金属板上的扩散相当有限[11, 13]。导致信号扩散的主要原因是高能电子侧向迁移和 X 射线散射。此外，轫致辐射和正负电子湮灭也会导致金属板上的信号扩散。从金属板中逸出的高能粒子可以在 X 射线转换器（如荧光屏和电离液体）中扩散。在液态电离室 EPID 中，侧向电子迁移是信号扩散的主要贡献者。而在基于 TV 相机的 EPID 中，荧光屏中的光扩散则有助于提高空间分辨率。在电离室矩阵 EPID 中，像素大小是决定空间分辨率的主要因素[11]。

通过检查系统再现无限小的物体的能力可以表征辐射探测器的空间分辨率或信号的传递特性。获取这样一个点状物体的图像是系统点扩散函数的度量，通常由调制传递函数 MTF（f）表示。MTF 是通过对点扩散函数的傅里叶变换计算得出，并可显示成像系统传递的不同空间频率[11]。测量成像系统 MTF（f）的方法是由 Droege 等[13]和 Munro 等[14]基于 Doi 等[15]的建议提出的。该方法基于使用大型准直器产生非常窄的辐射束，形成一个 25 到 50μm 的小缝隙。线性扩散函数（LSF）作为辐射探测器对窄辐射束的响应，是通过成像器中信号的扩散来确定的。通过对探测器归一化的 LSF 进行傅里叶变换并取模型，可以得到 MTF（f）[16]。由于散射辐射可能影响 LSF 的测量，在测量 MTF 时，需要确保成像器记录的信号是由缝隙中的辐射引起的，而不是来自准直器外的散射辐射以及房间其他表面的背向散射。

影响 EPID 空间分辨率的三个因素是：

（1）X 射线源的大小；

（2）成像系统的空间分辨率；

（3）图像的放大倍数。

临床用直线加速器的 X 射线源尺寸大约为 0.1cm，而基于 TV 相机 EPID 的 LSF 测量值为 0.8～1.0mm，电离室矩阵 EPID 的 LSF 测量值为 1.5～2.0mm。放大倍数在系统空间分辨率中扮演重要角色，并且是一个可变因素。随着放大倍数的增加，几何模糊度增加，同时患者解剖结构在图像接收器平面上的投影尺寸也增加，减少了图像接收器造成的模糊效果。建议的最佳放大倍数在 1.3～2.0 之间，以最小化由于 X 射线源和图像接收器造成的模糊[11, 17]。

6.3.4　图像校准

图像校准是 EPID 调试中的一个重要部分。每种类型 EPID 的校准程序会有所不同，操作者应当研究厂商建议。校准中的一个基本步骤是测量暗电流或图像噪声。该图像是在无射束情况下获取的，代表了没有辐射情况下 EPID 中存在的信号。下一步是获取一个完全开野的图像，该图像用于校正治疗野相关的重复特性，如束流强度分布变化。因为这些因素会影响图像校准的准确性，建议对不同射野大小和射线能量重复此操作[9]。

可使用对比度细节模体（如图 2.8 所示）进行图像校准[1, 9]，如图 6.2 所示。该模体通常被称为 Las Vegas 模体，由一个大约 2cm 厚的 $14 \times 14cm^2$ 实心铝块组成，一侧加工有一系列圆形凹槽（孔）。能够在模体中可视化一定数量的孔，意味着给定的直线加速器 /EPID 组合具有特定的分辨率。大多数 EPID 能够分辨 17 个孔，而 a-Si 平板成像器应该能够显示所有的孔（参见图 6.1）。一个轴上的圆圈具有相同的深度、不同的直径；另一个轴上的圆圈直径相同，但深度逐渐增加，分别为 0.25、0.5、1.0、2.0 和 3.0mm，与 6MV 的单能量 1/3 峰值的 0.3、0.6、1.2、2.4 和 3.6% 的对比度，以及 18MV 的单能量的 1/3 峰值的 0.18、0.36、0.7、1.4 和 2.2% 的对比度对应。对比度分辨率由可见的行数决定，空间分辨率由可见的列数决定。

Herman 等[18]、Dong 和 Boyer[19]以及 Munro 等[14]也使用了类似的模体，用于表征 EPID 性能[1]。另一个用于 EPID 质量控制的模体由 Rajapakshe 等[20]设计并使用，包含五组高对比度的矩形条，其空间频率分别为 0.1、0.2、0.25、0.4 和 0.75（lp mm^{-1}）。由于 EPID 是在机架 0° 下进行校准的，建议在机架其他角度下进行验证[20]。

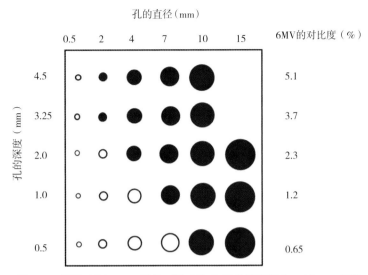

图 6.2　用于验证 EPID 图像对比度和空间分辨率的 Las Vegas 模体

6.3.5　EPID 软件验收

用射野成像获取在线数字图像的一个主要优势是，可以利用定位图像或参考图像（如DRR）进行在线的位置验证。这需要一个用于图像存储、检索和分析的软件，并且在验收测试期间以及每次软件升级时都需要测试该工作流程。测试还应包括验证软件测量摆位误差的准确性。此外由于图像处理技术如图像增强和边界检测可能影响摆位误差分析，应该测试和确定其对摆位误差分析的影响[11]。

大多数现代化 EPID 软件提供手动和自动摆位分析功能，有必要对这两种方法均进行测试。工作人员应该接受通过 EPID 软件使用图像对（参考图像和在线图像）确定摆位误差 / 校正的培训，这将有助于确定分次内和分次间不同操作者手动摆位验证的误差[11]。在 TrueBeam 直线加速器上使用 EPID 对 Rando 头部模体进行摆位验证的示例如图 6.3 所示。

可以通过两种方法验证软件检测摆位误差的能力。首先，可以测试软件在同一张图像上对偏移量进行归零的精度。其次，可以通过获取一个已知位置偏移量的模体图像，测量软件是否能够准确地测量出偏移值。这些测试与本章后面介绍的 kV 级成像和锥形束 CT（CBCT）成像的 QA 测试相同，并应定期作为 IGRT QA 计划的一部分执行。作为测试练习，理想的做法是使用一个模体进行整个工作流程的端到端（E2E）测试，包括模拟定位、图像传输到加速器控制台、EPID 成像、摆位验证以及治疗实施。

6.3.6　EPID 质量保证

为确保 EPID 的性能与验收测试期间建立的基线值保持一致，QA 程序应明确具体的测量、频率和容差。QA 程序应包括针对安全性、图像质量和机械完整性的测试，并规定这些测试的频率，如每日、每月和每年。

图像质量测试应重复在使用对比度细节模体确定对比度分辨率和空间分辨率期间进行的

图像校准。如第 6.3.3 节所述，测试应确保与验收测试期间获取的基线图像相比，图像质量没有下降。

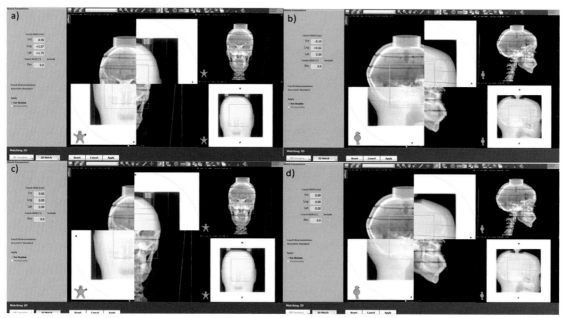

图 6.3　（a）EPID 前后位图像；（b）EPID 侧位图像；（c）匹配后的 EPID 前后位图像；（d）匹配后的 EPID 侧位图像

　　每日测试应包括安全测试，例如机械完整性、碰撞联锁和基本操作。机械和操作完整性可以通过每日利用给定跳数在固定几何结构中对模体进行成像，分析摆位精度进行测试。第 6.9.5 节中介绍的用于 kV 和 CBCT 图像验证的模体和测试也可以用于 EPID。Varian 提供了一个 QA 模体（IsoCal），用于验证 kV 和 MV 成像（EPID）的几何校准系统 [21]。

　　每月测试应包括详细的安全性和机械完整性检查。每月应审查每日的 QA，以检查图像质量是否有所下降。根据成像接收器的性能，可能需要改变供应商推荐的重新校准周期。此外还应检查图像服务器的数据库维护和数据备份的完整性。

　　应每年进行一次完整的软件流程测试，可以使用模体（如人形模体）进行完整的成像流程，从获取模拟定位参考图像或定位 CT 的 DRR 开始，到直线加速器上图像的获取和摆位验证。表 6.1 展示了 IAEA 人类健康 16 号报告 [22] 提供的 QA 测试、频率和建议的行动水平。

表 6.1　EPID 的质量控制测试（经 IAEA 许可转载 [22]）

测试类型		频率	建议的干预阈值
安全 / 机械			
	机械完整性	每日	功能正常
	电气完整性	每日	功能正常
	防碰撞联锁	每日	功能正常

续表

测试类型		频率	建议的干预阈值
成像			
	图像质量（分辨率）	每月	保持基线水平
	伪影	每月	保持基线水平
	噪声和均匀性	每月	保持基线水平
	空间畸变	每月	1mm
	监测亮度、焦点和对比度	每月	保持基线水平
剂量学			
	每张图像的跳数	每月	保持基线水平
几何学			
	成像平面内的定位	每月	2mm
	垂直于成像平面的定位	每月	2mm
软件			
	屏幕上的工具	每月	功能正常
	图像配准软件	每月	功能正常

　　EPID QA 和性能检测可以和具有机载影像（OBI）或 XVI 系统的直线加速器的 kV 成像器的 QA 相结合。对于只有 EPID 的直线加速器，应当有单独的 EPID QA 规程，并且有一个包含所有必要测试的 QA 工作表。

6.4　立体成像系统的验收及质量保证

6.4.1　BrainLab 的 ExacTrac X射线 6D 立体定向 IGRT 系统

　　如第 4 章所述，BrainLab 的 ExacTrac X 射线 6D 立体定向 IGRT 系统是一个集合体，包括基于红外（IR）的光学定位系统、6 个自由度（DoF）的机器人治疗床、基于内部解剖或植入标记物进行位置验证和重新调整的 kV 级 X 线成像系统。两个 kV 级 X 线源安装在地板上，两个非晶硅平板探测器安装在天花板附近，形成一个倾斜的成像几何结构。该系统最初是为立体定向放疗而开发的[23]。

　　ExacTrac® 系统独立于直线加速器，调试 ExacTrac 系统的一个重要步骤是，ExacTrac 的等中心必须校准至与直线加速器的等中心重合。ExacTrac 系统有三种坐标尺度，基于直线加速器的机械坐标尺度、基于红外线（IR）的坐标尺度，以及基于 X 射线图像的坐标尺度。对于精确放疗而言，这些坐标尺度的一致性非常重要。必须进行三方面的校准：

　　（1）基于直线加速器的坐标（或等中心）与基于 IR 的坐标重合；

（2）基于 IR 的坐标与基于 X 线图像的坐标重合；

（3）校准 ExacTrac 图像中心与直线加速器的等中心重合[24]。

在将 ExacTrac X 线等中心与直线加速器等中心对齐之前，必须验证辐射等中心的位置，并将治疗室内激光灯系统与辐射等中心对齐。针对用于放射外科的直线加速器，可以使用 Winston-Lutz（W-L）测试来执行等中心位置与治疗室内激光灯系统的对齐[25]。

W-L 测试是通过获取不透射线的 6mm 小球（W-L 模体）的胶片或 EPID 图像来执行的。利用底座将小球放置在加速器等中心，在不同的机架角度和治疗床角度下，使用预定义的小方形或圆形辐射束进行照射[26]，这种设置有助于同时验证机架和治疗床的旋转中心。对于此项测试，借助治疗室内激光灯和不同机架及治疗床角度的组合成像，例如（0°，0°），（90°，0°），（270°，0°），（0°，90°）和（0°，270°），将不透射线球与直线加速器的机械等中心对齐。

在图像上，辐射野中心与不透射线的小球中心的偏差用于确定直线加速器等中心的准确性，并确保治疗室内激光灯系统与直线加速器等中心的正确对齐。等中心随机架角度的位置变化由每个机架角度辐射的中心位置与平均位置的最大差异表示，同样也可以确定由于治疗床旋转引起的等中心偏移。在 TrueBeam 直线加速器上使用 EPID 获取的 W-L 测试样本图像如图 6.4 所示。目前已开发出基于图像处理的内部软件，用于分析这些图像并确定等中心位置的精度[26, 27]。

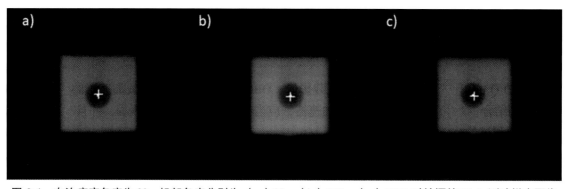

图 6.4　在治疗床角度为 0°，机架角度分别为（a）0°、（b）90°、（c）270° 时拍摄的 W-L 测试样本图像

6.4.2　ExacTrac X 线系统与直线加速器等中心的对齐测试

W-L 测试可以估计机械等中心的几何精度，但是患者定位是通过 ExacTrac 系统执行的。此外，由于 ExacTrac 独立于直线加速器，需要检查直线加速器的机械等中心与 ExacTrac 等中心之间的偏差。

使用 BrainLab W-L 模体和 ExacTrac 应用程序中的 W-L 特殊测试模块可以验证直线加速器等中心与 ExacTrac 中心的一致性。该模块可以自动检测标记球的中心，并计算其相对于 ExacTrac X 线系统中心的误差值。在此项测试中，标记球被放置在经 W-L 测试验证的加速器机械等中心，同时以机架等中心为参考，确定 ExacTrac 系统中心的偏差[28]。

6.4.2.1　ExacTrac 系统的校准

如前文所述，ExacTrac 系统配备了红外标记用于患者的初步定位，以及用于基于内部解剖结构或植入参考标记物的位置验证和调整的 ExacTrac X 线成像系统。需要执行红外系统坐标与 ExacTrac 系统坐标的校准。BrainLab 为此提供了两种模体。一种是带有五个红外反射标记的等中心模体，另一种是带有植入标记物和红外反射标记的校准模体。将等中心模体放置在治疗床上，并通过激光灯进行摆位以获取红外坐标。然后将校准模体放置在治疗床上，并摆放在红外坐标的中心位置。之后获取立体定向 X 线图像，并通过检测图像中的不透射线标记物的位置来校准 ExacTrac 坐标[24]。图 6.5（a）和（b）展示了带有五个红外线反射标记的等中心模体和 X 线校准模体。

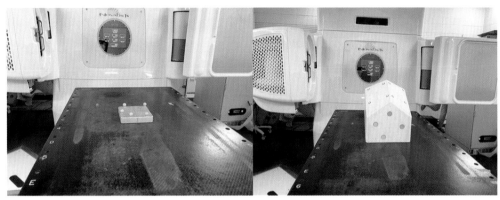

图 6.5　（a）带有红外线反射标记的校准模体，以及（b）X 线校准模体。图片由印度萨基特的 Max Healthcare 提供

6.4.2.2　六自由度机器人治疗床的位置精度

ExacTrac 系统所提供的六个自由度机器人治疗床能够用于校正平移和旋转误差。将治疗床的精度和重复性测试纳入常规的 QA 程序非常重要。可以通过设计使用模体和红外线标记的简单实验来测试治疗床的精度和重复性。Takakura 等[28]使用一个头颈部模体和无框架放射外科系统，即 BrainLab 的红外定位系统。该过程包括对模体进行 CT 扫描以作为参考，然后将模体随机地放置在机器人治疗床上，使用 ExacTrac X 线系统检测位置误差，然后通过移动机器人治疗床进行校正。这个过程会利用已知的平移和旋转偏移重复进行，并且 ExacTrac 系统检测到的偏移将与实际执行并记录的偏移进行比较。

6.4.2.3　成像系统的校准

AAPM TG 142 号报告建议检查图像质量，包括几何失真、空间分辨率、对比度、均匀性和噪声等项目。ExacTrac 系统的斜面几何结构使得进行直线加速器等中心位置的图像质量和剂量测试存在一些挑战[29]。文献中采用了两种方法来克服这一问题。Stanley 等[30]将图像质量测试模体和剂量计直接安装在平板探测器上，以确保测量的一致性。Iftimia 等[29]使用了一个定制的 3D 打印支架，该支架在水平和垂直平面上均有 45° 的倾斜，以将 Standard Imaging QCkV-1 模体定位在等中心位置，正对 ExacTrac X 射线球管。利用直线加速器 45° 准直器的光野以及模板来定位模体支架，并在直线加速器等中心位置一致性地放置模体。被设计用于检查 kV 级平面成像装置成像性能的 QCkV-1 模体，也可用于评估 ExacTrac X 射线成像器的图像质量[29, 30]。

该模体附带的软件（PIPSpro）可以确定 MTF、空间分辨率、CNR、均匀性和噪声等图像质量指标。该软件利用 QCkV-1 模体的不同线对来确定图像的高对比度空间分辨率。每个模体图像集有三个高对比度空间分辨率的独立值，即 f30、f40、f50（lp mm⁻¹），分别代表相对 MTF 最大值的 30%、40% 和 50% 的频率。评估每个图像集中每个线对的图像区域，然后与其他图像平均，以确定高对比度空间分辨率的值。该软件还可以通过类似高对比度空间分辨率的方式评估 CNR。PIPSpro 软件可评估高对比度空间分辨率、CNR 和总噪声，并生成趋势报告[30]。

成像系统的校准应包括验证成像参数，如 kV、mA 和时间，并将这些值记录为周期性 QA 验证的基线。Iftimia[29] 和 Stanely 等[30] 使用了 Unfors RaySafe Xi R/F 探测器来测量如射线质和曝光等射束参数。测量应针对从脑部低（80kV/6.3mAs）到腹部高（145kV/25mAs）的所有预设协议进行，每次只曝光一个球管，并重新定位探测器以适应第二个球管[29]。必须对两个 X 射线球管的 kV 值进行测量并与标称值进行比较。校准应包括使用模体的端到端（E2E）测试，以验证 ExacTrac 系统的目标精度，E2E 测试应包括从 CT 模拟定位到放射治疗的整个过程。这可以通过使用具有隐藏靶目标的模体来完成，这些靶标可以被 ExacTrac 系统显像并定位。

6.4.3 ExacTrac 系统的日常周期性质量保证项目

6.4.3.1 几何精度

ExacTrac 是一个用于 SBRT 治疗的 IGRT 系统。作为 QA 流程的一部分，需要定期验证该系统的几何精度。每日或每次 SRS 治疗前使用 W-L 测试验证直线加速器的等中心。同样，也应每日执行 W-L 测试以验证 ExacTrac X 射线系统与直线加速器坐标系统的对齐。

6.4.3.2 ExacTrac 系统的月检（图像质量测试）

建议使用相同的工具每月执行上述图像分析测试，并将结果与在验收测试期间获得的基线值进行比对[29]。这些每月图像质量测试应包括高对比度空间分辨率、CNR、几何失真、均匀性和噪声等项目。最好对临床上将使用的一系列 kV 值进行测量，但有些中心仅使用最适当的单一设置的束流来进行每月的常规 QA 测试。使用 ExacTrac 系统获得的模体图像可以通过测量模体几何形状来验证几何失真。与标称模体尺寸相比，偏差在 1mm 或更少的范围是可以接受的。

6.4.3.3 ExacTrac 系统的年度 QA

应每年对 X 射线束参数（如射线质和曝光）进行测量，并与验收测试期间获得的基线值进行比较。对于诊断级成像，假设使用相同的 X 射线球管、滤波器和设置，kV 和剂量测量可以接受 ±5% 以内的容差变化[29]。

6.4.4 射波刀放射治疗系统

射波刀立体定向成像系统的调试和 QA 测试如下。射波刀系统的定位过程依赖于对系统的深入理解和成像几何学的稳定性。射波刀的定位和成像对准中心由 isopost 定义，这是一个可重复安装到成像基座上的固定装置。isopost 尖端装有一个小的 isocrystal，该尖端代表几何等中心，即射波刀坐标系统的参考点。

isocrystal 是一个直径约 1.5mm 的光敏探测器，刚性安装在 isopost 的尖端，其支持电路可检测来自中心轴激光灯的光。isopost 尖端（isocrystal）是一个机械位置，用于将 X 射线定位系统的中心和操作器路径集设置为标称值[8]。isopost 和 isocrystal 的 X 射线图像如图 6.6 所示。

一旦建立并确定了在特定场地的成像几何学，就必须定期验证其几何形状是否因建筑沉降、设备碰撞和地震等事件而发生偏移。成像系统的主要常规 QA 测试之一是检查成像子系统与虚拟等中心（几何等中心）的对齐情况。为此，将 isopost 固定在摄像机支架上，并获取 isopost 尖端，即 isocrystal 的图像。isocrystal 的放射影像应始终落在同样的成像器像素位置。isocrystal 的图像应在图像对角线中心的 1mm 范围内，并且位于中心像素 ±2 像素的范围内。此测量的频率应根据当地条件决定。如果由于当地条件（如地震、未通过建筑设计减轻的弹性土壤条件、X 射线管或非晶硅探测器的更换或维修，以及任何原因怀疑成像器偏移[8]）而担心移动，则需要频繁进行几何学验证。这种成像等中心测试确保了成像子系统与几何等中心的对齐。

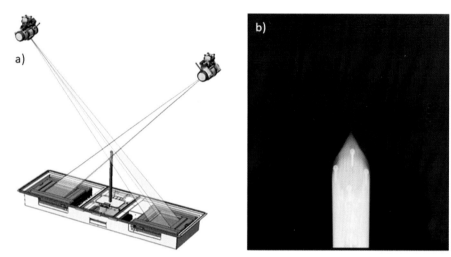

图 6.6　（a）Isopost 和 IsoCrystal，（b）用于校准 CyberKnife 的 X 射线系统的 IsoCrystal（位于 Isopost 上）的 X 射线图像。图片经 Accuray Inc. USA 许可转载

Accuray 还提供了一个自动化质量保证（AQA）模体，用于验证治疗机器人的控制情况和成像系统的稳定性。AQA 模体是一个立方体模体，内含一个 3.2cm 的丙烯酸球和一个 1.9cm 的不透射线的钨球。自动 QA 测试类似于为 C 形臂直线加速器执行的 W–L 测试，但这个球不像 C 形臂直线加速器那样放置在加速器等中心，而是放在 AQA 模体上。模体放置在治疗床上，模体内装有两张特定方向的辐射胶片，一张是前后方向，另一张是侧向。AQA 模体和放射影像如图 6.7 所示。

确定 X 射线技术的影响因素有助于定位 QA 结果的稳定性。应利用在预定义的偏移处放置的模体来调整成像参数。为了在不是最佳的成像条件下测试定位系统，可以通过选择技术因素降低成像过程，以便接近 SNR 的限制。这种测试得出的定位范围可以帮助识别在患者实际治疗中的类似情况下预期的剂量传输精度变化和随后的剂量分布的模糊情况[8]。如果追踪结果随 X 射线技术变化显著，即旋转超过 0.3°，则强烈提示跟踪精度受到了影响，可能导致不安全和不准确的剂量传输。在下次治疗之前，有必要识别并消除这种追踪不稳定的原因，以确保患者安全。如果无法消除追踪的不稳定，应中止治疗，并在尝试新治疗之前采取纠正措施[8]。Accuray 提供的各种平移和旋转跟踪范围限制和精度的追踪选项如表 6.2 所示。

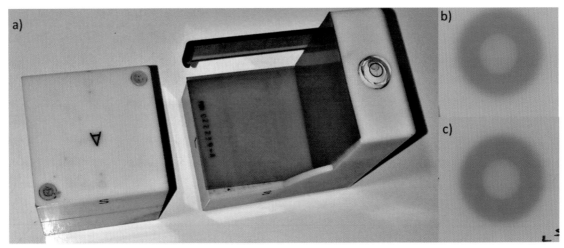

图 6.7 （a）AQA 模体内嵌的不透射线球，（b）模体前后方向的放射影像，（c）模体左右方向的放射影像。图片由 HealthCare Global Enterprises Ltd，HCG Tower，Bengaluru 提供

表 6.2 Accuray 不同追踪选项的追踪范围

	RoboCouch® 机器人治疗床系统	RoboCouch® 机器人治疗床系统（前列腺）	标准治疗床	标准治疗床（前列腺）
X、Y、Z 轴	±10mm	±10mm	±10mm	±10mm
Pitch	±1.5°	±5°	±1°	±5°
Roll	±1.5°	±1.5°	±1°	±1°
Yaw	±1.5°	±1.5°	±3°	±3°

6.4.4.1　X 射线源

CyberKnife 系统中使用的 X 射线装置包括传统 X 射线发生器和 X 射线球管，可以应用 AAPM TG 12 号报告[31]中介绍的 QA 原理和程序。然而，这些程序需要根据成像几何学和所需的几何测试设置进行调整。例如，该报告中建议的 0.1% 的源－成像器距离（SID）的标称焦点尺寸对于 CyberKnife 的长 SID 来说是不可能的。此外还应意识到，由于长 SID，焦点尺寸可能不会影响图像清晰度，该系统中的图像清晰度将依赖于成像接收器的固有分辨率。由于 X 射线系统没有光学束定位器，需要注意正确地放置测试设备[8]。滤过系统、焦点尺寸、kV 精度、mA 精度和线性程度应每年进行测试，并与基线值进行比较。

6.4.4.2　平板成像器

CyberKnife 系统的非晶硅平板成像器的 QA 应主要按照 AAPM TG 75 号报告进行，并应涉及使用合适空间分辨率和对比度细节模体确定 SNR 和 CNR。AAPM TG 135 号报告讨论了一个有趣的问题是 X 射线束入射到成像器的角度。正如 ExacTrac 的情况一样，45° 的 X 射线入射角使得解释 MTF 或相对 MTF 测量变得很困难。成像器的 QA 测试以及 SNR、CNR 和 MTF 的确定应每季度进行一次，并与调试时的数据比较，增益稳定性和几何稳定性也应以相同频率进行测试。

根据 AAPM TG 135 号报告[8]改编的用于立体定向 X 射线成像系统的质量保证测试如表 6.3 所示。

表 6.3　立体定向 X 射线成像系统的质量保证测试[8]

测试类型		测试频率	建议的干预阈值
安全 / 机械			
	安全联锁	每日	功能正常
	门、控制台紧急停止装置（EMO）、钥匙	每日	功能正常
	闭路电视摄像机和监视器	每日	功能正常
	对讲机	每日	功能正常
发生器 /X 射线管			
	kVp 准确性	每年	±5%
	滤过器	每年	保持基线水平
	管电流	每年	在 ±20% 以内
	焦点尺寸	验收测试之后按需进行	符合 NEMA 标准
成像			
	图像探测器位置重复性	每季度	±2 像素
	坏像素统计	每季度	坏像素少于最大限值，记录数量和位置
	非晶硅探测器的对比度、噪声和空间分辨率	每月	操作者根据已有文献决定均匀性和坏像素
	信噪比、对比度 - 噪声比、相对调制传递函数、图像探测器灵敏度稳定性、坏像素计数和模式、校正后的图像均匀性、探测器中心定位以及图像探测器增益统计	每年	保持基线水平
	图像探测器对齐	每月	1mm 或中心像素 ±2 像素
	验证激光灯和射束中心轴的相对位置的变化	每月	0.5mm

测试类型		测试频率	建议的干预阈值
几何性能			
	激光灯和标准地面标记的视觉检查	每日	小于 1mm
	自动质量控制（AQA）测试	每日	与基线偏差小于 1mm

6.4.4.3 定位精度检测

如果新位置在原始目标位置 10mm 的范围内，CyberKnife 系统能够自动将剂量分布移动到由定位系统识别的新位置。CyberKnife 系统还可以补偿检测到的目标旋转误差，最大校正量取决于轴向、路径设置和跟踪模式。应该通过在模体上引入已知偏移量来验证 CyberKnife 系统校正平移和旋转误差的能力，并在最大范围内重复几个偏移位置用于端到端测试。这种测试的预期精度和重复性将产生一个端到端的测试结果，该结果应在系统规定的 < 0.95mm 范围内 [8]。图 6.8 所示为用于验证 CyberKnife 跟踪精度的仿真人体模型。

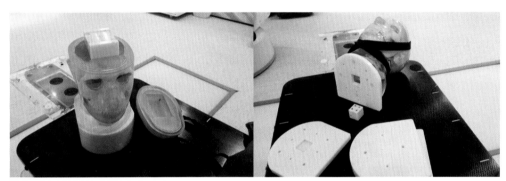

图 6.8 （a）一个带有 E2E 球立方体的人形仿真模体，用于验证追踪精度；（b）用于 Xspine 追踪验证的小球立方体。图片由 HealthCare Global Enterprises Ltd，HCG Tower，Bengaluru 提供

6.4.4.4 成像算法的验证

成像算法计算精度的 QA 仅在初始验收测试期间和 / 或在图像引导系统的软件或硬件的重大升级期间进行。每当系统进行重大更新或实施新技术时，都需要对 IGRT 系统进行端到端的测试。

6.5 滑轨 CT 的 IGRT 系统的验收及质量保证

6.5.1 几何精度

滑轨 CT 系统的机械系统需要准确的几何校准，以确保患者分次间摆位的准确性和治疗精度。室内 CT 系统的验收标准，必须包括验证 CT 机架运动的准确性、遥控加速器治疗床的准确性、CT 和加速器等中心的一致性，以及整个图像引导流程的准确性 [32]。

如之前章节所述，滑轨 CT 的 IGRT 系统提供了较高的 CT 机架运动刚性和重复性。然而与 CBCT 系统不同，成像和治疗单元在该系统中不共用一个等中心。治疗床在将患者与 CT 扫描仪对准之前需要旋转，并且需要进行横向和垂直移动以适应 CT 孔径大小。有必要每天利用简单的模体摆位来验证系统的几何精度。这些测试应包括验证治疗床的自动运动和旋转，以及 CT 自动摆位的准确性。将一个丙烯酸球放置在加速器的等中心，并在治疗床旋转 180° 位于 CT 成像位置时，判断该球是否位于 CT 等中心，由此来验证 CT 和加速器等中心的一致性[32]。可以在特定选择的位置成像一个交叉线模体，这些位置通过图像上交叉线的相对分离距离来确定，以此来评估 CT 机位置的准确性[33]。

6.5.2　图像质量

由于滑轨 CT 使用的是传统的诊断级质量的扇形束 CT 扫描系统，需要采用和诊断 CT 系统相同的 QA 测试。图像 QA 测试应包括断层诊断系统所需的测试，如层面定位精度、CT 值计算精度和稳定性、空间分辨率（图像清晰度）、低对比度可检测性、图像失真和伪影等。根据 AAPM TG 74 号报告的建议，图像质量测试应最初每月进行一次，在操作者证实相关参数的稳定性之后，最终可以每半年进行一次。

6.5.3　激光灯系统

应执行直线加速器的 QA 程序以确保等中心的精度。由于激光灯是室内坐标的参考，加速器机房以及 CT 机房内激光灯系统都需要进行验证。

6.5.4　端到端的测试

与其他图像引导技术一样，滑轨 CT 系统的 QA 程序必须评估整个治疗过程，包括模拟定位成像、治疗计划设计、位置验证成像、图像配准、患者摆位及校正、实施治疗。端到端测试可以通过精心设计的模体研究来执行，从开始到结束的整个流程的测试中可以使用电离室、热释光剂量计（TLD）和胶片来评估实际投照的剂量分布。

6.6　Tomotherapy 系统中 MV 级 IGRT 系统的验收及质量保证

在螺旋断层放疗设备中整合 MV 级 CT（MVCT）成像的主要目的是图像引导。因此，验证重建图像的几何精度、图像配准流程的准确性和一致性非常重要。尽管对 MVCT 成像进行基于模体的 QA 很重要，但 AAPM TG 148 号报告[34]提示，图像配准精度依赖于所用的成像物体，如高对比度物体（测试模体中的金属球），这些物体可以被更准确地匹配。此外，扫描范围和参数可能会影响有效信息，进而影响配准精度。报告还指出，基于患者解剖部位的图像配准方法可能更具主观性，患者解剖结构的变化相较基于刚性模体的配准会增加配准的复杂度和主观性。最好通过放疗技师使用临床配准技术匹配患者的实际图像来验证临床配准精度[35]。

6.6.1　几何性能测试

Tomotherapy 系统中的几何性能测试应包括：（1）几何失真测试；（2）成像/治疗/激

光坐标一致性测试；（3）图像配准和对齐测试。

几何失真测试：可以使用供应商提供的圆柱形虚拟水模体或类似尺寸的成像模体来测试MVCT的几何失真。通过比较刚性模体的图像中嵌入物体间的距离和方向与实际值的差异，可以测试MVCT图像中尺寸和方向相关的物体重建精度。AAPM TG 148号报告建议在此项测试中使用标称层厚2mm的精细扫描，扫描长度为20cm，以接近典型的临床扫描长度。对于常规治疗，建议的几何精度为2mm；对于SRS和SBRT，建议测试的几何精度为1mm。

成像和治疗坐标一致性测试：MVCT图像引导系统与其他kV图像引导系统不同，其使用治疗射线源本身进行成像，这个具有治疗和成像坐标系统之间一致性的优势，但涉及图像引导流程的其他硬件和软件仍然有可能在坐标一致性上引入误差，因此仍有必要验证治疗和成像坐标系的一致性。AAPM TG 148号报告建议执行整个治疗流程的端到端测试以验证图像配准的精度。用于端到端测试的模体应用于从模拟定位到放疗实施传输的整个治疗流程。Tomotherapy™提供的Virtual Water™模体（图6.9）也可用于此目的，可以在模体的冠状面或矢状面放置胶片，进行基于胶片的剂量测量。CIRS提供的人形模体或者其他人形模体可替代该模体，也有助于验证图像配准以及剂量分布精度[36]，其容差应考虑图像配准和剂量计算中空间位置相关的不确定性。AAPM TG 148号报告[34]建议成像和治疗坐标一致性测试的容差为：对于常规治疗设备，精度要求为2mm，对于高精度治疗设备，如SRS/SBRT，精度要求为1mm。

同样的模体测试也可以用来测试绿激光灯系统与成像系统的一致性。在图像配准之后，可以通过验证绿激光灯在模体上的位置是否与治疗计划系统（TPS）中指示的位置重合来检查其一致性，这使得绿激光灯系统可以作为每日和每月一致性测试的参考。如果模体在虚拟等中心处对齐，然后移动到治疗平面，可能会由于模体重量而出现床面沉降。如果使用Virtual Water™，沉降可能多达3mm。因此，建议在治疗平面处检查模体相对绿激光灯的位置。AAPM TG 148号报告[34]建议，对于常规治疗设备，可以接受2mm的容差，对于可实施SRS/SBRT的治疗设备，容差要求为1mm。

测试图像坐标相对于治疗坐标的位置准确是必要的，可以通过测试模体相对于绿激光灯系统的重建图像位置来完成。为此，将具有高对比度物体的模体与绿激光灯系统对齐并进行扫描，MVCT图像中物体的位置应与相对于绿激光灯系统物体实际位置一致。对于常规治疗和SRS/SBRT治疗，建议的容差分别为2mm和1mm。

图像配准与对齐测试：用于检测图像配准与对齐的模体测试类似用于验证成像和治疗坐标系统一致性的测试。可以设计一种类似于第6.9.5节中阐述的用于kV CBCT的测试。例如，在进行MVCT扫描之前，可以有意地将模体按已知的偏移值错位，然后进行配准，以检查图像引导过程中图像配准与对齐的精度。建议在此测试中使用精细扫描选项，估计的位移应符合预期的偏移，误差在±1mm内。可以使用供应商提供的Virtual Water™模体，并启用精细扫描选项来进行测试。对具有高对比度的物体，图像配准的精度应小于或等于1mm。图像配准完成后，还应通过执行实际的移床来测试定位过程，该移位应符合预期的偏移，误差在1mm内。AAPM TG 148号报告[34]建议每天进行此测试，以测试图像配准与对齐的精度。

6.6.2　图像质量测试

MVCT的图像质量测试除了包括AAPM TG 39号报告建议的用于诊断的CT成像常规图像

测试，还应包括图像噪声和均匀性、空间分辨率、对比度线性、分辨率和 MVCT 剂量学等测试。测试结果将为我们提供成像系统初始性能的详细信息，这也将作为定期 QA 测试的基线值。这些测试可以使用供应商提供的 Virtual Water ™ 模体，或者根据 AAPM TG 1 号报告的建议使用任何模体进行。图像随时间退化可能有几种原因，比如射束准直的变差、MVCT 探测器系统的故障，或者因靶磨损导致的 MVCT 射束变化。

6.6.2.1　图像噪声或像素值的随机不确定性

图像噪声或像素值的随机不确定性可以通过水模体或等效水模体成像进行测试。噪声是通过大面积感兴趣区（如以模体为中心的 200cm² 区域）中像素 HU 值的标准偏差 σ_{CT} 估算出来的。噪声数据表示为水的有效线性衰减系数 μ_{water} 的百分比，并根据扫描仪对比度尺度 CS 进行校正[34, 37]。

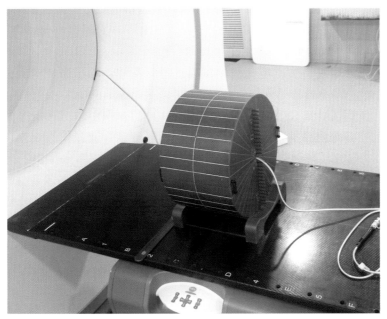

图 6.9　Tomotherapy 设备的 MV CT QA 供应商提供的 Virtual Water ™ 模体。图片由 HealthCare Global Enterprises Ltd，HCG Tower，Bengaluru 提供

$$噪声 = \mu_{CT} \times CS \times 100/\mu_{water} \qquad （6.6）$$

其中，

$$CS = \frac{\mu_{water} - \mu_{polycarbonate}}{HU_{polycarbonate} - HU_{water}} \qquad （6.7）$$

Meeks 等[37]使用上述公式（6.6）确定了 MVCT 的噪声值，作为重建矩阵大小和间距的函数。根据他们的研究，噪声值在间距上没有显著变化，但当重建矩阵从较小尺寸（256 × 256 像素）增加到较大尺寸（768 × 768 像素）时，噪声从 2.7 增加到 4.6。此外他们还报告，与模拟定位机 CT 相比，MV CT 的噪声大约是两倍。

AAPM TG 148 号报告建议，为了确定 MVCT 图像中的噪声，应使用直径至少为 20cm 的大型圆柱形均匀模体。或者，可以使用供应商提供的具有均匀截面的 Virtual Water ™模体来确定噪声。此外，在选定 ROI 时，操作者应规避已知图像伪影的区域，例如经常出现在 MVCT 图像中心的"按钮"伪影[34]。

6.6.2.2　HU 值的均匀性

均匀性表示为外周 ROI 与中心 ROI（约 5mm 半径）之间 HU 的最大差异。这种外周和中心之间的差异以中心值的百分比表示[37]。可以使用以下公式（6.8）来确定均匀性：

$$均匀性指数 = \left\{ 1 - \frac{(Max-Min)}{(Max+Min)} \right\} \times 100\% \tag{6.8}$$

其中 Max 和 Min 是 ROI 中 HU 最大值和最小值的绝对值。由于确定均匀性指数（UI）需要大型模体，可以使用 Virtual Water ™模体。AAPM TG 148 号报告建议，如果 MVCT 用于剂量计算，中心和外周 ROI 之间的最大 HU 差异应小于 25HU。应每月监测 MV CT 的均匀性[34]。

6.6.2.3　空间分辨率

空间分辨率可以通过高对比度孔对测试模式进行测量。为了研究空间分辨率，可以将 Tomotherapy 提供的分辨率插棒插入供应商提供的圆柱形 Virtual Water ™模体。

另外，可以使用 AAPM CT 性能模体（Cardinal Health，Hicksville，NY）的分辨率插件或者任何类似的空间分辨率插件作为替代物进行此项测试。通过肉眼观察可分辨最小的孔模式来确定空间分辨率。Meeks 等[37]确定了 MVCT 的空间分辨率，在 512×512 重建矩阵时为 1.25mm，在 768×768 重建矩阵时为 1mm。可以通过确定 MTF 来客观分析空间分辨率。图 6.10（a）展示了用于对比度和空间分辨率测试的装有各种测试插棒的 Virtual Water ™模体的 MVCT 图像。分辨率插棒有七组五个圆形孔。最大孔的直径为 2mm，对于较小的孔，直径以 0.2mm 的步进递减，即最小孔的直径为 0.8mm。获取带有分辨率插棒模体的 MVCT 图像，并肉眼观察图像以确定可分辨孔的最小模式。图 6.10（b）展示了带有分辨率模式模体的 MVCT 横断面图像。

AAPM TG 148 号报告建议每月进行一次 MVCT 图像分辨率的检查。虽然供应商规定的最小高对比度物体的分辨率为 1.6mm[34]，但是对于使用 512×512 像素矩阵重建的图像，建议观察到 1.25mm 高对比度物体的分辨率。

6.6.2.4　对比度

在 CT 成像中，空间分辨率和对比度分辨率相关。较小的物体在对比度更大时可见，反之，低对比度的物体在体积较大时更可见[37]。低对比度可见性可以通过插入供应商提供的不同密度测试圆柱形插棒的 Virtual Water ™模体来测量[34]。如前所述，小尺寸物体的高对比度极限可以通过 MTF 和空间分辨率孔模式来确定。大尺寸物体的低对比度极限很大程度上依赖于图像噪声。

可以在每月测试的基础上检查相同测试插塞的可见性。尽管该测试依赖于操作者，并且本质上是主观的，但仍然可以检测出显著的对比度下降。

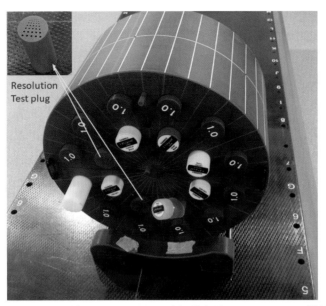

图 6.10　（a）带有分辨率和密度插棒（插入分辨率测试插棒）的 Virtual Water ™模体。图片由 HealthCare Global Enterprises Ltd，HCG Tower，Bengaluru 提供

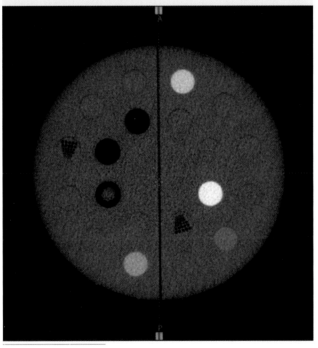

图 6.10　（b）带有分辨率和密度插棒的 Virtual Water ™模体的 MV CT 图像。图片由 HealthCare Global Enterprises Ltd，HCG Tower，Bengaluru 提供

6.6.2.5　CT 值 – 密度校准

在 MVCT 图像中，CT 值（即 HU）与物质电子或质量密度之间的关系与 kVCT 图像不一样。

这是由于在 MV 能量下，射线与物质的相互作用依赖于密度，不像在 kV 能量下依赖于原子序数。MVCT 的 CT 值到物理密度的校准表应具有线性关系。在调试期间，需要对 MVCT 进行 HU 值校准，并定期对校准结果进行验证。基于每日 MVCT 图像确定的剂量分布可以通过两种不同的技术实现：

（1）利用出射剂量测量来重建吸收剂量；

（2）使用计划或预期的通量模式重新在 MVCT 图像上计算剂量分布。

第一种方法，使用 MVCT 阵列探测器推断出传输的通量模式，然后利用传输的通量模式在 MVCT 图像中重建剂量分布。由于这种技术使用了出射剂量测量，它也有助于验证治疗时的剂量传输情况。

第二种技术，使用预期的通量模式重建剂量分布，这与在 MVCT 上进行治疗计划设计类似。在这两种方法中，MVCT 都被用来计算剂量分布，需要精确校准 MVCT 的 HU 值以对应电子密度[38]。

可以使用商业化 HU– 密度校准模体来测试 MVCT 图像，以便用于剂量计算。供应商提供的 Virtual Water ™模体可以用来测试 MVCT 图像进行剂量计算。供应商提供的圆柱形 Virtual Water ™模体包含不同密度的插棒，这些插棒可以插入模体中进行校准［参见图 6.10（a）］。TomoTherapy ™提供了一套从类似肺部密度到类似骨骼密度的不同插棒。从校准模体的 MVCT 图像中［图 6.10（b）］，可以建立 MVCT 值 – 密度的校准表。TomoTherapy 治疗计划系统（TPS）需要以质量密度而非更常见的相对电子密度来校准 HU 值[34]。图 6.11 展示了 MVCT 典型的校准曲线。

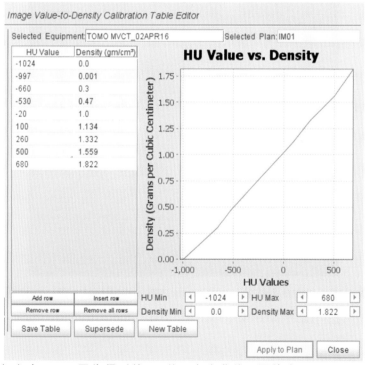

图 6.11　图 6.10（b）中 MVCT 图像得到的 HU 值 – 密度曲线。图片由 HealthCare Global Enterprises Ltd，HCG Tower，Bengaluru 提供

建议每月进行 HU 值校准测试，应保证水等效材料的 HU 值变化偏离验收测试的基线值小于 30HU，类似肺部和骨骼材料的 HU 值变化偏离基线值应小于 50HU。

6.7　Halcyon IGRT 装置

对 Halcyon 直线加速器的成像性能进行评估时，应当严格遵循标准测试来建立基准值，这与其他 IGRT 直线加速器是一样的。

6.7.1　安全联锁装置

用于成像的所有安全联锁装置都应当进行测试，即在启动图像采集时，打开治疗室门或者按下紧急停止开关后，确保加速器出束中断，这是日检项目的一部分。Halcyon 装置是一个将 MV、kV 级射线源和探测器集成在机架内，并呈环形机架的直线加速器，这种设计减少了碰撞可能性，但仍需要确保电气安全和正确的接地设置。

6.7.2　几何测试

6.7.2.1　虚拟等中心与治疗等中心的一致性

Halcyon 是一个环形机架装置，与 Tomotherapy 加速器一样有一个虚拟等中心点，该等中心通过室内激光灯进行定位。一旦患者摆位完毕，系统就会将患者移动到位于环形机架内的治疗等中心点。虚拟等中心和治疗等中心之间的这种位置对应关系应可以通过相应模体（如第 6.6.1 节中关于 Tomotherapy 系统等中心一致性测试所述）进行测试和验证。另外，W–L 模体也可用于该项目的测试。测试步骤如下：

（1）借助室内激光灯对准模体等中心与虚拟等中心；

（2）通过设备的自动移床功能，即从虚拟等中心移动到治疗等中心点，将治疗床移动到治疗等中心位置，并记录实际治疗床的坐标（理想情况下，W–L 球体中心应位于治疗等中心处）；

（3）通过获取正交图像调整治疗床的位置，将 W–L 球体中心与治疗等中心对齐；

（4）将治疗床最终的坐标与治疗床从虚拟等中心移动到治疗等中心后获得的坐标进行比较[39]。正如 Tomotherapy 治疗案例中所讨论的那样，从虚拟等中心移动到治疗等中心时可能会出现治疗床沉降问题，对此也需要进行相应的检测。

6.7.2.2　图像质量测试

如第 5 章中所述，Halcyon 是一款具有 2D 平面成像以及 MV、kV CBCT 成像功能的 IGRT 装置，基于 C 形臂的 IGRT 装置（本章稍后讨论）所需的图像质量测试也将适用于 Halcyon 装置。对于 2D MV 级平面成像的对比度和空间分辨率测试，可以使用低对比度模体（如 Las Vegas 模体），或者其他一些模体（如 Sun Nuclear 公司的 MV–QA 模体）。为了测试 2D kV 级平面图像的对比度和空间分辨率，AAPM[2]建议使用 Leeds 圆盘进行测试，或者使用图像 QA 模体，如在第 6.4.1 节中讨论的 QCkV–1（Standard Imaging 公司）或 Sun Nuclear 公司的 kV–QA 模体。图 6.12 呈现了 Halcyon 装置上的 MV–QA 和 kV–QA 模体（Sun Nuclear）以及模体的 MV 和 kV 成像情况。MV–QA 模体包含 0.1、0.2、0.5、1.0mm 的 MV 线对以及 9 个感兴趣区域（ROI）结构，其中 4 个用于空间分辨率，4 个用于对比度分辨率，1 个用于等中心分析。同样地，kV-QA 模体具有 0.6、1.2、1.8、2.4mm 的 kV 线对以及 28 个 ROI 结构，其中 4 个用于空间分辨率，23 个用于对比度分辨率，1 个用于等中心分析[40]。

　　对于 MV 和 kV 级 3D CBCT 图像质量的评估，可以使用容积图像质量模体进行。例如，使用由实验室专门提供的 Quart DVT-AP 测试模体或由 Phantom Laboratory 提供的 Catphan® 模体（参见图 6.15）。这些模体能够提供相应的图像质量评估，例如对比度、空间分辨率、图像几何评估及 HU（CT 值）均匀性。此外，对于 CBCT 而言，需要使用 HU- 密度值校准模体来获取相关的刻度曲线，才能将 CBCT 图像用于剂量计算。图 6.13 所示为容积图像质量模体（Quart DVT_AP）。Varian 医疗系统（Palo Alto，CA，USA）发布了机器性能检查（MPC）系统，这是一个用于评估直线加速器性能的集成化自检工具。MPC 除了能做光束性能检查之外，还包括几何检查（如辐射等中心大小）、MV 和 kV 级成像等中心一致性的测量、准直器和机架角度读数准确性检测以及 MLC、铅门走位和床的到位精度检测。MPC 是 Halcyon 加速器内置安全机制的一部分。如果当天未执行并通过 MPC 测试，则无法在临床模式下启动 Halcyon 装置进行出束[41]。

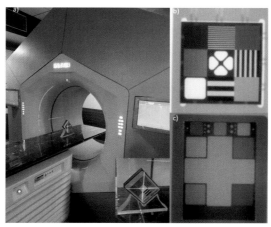

图 6.12　（a）MV-QA 模体在 Halcyon 加速器上的摆位，用于验证平面成像（插入 MV-QA 模体）；（b）模体的 MV 图像；（c）kV-QA 模体的 kV 成像。图片由 Sterling Cancer Hospitals，Gujarat 提供

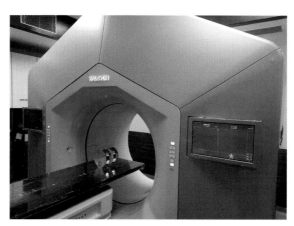

图 6.13　QUART DVT-AP 模体，用于 Halcyon 加速器上的 CBCT 图像质量测试。图片由 Sterling Cancer Hospitals，Gujarat 提供

IAEA 人类健康报告中的第 16 号报告[22] 提供了 MV CBCT 成像系统的质量保证测试项目，如表 6.4 所示。

表 6.4　MV 级 CBCT 成像系统的质量控制测试[22]（经 IAEA 许可转载）

测试		频率	建议标准
安全性 / 机械性			
	机械完整性	日检	功能正常
	电气完整性	日检	功能正常
	碰撞联锁	日检	功能正常
影像学			
	尺寸	每月	2mm
	空间分辨率	每月	基线水平
	对比度	每月	基线水平
	均匀性	每月	基线水平
	伪影	每月	基线水平
	噪声	每月	基线水平
	空间扭曲	每月	基线水平
	CT 值准确性	每月	25HU
	监控亮度、焦点和对比度	每月	基线水平
剂量学			
	剂量	每月	基线水平
几何性能			
	成像 / 治疗 / 光学坐标重合性	日检	2mm
		每月	2mm
软件			
	屏幕上工具栏	每年	功能正常
	图像配准软件	日检	功能正常
	数据至 TPS 的传输	每月	功能正常

6.8　机架式 kV-X 射线平面和 CBCT 成像系统

在安装和验收 kV 级成像系统时，如 MV 级成像设备所讨论的那样需要执行一系列测试和程序，包括：①校准；②机械、电气和操作安全性测试；③图像质量测试，包括图像采集、分辨率和灵敏度；④几何重复性测试；⑤图像存储、检索和分析软件的性能；⑥使用参考图像进行临床操作测试。Elekta 和 Varian 的 C 形臂直线加速器上的 kV 级成像系统与用于 3D 图像引导的 CBCT 重建软件集成于一体。

6.8.1 几何校准

kV 级成像中心与 MV 治疗等中心点的一致性对于保证患者精确定位至关重要，就 MV 治疗等中心而言，kV 级成像系统常用于对患者的治疗定位。需要确保成像中心和治疗等中心的一致性。kV 级成像板应与 kV 射束中心对齐。此外，在等中心处，kV 级射束中心轴应与治疗射束中心轴垂直。对齐两等中心并建立两个等中心之间的位置关系称之为几何校准[4]。Varian 直线加速器的 kV 级成像系统是固定在 C 形臂上，Elekta 直线加速器的则是固定在滚筒结构上。

执行 kV-CBCT 系统几何校准的一种常用方法是基于 W-L 程序（见第 6.4.1 和 6.5.4 节）。该程序分两个阶段执行，首先使用 MV 级射束，然后是 kV 级射束。在室内激光灯的帮助下，将一个不透射线的球体放置在直线加速器等中心处，在四种机架角度（0°、90°、180° 和 270°）下，使用窄束对球体进行 EPID 成像，且考虑到准直器潜在的不对称性，将准直器角度分别设置为 0° 和 180°。使用验证图像分析所放球体相对于加速器准直器的位置，以获取球体中心相对于加速器辐射等中心所需要移动的位移[42]。

然后进行位移修正，并重复上述 W-L 测试，以使球体中心与加速器辐射等中心重合[4]。一旦球体位于等中心，第二步将获取球体的 CBCT 图像，并分析其在每个投影图像上的位置。球体在投影图像上偏移的分析结果最终用于体积数据集的重建，以提供一种关于机架角度函数的扭曲分量的测量。测量的等中心像素与经过各个机架角度投影绘制的相交于等中心的其它像素之间的距离称之为 Flexmap。

Flexmap 通常在 CBCT 系统安装调试时进行测量，并且每个月及系统升级或维修之后均应对 Flexmap 进行验证。系统使用带有 "Flexmap" 的数字图像校正来研究成像系统臂和加速器射束臂的机械部件在不同机架角度下发生的扭曲情况[3]。有两种方法用来校正这些扭曲情况。

一种方法是在 CBCT 重建之前根据 Flexmap 信息以数字方式移动投影图像；另一种方法则是基于 Flexmap 移动带有图像引导系统的 X 射线探测器，探测器始终与 kV 级 X 射线束中心轴重合。

无论采用何种校正方法，CBCT 系统校正后的残差均低于 1mm[4, 42]。为了在 Elekta 直线加速器上执行此测试，需要用到 Ball bearing 模体。该模体配有一个不锈钢球，球体直径为 8mm 且位于长塑料管的尖端。该模体被固定在一个配有可调节旋转的基座底板上，并锁定在治疗床板上[3]。对于带有 OBI 的 Varian IX 加速器，提供了一个立方模体用于 kV-MV 校准，该模体的中心嵌入了一个不锈钢球。在 Elekta 直线加速器上使用的模体如图 6.14 所示。

Varian 公司的 TrueBeam 直线加速器配有 IsoCal 模体。该模体同时配备其特有的床板支架，这一整套模体用于成像几何校准。该 IsoCal 模体可用于确定治疗等中心的位置和 MV/kV 等中心之间的一致性检测。IsoCal 也可用于根据机架角度进行的校正，应用于成像仪和 X 射线源的偏移校正，这些偏移量是由于机械偏转和机械臂位置重复性的误差，这类似于使用放射线不透明球体生成的 flexmap。IsoCal 校准程序先测量辐射等中心位置，再将 KV/MV 成像中心校正至辐射等中心。从 IsoCal 校准的校正值前瞻性地应用于 X 射线源和成像仪的机械臂，用于消除个别方向 CBCT 投影的几何畸变。

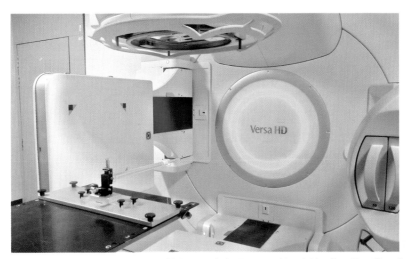

图 6.14　Ball bearing 模体由一个位于长塑料管尖端，直径为 8mm 的不锈钢球组成，并固定在治疗床板上

随后，将 CBCT 的图像中心校正至机器的辐射等中心处[43]。也就是说，成像系统使用 IsoCal 校准数据生成的校正值来校正采集的图像，使得成像板中心（数字标线）始终位于光束的中心轴上。IsoCal 是一个由聚甲醛树脂材料制成的圆柱形模型，内置 16 颗碳化钨合金材料的球形滚珠，并配备带有中心插销的铝制准直器板[44]。

IsoCal 校准过程涉及将 IsoCal 模体精确定位在治疗等中心点，通常借助已通过 W-L 测试并校准的室内激光灯。将准直器板插入机头准直器接口的插槽内，如图 6.15（a）所示。成像板根据系统提供的校准程序来采集不同机架角度下的 MV 和 kV 级图像，并确定 kV 和 MV 级成像板相对于等中心的位移量。TrueBeam 直线加速器上的 IsoCal 模体及其准直器插板如图 6.15（a）所示。IsoCal QA 过程的视频如图 6.15（b）所示。

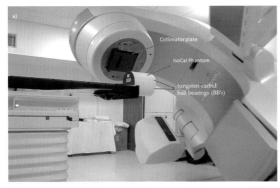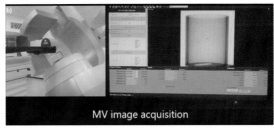

图 6.15　（a）TrueBeam 直线加速器上 IsoCal 模体和准直器插板，（b）IsoCal 校准过程视频，视频地址：https：//iopscience.iop.org/book/978-0-7503-3363-4.

6.8.2　X 射线参数的校准

　　kV 级成像系统需要像诊断装置一样进行校准并获取基线数据。这涉及一系列的校准和验证，包括：（1）管电压（kV）校准、（2）管电流（mA）校准、（3）计时器校准；（4）管电流（mA）和定时器的线性关系验证、输出一致性测量、聚焦光斑的大小及总过滤的测量。在验收测试期间生成这些参数的基线值将有助于日后用周期性质控工作来验证系统性能的稳定性。

6.8.3　图像校准：kV 级平面图像

　　低对比度分辨率、空间分辨率、均匀性和几何精度的确定，是图像校准的一部分。低对比度分辨率是通过扫描分析包含低对比度物质的模体（如 Leeds 模体）获得的。将模体放置在治疗床的等中心位置，并使用验收测试时确定的参考参数采集模体的 kV 级平面图像。调整图像的窗位至可视化的最大圆盘数，记录可见圆盘的数量和窗位值。可见圆盘的数量越多，低对比度可见性就越好[45]。使用具有高对比度物质的模体（如 Leeds 模体）来验证空间分辨率，将其放置在治疗床上，并使用验收测试时确定的参考参数获取 kV 级平面图像。记录能够清楚区分线对的数量，区分线对数量越多表明空间分辨率越好。

　　目前，临床上使用模体包括 Sun Nuclear ™的 kV-QA 或 QCkV1（Standard Imaging ™），这些模体具有不同的 ROI 结构，用于确定对比度分辨率、空间分辨率、噪声和均匀性。此外，为了更客观地分析图像质量参数，可以通过商业或内部软件对这些模体图像进行分析。

　　IAEA 人类健康报告中的第 16 号报告[22] 提供了 kV 级 X 射线平面成像系统的质量保证测试项目，如表 6.5 所示。

表 6.5　kV 级 X 射线平面成像系统的质量控制测试[22]（经 IAEA 许可转载）

测试		频率	建议标准
安全性 / 机械性			
	机械完整性	日检	功能正常
	电气完整性	日检	功能正常
	碰撞联锁	日检	功能正常
发生器 /X 射线管			
	峰值电压	每年	± 5kV
	半价层	每年	基线水平
	输出线性度	每年	10%
	机头漏电	每年	0.1%
影像学			
	图像质量（高对比度、低对比度、空间分辨率）	每月	基线水平
	伪影	每月	无伪影

测试		频率	建议标准
	噪声	每月	基线水平
	空间扭曲	每月	1mm
	监控亮度、焦点和对比度	每月	基线水平
剂量学			
	每幅图像的 MU	每月	基线水平
几何性能			
	等中心对齐	每月	2mm
	X 射线球管和探测器面板位置	每月	2mm
软件			
	屏幕上工具栏	每年	功能正常
	图像配准软件	日检	功能正常

6.8.4　kV 级 CBCT 图像

随着非晶硅成像面板的引入，CBCT 图像质量得到了显著的提高。然而，对于非晶硅面板，这些成像器可能会产生图像伪影，原因有：① X 射线源的能谱分布；②被成像物体；③探测器故障；④成像的几何形状；⑤图像重建过程偏差[46]。此外，散射条件也会影响图像的均匀性，并引入盖帽或杯状伪影[46]。光束硬化的变化和散射条件会影响图像均匀性，并引入盖帽或杯状伪影。在杯状伪影中，均匀物体的图像中心看起来比外围更暗[4]。

无论是使用 MV 和 kV 级 CBCT 成像系统的平板探测器，平板探测器体积较大，并且在动态范围和侦探量子效率（DQE）方面均不如诊断 CT 探测器技术。此外，由于大锥角存在会增加散射，从而在重建图像中引入非均匀性伪影，如条纹或杯状伪影，这也会降低对比度噪声比（CNR）并影响 CT 值的准确性[4, 47, 48]。由于 CBCT 扫描需要较长时间，体内器官运动也会导致图像模糊[4]。

大多数图像质量控制测试可以使用商用模体来执行。这些模体包含多个插入件，用于测试图像质量的各个方面。用于 Halcyon 装置的 kV 级 CBCT 成像质量保证（QA）的模体应同样适用于 C 形臂加速器装置的 kV 级 CBCT。

目前在配有 kV 级 CBCT 装置的直线加速器上，其供应商提供的常见实验模体 Catphan®，如图 6.16 所示。Catphan®604 模体由三个模块组成，能够满足 AAPM TG142 号报告要求的所有 CBCT 成像测试。这些模块设计用于测试几何形状、感光度、高分辨率、低对比度和均匀性。Catphan® 模体的 CBCT 图像可以使用供应商提供的软件或市面上可用的类似商业软件来执行全自动分析。

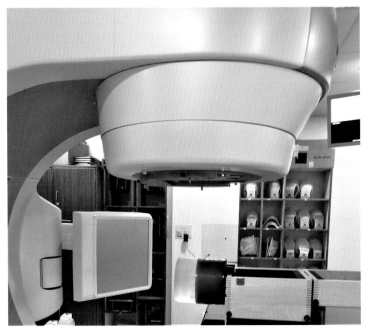

图 6.16　用于图像质量检测的 Catphan® 604 模体

6.8.5　缩放比例和距离的精度

在 CBCT 图像中，缩放比例和距离的准确性对于验证患者摆位至关重要，因为任何偏差都可能影响患者摆位的准确性。这些偏差源于扫描仪几何结构的变化，会影响空间分辨率。为了确定缩放比例和体素尺寸精度，可以扫描已知尺寸的物体，并将图像尺寸与物体的实际尺寸进行比较。Catphan®604 模体中，用于分辨率和几何测试的模块中，有四个中心形成一个正方形的 3mm 孔，这些孔的中心距离为 50mm。可以在 X 和 Y 方向上测量这些孔之间的距离，以验证扫描和体素尺寸的准确性。模体的外径也可用于确定缩放比例的准确性和圆的对称性。

图 6.17（a）显示了 Catphan®604 CBCT 图像上的测量结果。大多数基于 CT 的 IGRT 系统可显示小于 1mm 的距离精度。AAPM TG179 号报告建议：最初每月进行一次扫描和距离准确性的测试，如果参数稳定，随后可每半年进行一次测试。

6.8.6　对比度分辨率

基于 CBCT 的 IGRT 系统的低对比度分辨率要求相对诊断 CT 扫描仪要宽松一些。低对比度分辨率是通过扫描包含具有各种线性衰减系数物质的模体来确定的。对比度分辨率取决于物体尺寸、重建体素尺寸和成像技术。建议使用临床相关参数获得测试图像，并保留这些参数用于常规 QA 测试。

Catphan®604 模体的其中一个模块，包含有 9 个直径从 2mm 至 15mm 不等的圆盘，具有 1%、0.5% 和 0.3% 的对比度。建议至少应该能够看到 1% 对比度的 7mm 圆盘 [5, 49]。图 6.17（b）显示了 CBCT 扫描的模体横断面图像。最初应每月对基准图像进行低对比度分辨率测试，在操作者证实参数稳定性之后，即可每半年进行一次测试 [4]。

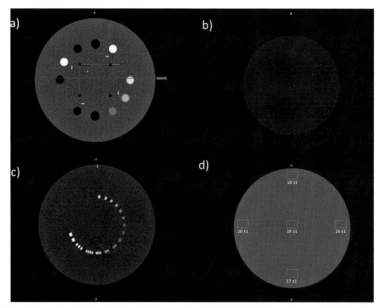

图 6.17 （a）几何验证，（b）低对比度分辨率，（c）空间分辨率，（d）UI 测定。经 Mohamathu Rafic 博士许可转载

6.8.7　空间分辨率

在 IGRT 系统中，由于获得的体素数据集体积庞大，临床上通常以低于最高空间分辨率的模式运行。此外，在 CBCT 成像中，需要空间分辨率和低对比度分辨率之间权衡。由于低对比度可检测性对于 IGRT 更为重要，空间分辨率可能会受到影响。然而，空间分辨率的常规 QA 是很有必要的，空间分辨率的降低可能表明扫描仪几何结构和 / 或机架角度校准发生了变化[4]。Catphan®604 模体中的高分辨率模块具有用于高分辨率视觉评估的测试图案，范围从 1 线对 /cm 到 15 线对 /cm。

临床上建议应当能看到 6 线对 /cm（即，第 6 组线对应可见）。模式中的所有五个条带都应该是可检测到的，才能将该图像视为可辨认的[4, 5]。图 6.17（c）显示了带有线对图案的 kV 级 CBCT 横断面图像。AAPM TG179 号报告建议：最初每月进行一次测试，一旦建立稳定参数，则每六个月进行一次检测。

6.8.8　均匀性和噪声

如前所述的锥形束几何特性、光束硬化和散射条件的改变会影响图像的均匀性，并可能引入帽状或杯状伪影。可通过适当调整窗宽灰度值来发现临床的相关伪影。环状伪影通常是由探测器元件故障造成的，需要对有缺陷的像素图进行重新校准，即消除像素坏点。这种类型的伪影会影响图像均匀性，可以通过扫描密度均匀的模体或等效水模体来进行测试。Catphan®604 具有密度均匀的模块，可用于验证均匀性。

通过测量在图像的中心和外围边缘处获得的几个小的感兴趣区域（ROI）上测量的平均 HU 值的变化来评估图像均匀性，且这些数值应在 $0 \pm 20HU$ 范围内[49]。Bissonnette 等[50] 建议使用从 $1cm^2$ 的 ROI 中获取的最大和最小的 CT 值（即 HU 值）来确定整体非均匀性。公式如下：

$$整体非均匀性 = \frac{CT_{max} - CT_{min}}{CT_{max} + CT_{min}} \tag{6.9}$$

此外，还建议使用参数 UI 来识别和量化帽状或杯状伪影。UI 是由每个图像中心和外围边缘之间 CT 值的最大差异百分比确定。

$$UI = 100（CT_{外围} - CT_{中心}）/CT_{中心} \tag{6.10}$$

UI＞0 表示杯状伪影，而 UI＜0 表示帽状伪影。

噪声由这些 ROI 上的平均信号变化决定，并且应满足供应商的相应规格要求。使用单个大体积的 ROI 而不是多个小体积 ROI 很难消除图像噪声和不均匀性的影响。随着物体尺寸的增加，图像的均匀性可能会受到影响，因为这会增加散射以及散射与主 X 射线注量的比值[4]。因为监测相对偏差比测量绝对对比度值更有用，对于常规 QA 来说，将均匀性、噪声与验收测试期间确定的基准值进行比较就足够了。如图 6.17（d）所示，在 Catphan®604 的均匀轴向截面中选择 ROI 以确定 UI 值。

6.8.9　HU 校准和精度

因为当使用 CBCT 图像进行剂量计算时，CT 值的精度很重要，图像不均匀性会影响剂量计算的准确性。图像不均匀性是通过扫描具有一系列电子密度的插棒的模体来确定的。可以使用专门为此校准设计的模体，并插入各种物理密度的插棒来确定。例如，图 6.18 中所示的 CIRS 模体或者具有不同嵌入物的 Catphan® 模体（图 6.16 所示）。物理密度应当涵盖模拟人体解剖结构的范围来服务于临床，即从 0g/cm³（空气）到 2.16g/cm³（聚四氟乙烯）。可以通过选择插入的 ROI 来确定插棒的 CT 值，且所得到的 CT 值应符合供应商对每个插棒的 CT 值的规格要求。为了使用 CBCT 进行剂量计算，应绘制 CT 值与电子密度之间的关系图。具有不同密度插棒的 Catphan® 模体的轴向横截面以及 kV 级 CBCT 图像的 CT 值（HU）与相对电子密度的关系图分别如图 6.19（a）和（b）所示。Catphan®604 模体的插入物密度值，由表 6.6 给出。

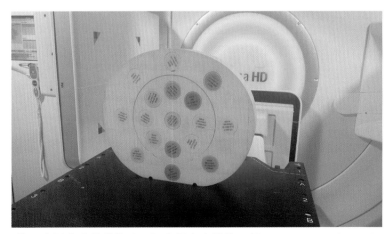

图 6.18　用于 CT 值 – 电子密度校准的 CIRS 电子密度模体。经 Kidwai memorial institute of Oncology，Bengaluru 许可转载

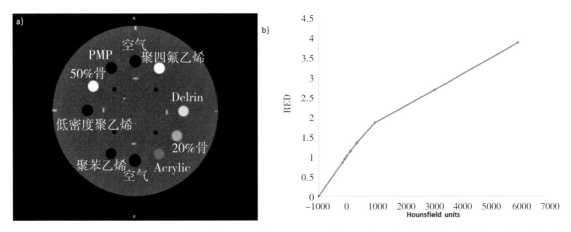

图 6.19　（a）Catphan® 604 模体的横断面图像，显示了具有不同电子密度的插棒，（b）CT 值 – 电子密度校准曲线图。经 Mohamathu Rafic 博士许可转载

表 6.6　Catphan® 604 模体中插入的不同物质材料及其物理、电子密度值

模块 / 区域	物理密度（g/cm³）	电子密度 10²³e/gm
空气	0	3.002
聚四氟乙烯	2.16	2.890
Derlin	1.41	3.209
丙烯酸纤维	1.18	3.248
聚苯乙烯	1.05	3.238
低密度聚乙烯	0.92	3.435
PMP	0.83	3.435
20% 的骨	1.14	3.178
50% 的骨	1.40	3.134

6.8.10　图像配准

图像配准是 CT 引导 IGRT 中的一个重要步骤，即将治疗前的 CT 图像与计划 CT 图像配准。正如第 5 章所讨论的，图像配准是确定连接两组图像集中相同的解剖点的几何变换的过程。一个是运动图像数据集，称为数据 A；另一个是静态数据集，称为数据 B。图像配准过程中可能存在多个误差源，这些误差源可能会导致患者摆位的不确定性。有必要在调试期间和执行常规 QA 程序时验证图像配准过程。

QA 技术的设计应旨在发现、评估、计算和减少不确定度。图像配准会受到图像中伪影的影响，这些伪影是由于器官运动、解剖结构、图像失真或几何校准造成的[51]。图像配准算法本身也可能是误差的来源之一。主要算法组件的优化选择有助于减少这种误差[51]。AAPM TG179 号报告建议操作者建立特定部位的临床应用协议，应明确描述感兴趣的体积、配准目标和评估标准。

6.8.10.1　IGRT 系统对位移评估的质量保证

端到端（E2E）测试是验证 IGRT 系统在初始调试和定期检测的关键环节。正如在其他 IGRT 装置所讨论的那样，仿真人体模体可用于 IGRT 系统的 E2E 测试。为了验证 IGRT 软件估计位移的准确性以及远程遥控治疗床对位移纠正的能力，可以使用供应商提供的模体。该 QA 测试将评估机械硬件设备的几何精度和稳定性，当然也包括对软件功能准确性的评估。这些测试应在临床实践中最常用的设置条件下进行，以确保测试结果的相关性和实用性。可以使用供应商提供的带有已知位置参考标记物的立方体模体或标记块。获得该模体的 CT 图像或模拟定位图像并将其存储为参考图像。创建一个治疗计划，使用中央的不透射线的标记点作为等中心，并且设置 kV-kV、MV-MV 和 CBCT 成像的摆位野。借助室内激光灯将标记块放置在治疗床上的治疗等中心位置，然后在所有三个方向（前后、左右和上下）各移动 1cm，如图 6.19 所示。可以使用不透射线的标记点来获取摆位图像并将其与参考图像配准。

IGRT 软件确定的位移应与治疗床的位移相匹配，即在所有方向上均为 1cm。计算偏差不应超过 2mm，对于立体定向放射治疗装置，该偏差应为 1mm 或者更小。该测试可用于 IGRT 系统的 MV-MV、kV-kV 或 CBCT 摆位精度验证。对于六自由度（6DoF）治疗床，还可以为旋转坐标系引入预设的偏移量并进行验证。QA 程序涉及的步骤如图 6.20 所示。模体摆位和 QA 流程的视频如图 6.21（a）和（b）所示。

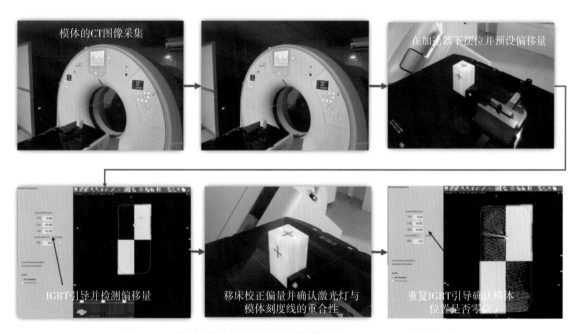

图 6.20　验证摆位误差和治疗床到位精度的 IGRT QA 工作流程图

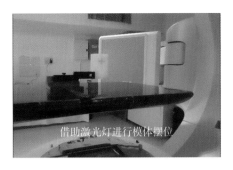

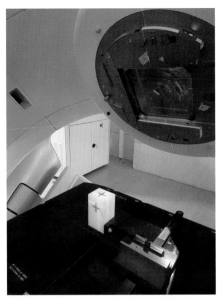

借助激光灯进行模体摆位

图 6.21　（a）用于 IGRT QA 的具有偏移定位功能的模体摆位示意图。（b）IGRT QA 的视频展示，可访问网址：https：//iopscience.iop.org/book/978-0-7503-3363-4

6.8.11　安全性测试

对于 kV 级 IGRT 系统的安全测试至关重要，应包含碰撞安全、电气安全和辐射安全三方面测试。所有的碰撞联锁装置均应每天进行测试，以避免 kV 级射线源和 / 或成像臂与治疗床或患者发生碰撞。应提供适当的电气接地，以避免任何触电情况发生。此外，还必须对 X 射线球管进行辐射安全的测试。测量 X 射线球管的泄露辐射，并确保其在 1m 处不超过 1mGy/h。泄漏辐射检测应每年进行一次，以确保符合辐射安全标准。

6.9　IGRT 中的辐射剂量

6.9.1　介绍

IGRT 利用不同的成像技术和方式，如：EPID、透视、室内 CT、MV 级和 kV 级 CBCT。这些技术可以完成从简单的摆位图像到复杂的分次内运动追踪[52-57]。患者接受 IGRT 的总辐射剂量包括：模拟定位 CT、治疗前的透视检查、治疗前用于摆位验证的一系列成像以及用于肿瘤追踪的治疗中成像等所产生的剂量。

对于常规治疗计划，患者可以在几周内接受这些剂量，而对于大分割放射治疗或 SRS，患者则会在几天内接受该剂量[58]。由于成像产生的辐射剂量可能集中在皮肤上，或者根据使用的成像系统的模态分布到整个身体空间，认为累积成像剂量与治疗剂量相比可以忽略不计的观点已不再被广泛认可[58]。

IGRT 在成像中会对正常组织产生额外辐射剂量，其大小取决于多种因素，如所使用的成像技术和成像频率。例如，在使用 ExacTrac 或 Cyber Knife 系统进行立体成像的情况下，每次治疗获取的平面图像数量可能超过 80 张；而在使用 MV 级或 kV 级 CBCT 的情况下，每次获取整个容积图像，并且还可以获取一张或两张平面图像[59]。

IAEA人类健康报告的第16号报告[22]中提供了kV级X射线CBCT成像系统的质量保证测试，如表6.7所示。

表6.7　kV级X射线CBCT成像系统的质量控制测试[22]（经IAEA许可转载）

测试		频率	建议水平
影像学			
	尺度和定位	每月	1mm、1°
	均匀性和噪声	每月	基线水平
	对比度分辨率	每月	基线水平
低对比度分辨率			
	CT值准确性	每月	基线水平
	伪影	每月	无伪影
剂量学			
	轴向剂量和皮肤剂量	每年	基线水平
几何性能			
	与MV和光学等中心对齐	每月	2mm
	几何校准（Elekta）	每年	2mm
	治疗床的运动	每月	2mm
软件			
	屏幕上工具栏	每年	功能正常
	图像配准软件	每日	功能正常
	数据至TPS的传输	每月	功能正常

6.9.2　IGRT中成像剂量管理的重要性

暴露于电离辐射有两种潜在风险：

（1）随机性效应，其发生的概率与剂量成正比，但严重程度与剂量无关。主要的随机效应是致癌效应和遗传效应。

（2）确定性效应或组织反应[60]，例如，皮肤损伤和辐射诱发的白内障。这种效应存在阈值剂量，低于该阈值剂量不会发生。

人们担心透视引导的介入手术可能比放射成像检查给患者带来更高的辐射剂量。尽管技术有所进步，但每次手术的剂量都有增加的情况。并且，由于有效剂量＞100mSv并不罕见[61]，故多次治疗形成的累积剂量也成为新的关注点。尽管日常成像剂量与治疗剂量相比通常较小，但来自治疗射束和图像引导治疗的额外剂量会导致随机效应。此外，成像剂量分布在整个成像容积上。然而，AAPM TG75（61）号报告建议，IGRT 期间应保证剂量最小化，但应建立在成本与效益权衡的前提之下，并且每个患者都不同。

由主要治疗射束产生的漏射线和散射线造成的伴随辐射已被考虑在内，并已为此作了专门限制，即：标称治疗距离下的中心轴吸收剂量率为 0.2%[62]。IGRT 引起的额外剂量增加了总的伴随剂量，并且可能显著高于治疗射束本底剂量的限值[58]。重要的是要认识到 IGRT 中采用的大多数成像技术将提供与治疗射束本身不同的剂量分布。

IGRT 从业者应了解到由于 IGRT 引起的辐射剂量，并严格遵循标准指南，本着合理的最低剂量（As Low As Reasonably Achievable，ALARA）原则的精神来管理剂量[58]。IGRT 剂量的管理包括评估、优化和减少。本章讨论了不同 IGRT 技术成像中的辐射剂量评估。

研究人员已经采用不同的方法来评估 kV 级 CBCT 成像产生的剂量，其中包括蒙特卡罗（MC）模拟、基于模型方法和剂量测量法。

MC 模拟在剂量计算中被视为金标准。特殊用途 MC 代码的开发，使得模拟 MV 级和 kV 级射线束成为可能[63, 64]。由于 X 射线成像系统的不同，许多研究人员已经使用 MC 模拟来研究不同 X 射线成像系统在患者中产生的成像剂量分布[65-72]。这些研究为不同 IGRT 过程提供了详细的器官剂量信息。

基于模型的剂量计算算法主要用于估算 MV 射束剂量，并且通常在商业治疗计划系统（TPS）中实施[59]。基于模型的成像剂量测定方法已成功应用于 TPS 中，用于计算成像剂量[73-75]。尽管使用基于模型的剂量估算算法对 kV 级射束可行，但由于没有考虑光电效应[59, 66]，对于大多数基于模型的商业算法的骨剂量的低估高达 300%。此外，在 TPS 中对 kV 级射束进行建模需要相应 kV 级成像系统的射束数据，包括每个成像过程的深度剂量数据、射束轮廓和绝对剂量[59]。

采用模体剂量测定法进行体内剂量测量时（In vivo dosimetry），可使用多种剂量计，包括电离室、热释光剂量计（TLD）[76]、金属氧化物半导体场效应晶体管（MOSFET）[77] 或光致光剂量计。这些剂量计用于 kV 射线束的剂量测量时，应该针对成像使用的射线束能量进行校准。剂量计可以放置在患者皮肤上以估计表面剂量，也可以用于在直肠或食道等体内空腔进行腔内测量。

6.9.3　射野成像期间的剂量

由于技术进步，射野成像已经从使用胶片和暗盒发展到最先进的平板探测器。非晶硅平板成像器已成为当今市场上大多数配备有 EPID 的直线加速器的标准图像接收器。用于对特定部位进行成像的曝光水平，通常因固定持续时间的多个采集帧上的积分剂量而改变，其持续时间固定为 MU 的整数倍。使用 EPID 采集的一对典型的正交 6MV 射野图像会导致器官接受剂量约为 1 ～ 5cGy[58]。瓦里安 TrueBeam 型直线加速器提供了低能量（2.5MV）射野成像，以提高图像质量，同时也减少了患者的成像剂量。

Ding 等[78] 研究了 6MV 和 2.5MV 光束在正交射野成像过程中各个器官的剂量情况。他们测得 2.5MV 光束的平均能量为 0.48MeV，远低于 6MV 光束的平均能量 1.7MeV。2.5MV 光束的平均能量如此低，有几个原因：

（1）没有均整器（均整器会使光束变硬）；

（2）靶材料本身的原子序数相对较低。

Ding 等[78] 根据 AAPM TG51 号报告对 2.5MVEPID 光束进行了表征。他们使用在 TPS 中为 6MV 和 2.5MV 射束生成的剂量体积直方图（DVH）来评估患者的器官剂量。使用默认 EPID 成像参数设置，即 6MV 射束为 1.5MU、2.5MV 射束为 1MU[79]，生成一对正交（AP 和 RL）射束的剂量分布。瓦里安 Halcyon 加速器具有正交 MV-MV 射野成像选项，且有两种模式：2MU 低剂量模式和 4MU 的高质量模式。表 6.8 给出了 Ding 等[78] 通过 DVH 图得出的各种器官 D50 剂量的近似值，以及使用 CIRS 胸部模体在 Halcyon 加速器上使用高质量 EPID 进行测量得出的胸部区域器官的平均额外目标剂量[79]。

Ding 等的研究中，使用 2.5MV 和 6MV 束流对头部进行正交射野成像，估计两种能量模式下的最大剂量分别为 2cGy 和 4cGy。使用 2.5MV 射束进行射野成像时，OAR 剂量减少了约 50%。使用 2.5MV 射束进行胸部和盆腔射野成像时，也观察到剂量显著减少，如表 6.4 所示。AAPM TG 180 号报告提供了各种器官受照剂量的范围，这将有助于在成像过程中对器官剂量进行管理。

表 6.8　已发布的 EPID 对组织器官造成的 D50 剂量值（近似值）和平均剂量

| 部位 | 危及器官 | D50（cGy）[78] | | 平均剂量（cGy）[79] |
		6MV	2.5MV	6FFF（Halcyon）
头	脑	2.65	1.3	—
	脑干	2.6	1.35	—
	眼	3.1～3.6	1.6～2	—
胸	肺	0.9（左）-2.8（右）	0.4（左）-1.3（右）	1.64（左）-0.80（右）
	心脏	2.5	1.2	1.18
	脊髓	1.7	0.65	1.11
盆腔	膀胱	2.3	1.1	—
	股骨头	1.7（左）-2.7（右）	0.75（左）-1.4（右）	—
	前列腺	2.2	1.0	—
	直肠	0.95	0.8	—

kV 级平面成像中的剂量如下：

在 kV 级平面成像中，患者最接近射线源的皮肤表面剂量最高，并随着辐射穿过身体到达图像探测器而逐渐降低。此外，平面成像剂量在其从入射口到出射口的路径上呈梯度降低，这在 kV 级成像中尤其明显，其中剂量下降可能达 1/100 到 1/1000[58]。一些研究人员已经对 kV

平面成像中的剂量进行了研究[76, 80, 81]。使用电离室[80, 81]以及 TLD[76]或 MOSFET[77]等剂量计，以及通过 MC 模拟进行成像剂量测量[80]。在使用透视模式而不是摄影模式来获取 2D kV 级平面图像的情况下，成像剂量与所选的 kVp 和 mA 的 X 射线曝光时间成正比，并可以根据剂量率和扫描时间的乘积来估算剂量[59]。kV 级 IGRT 的剂量测量需要作相应的输出校准，并且根据标准协议使用电离室对每个成像装置的辐射输出进行校准。由半值层和 kVp 指定的 X 射线质空气比释动能校准因子（Kerma）必须经由认可的剂量测定校准实验室获得。使用 TLD 或 MOSFET 进行体内剂量测定需要与在标准实验室中校准的剂量计进行相应标定。Ding 等[80]发表的头部、胸部和盆腔的器官正交 kV 图像（AP–Lat）的 D50 数值如表 6.9 所示。

表 6.9　kV 级正交平面图像中各种器官的 D50 剂量值情况

部位	器官	D50（cGy）
头	眼	0.12
	脑干	0.03
胸	肺	0.27
	心脏	0.07
盆腔	膀胱	0.1
	前列腺	0.1
	直肠	0.1

使用后方射束进行正交射野成像可以进一步减少眼部的剂量，因为 kV 级能量的剂量会迅速下降。Ding 等[80]的研究表明，通过使用后射束成像，剂量可以从 0.12cGy 减少到大约 0.008～0.017cGy。Walter 等[81]使用 0.3cm³ 敏感体积的电离室进行了人体内表面剂量的测量。另外，他们还使用放置在直肠内的 0.1cm³ 电离室进行了体内直肠剂量测量。结果显示，前后和左右方向上 kV 级平面成像的平均表面剂量分别为 0.75（±0.13）mGy 和 1.12（±0.24）mGy，前后和左右 kV 级平面成像的直肠剂量分别为 0.19（±0.08）mGy 和 0.13（±0.04）mGy。因为 kV 级平面成像的剂量很小，对 50 个平面图像进行了测量，取剂量的平均值以获得单个平面图像的剂量，Stock 等[76]使用 TLD 进行测量。结果发现，一对 kV 正交图像测得的平均剂量为 0.04 ± 0.02mGy。可见 kV 级平面成像在图像引导治疗中的成像剂量最低。

6.9.4　立体成像剂量

6.9.4.1　ExacTrac IGRT 系统

EaxcTrac IGRT 系统使用两个 kV 级平面成像系统进行图像引导，kV 平面成像产生的剂量远低于 MV 级 EPID。AAPM TG75（61）号报告中提供了颅骨（和颈椎）和躯干的入射剂量水平，分别为 0.335mGy 和 0.551mGy。Lee 等[82]测量了在不同 kV 设置下的平均曝光量（以 mR 为单位），并绘制成与 mAs 对应的关系曲线图。利用这个图表，他们提供了一种计算患者曝光量的经验方法。他们估计的最大暴露量为每幅图像 0.0826cGy。因为患者摆位需要获取两张（立体）图像，患者摆位的总剂量大约为 0.2cGy。尽管该数值远低于其他 IGRT 技术，但使用平面成像进行肿瘤跟踪需要采集多个图像，这可能会显著增加患者的受照剂量。

6.9.4.2 CyberKnife 系统

CyberKnife 系统与 EaxcTrac 相似，通过两个 kV 级平面成像系统进行立体图像引导。AAPM TG 75（61）报告给出了 CyberKnife 进行图像引导 SRS 治疗时，每张平面放射成像的入射剂量水平，适用于各种技术和不同身体部位，如颅骨（0.25mGy）、胸椎（0.25 ～ 0.50mGy）、腰椎（0.25 ～ 0.75mGy）、骶骨（0.25 ～ 2.00mGy）以及实时运动同步追踪技术的剂量范围（0.10 ～ 0.50mGy）。Moecklia 等[83] 对治疗期间各个部位成像产生的有效剂量进行了评估。他们首先分析了一组患者不同部位每个分次的图像数量，其中脑部、头颈部、胸部和盆腔的每分次图像数量分别是 35 ± 20、35 ± 20、120 ± 80 和 141 ± 61。Moecklia 等[83] 将 CyberKnife 的 IGRT X 射线束模型导入 Pinnacle 计划系统中，并通过 DVH 评估了各组织器官的平均剂量。皮肤剂量是通过皮肤外轮廓和皮肤下 2mm 轮廓之间的体积来估计。利用国际辐射防护委员会[60]（ICRP）建议中提供的组织权重因子确定了各个器官的有效剂量。该研究发现，大脑、头颈部剂量远低于胸部和盆腔的剂量。在 140kV 和 10mAs 设置条件下，每组（对）图像的最大剂量为 22 ± 4、54 ± 8、354 ± 48、124 ± 23 和 143 ± 40μSV，分别对应于脑部、头颈部、胸部、女性盆腔和男性盆腔。Moecklia 等[83] 的研究估计了每次治疗的最大成像剂量。该研究将每个图像对的剂量乘以每个分次治疗的图像对数量，得到的结果是：大脑、头颈部、胸部，盆腔（女性）和盆腔（男性）的剂量分别为 0.8 ± 0.4、1.9 ± 0.5、42.4 ± 28.3、17.6 ± 3.3 和 20.2 ± 5.6mSV。Pantelis 等[84] 确定了 CyberKnife 对孕妇进行 SRS 过程中胎儿的受照剂量。他们采用超声图像在治疗前确定胎儿的位置，并使用指形电离室和胶片在模体上确定胚胎的剂量。通过测量得出胎儿的平均剂量为 4.2cGy，而颅内 SRS 的肿瘤剂量为 14Gy。该平均剂量（即 4.2cGy）远低于辐射效应的阈值 10cGy（先天畸形和生长迟缓等[84]）。

6.9.5 滑轨 CT 的成像剂量

滑轨 CT 系统将传统 CT 设备与直线加速器结合在一起，组装在治疗室内。在实施 IGRT 期间，滑轨 CT 系统的成像剂量与传统的移动式 CT 扫描仪相当（如前列腺为 3 ～ 5mGy）[85]。滑轨 CT 系统的成像剂量相对较低，可用于 IGRT 的日常成像。

6.9.6 MVCT 的成像剂量

基于 MVCT 的 IGRT 成像剂量如下。

在 Tomotherapy 中，MVCT 成像使用具有 738 通道氙气 CT 探测器，在 MV 能量下效率约为 20%，扫描时间约为每层 5 秒。断层放疗中 MVCT 期间的成像剂量取决于扫描协议，如螺距、层厚、剂量率等[58]。

多层面平均剂量（MSAD）的测量可以用来检查成像剂量随时间的一致性。这种 MSAD 的测量可以通过标准断层放疗 QA 程序包来完成，该工具包包括 Tomotherapy 模体、Exradin A1SL 电离室（Standard Imaging，Middleton，WI）和 TomoElectrometer[86]。应使用经过校准的电离室进行测量，电离室应放置在模体中的感兴趣点处，扫描范围应覆盖整个模体。在电离室位置测量的剂量包括在电离室灵敏容积成像期间累积的剂量及邻近层面成像时散射剂量。

建议使用电离室特定的 TG–51/TRS 398 校准因子来确定剂量。由于 MVCT 剂量不需要达到像治疗剂量的测量精度，无需对图像射束的质量或照射条件进行调整[34]。与 CT 剂量指数（CTDI）测量一样，剂量是在中心轴和周边（距模体表面 1cm）处测得的[87]。多层面平均剂量指数（MSADw）通过关系式（6.11）计算：

$$\mathrm{MSAD_w} = \frac{D_{\mathrm{center}}}{3} + \frac{2}{3}(D_{\mathrm{periphery}}) \tag{6.11}$$

其中 D_{center} 是模体中心的剂量，$D_{\mathrm{periphery}}$ 是距模体表面 1cm 处测量的剂量平均值。MVCT 成像过程的剂量取决于图像采集螺距。MVCT 成像过程的 MSADw 值随螺距的变化很大，使用"精细"（Fine 模式）螺距时，测量的剂量是使用"正常"（Normal 模式）螺距时的两倍，且是使用"粗糙"（Coarse 模式）螺距时的三倍。在对应的三种螺距设置下（即精细、正常和粗糙），MSADw 报告值分别为 3cGy、1.5cGy 及 1.1Gy[86]。由于成像束流在 MV 范围内，并且图像以螺旋方式进行采集，成像剂量均匀，电离室在模体内的位置并不重要，但是，为了保证结果的一致性，应使用相同位置进行测量[34]。

在 Tomotherapy 中，在纵向方向上定义的 MV CT 层面宽度的初级 Y 方向准直器（y–jaws）的准确性直接影响患者接受的剂量。如果扇形束宽度过大，可能会向患者传递不必要的剂量[34]。为了提高 MV CT 图像中的纵向（IEC–Y）分辨率，TomoTherapy Hi–Art II 系统的 y–jaw 尺寸从 4mm（J4）减小到 1mm（J1）。Jung 等[88] 测量了两种不同 y–jaw 尺寸下的剂量，观察到与 J4 相比，J1 的剂量略有增加（参见表 6.10）。他们[88] 还注意到，晶体的剂量从 J4 的 0.92cGy（粗糙）—3.36cGy（精细）增加到 J1 的 1.06cGy（粗糙）—3.91cGy（精细）。表 6.10 中列出了不同研究给出的剂量数据，包括使用的模体类型、探测器和扫描长度等信息。

AAPM TG 142 号报告中建议每年测量一次成像剂量，但在 AAPM TG 148 号报告中则推荐在 Tomotherapy 中应更频繁地测量 MVCT 的成像剂量。

表 6.10　Tomotherapy 的 MVCT 中，对应于不同探测器类型和照射条件，
不同研究报道的中心剂量值的比较

研究者	De Marco 等[86]		Mege 等[87]	Shah 等[89]	Jung 等[88]		Chen 等[90]	Fast 等[91]
模体	虚拟水		虚拟水模体	20cm 圆柱形模体	虚拟水模体		亚克力和水	直径为 30cm 亚克力
探头	A1SL 0.053cm³ 标准成像		A1SL 0.053cm³ 标准成像	A1SL 0.053cm³ 标准成像	A1SL 0.053cm³ 标准成像		计算值	PTW–0.125cm³ M31002
扫描长度（cm）	10cm	5cm	10cm	—	10.8cm	9.6cm	—	2.4cm
精细（cGy）	2.82	2.46	2.70	2.21	2.69[b]	2.20[a]	2.33	2.40
常规（cGy）	1.43	1.27	1.40	1.14	1.30[b]	1.05[a]	1.17	1.20
粗糙（cGy）	0.96	0.87	1.00	0.76	0.85[b]	0.69[a]	0.78	0.80

[a] 适用于 J1 光栅。

[b] 适用于 J4 光栅。

6.9.7 MV 级 CBCT 的成像剂量

MV 级 CBCT 图像最初在西门子直线加速器上应用，目前 Varian Halcyon 装置也配备了 MV 级 CBCT 成像功能。MV 级 CBCT 图像是通过使用 EPID 获取多个方向投影来重建的，与一对正交 MV 射野图像相比，会产生更大的成像剂量。一次 MV 级 CBCT 成像的总剂量大约为 EPID 图像的数目与每幅图像产生的剂量的乘积，降低 MV 级 CBCT 成像剂量一直是一个挑战。Pouliot 等[92]认为平板探测器可以以低至 0.01MU 的曝光量产生图像，180 幅 MV 级 CBCT 投影图像的总剂量可以减少到约 1.8cGy。然而，低剂量获得的图像对于临床使用来说并不理想[93]。MVision 是西门子商用的 MV 级 CBCT 系统，具有不同成像协议，这些协议以监测机器跳数（MU）的数量来定义，如 4、6、8、10、12 和 15MU 等协议。MV 级 CBCT 容积图像的重建是通过 200 个投影图像进行的，对于使用 15MU 协议而言，在等中心处产生的剂量约为 10cGy[93]。由于每次 MV 级 CBCT 成像的剂量约为 6 ~ 10cGy（具体取决于所使用的协议），需将 MV 级 CBCT 成像的日常剂量纳入 IMRT 治疗计划优化过程中[93]。

西门子停止生产该直线加速器后，MV 级 CBCT 在 IGRT 技术中的使用量有所下降。最近，瓦里安在其 Halcyon 装置中提供了 6MV 的无均整器（6MV–FFF）的 CBCT 成像模式。该系统有两种成像协议，分别对应两种剂量设置，即低剂量（5MU）和高质量（10MU）协议，并且投影图像从 260° 至 100° 的部分弧度中采集，扫描时间约为 15 秒[94]。由于成像剂量较高，不能忽略这些剂量，应考虑在计划系统（TPS）的剂量计算中。Varian Eclipse TPS 使用与治疗剂量计算相同的算法来计算成像剂量的贡献[94]。一些研究人员测量了 MV 级 CBCT 的成像剂量，表 6.11 给出了一些已报道的数值。

表 6.11　MV 级 CBCT 成像中器官剂量的公布值

部位	危及器官	剂量（cGy）		
		10MU（HQ）[79]	最大量	最小量[94]
头部	腮腺		5.15	4.1
	脊髓		5.3	4.4
	晶体		5.6	0.3
胸部	肺	7.16（左）–7.19（右）		
	心脏	8.45		
	脊髓	6.51		
盆腔	膀胱		4.1	3.1
	股骨头		3.4	2.5
	直肠		3.4	2.2

6.9.8　kV 级 CBCT 的成像剂量

目前，kV 级 CBCT 成像设备通常集成到直线加速器中，除了能够获取 2D 射野图像之外，还能够采集 3D 的容积图像。常用的 kV 级 CBCT 系统包括瓦里安医疗系统公司（Varian 医疗系统，Inc.，Palo Alto，CA）的 OBI 系统和医科达（Elekta，Stockholm，Sweden）的 X 射线容积成像（XVI）系统。自从 kV 级 CBCT 成像系统问世以来，供应商在降低成像剂量的同时，在保持或提高图像质量方面也取得了进展。其主要通过以下方式来实现的：更好的重建技术、改进的优化算法以及使用较低的射束能量[59]。

　　kV 级 CBCT 的成像剂量已通过蒙特卡罗（MC）技术[65, 67, 68, 70, 72, 80]、基于模型的算法[95, 96] 以及模体和在体测量[77, 81, 95–97] 等方法进行估计。为了使用 MC 模拟进行剂量估算，先在 MC 模拟软件中对 kV 级 X 射线球管进行建模，以模拟 CBCT 中使用的 kV 射线束。Chow 等[68] 使用自定义图形操作者界面和 BEAMnrc 代码生成 kV 级 X 射线球管的相空间文件，模拟了 Elekta synergy 直线加速器中使用的 Comet DX–9kV X 射线球管在 100、120、130 和 140kVp 下的 X 射线能量。整个治疗过程中估算的患者表面剂量范围为 0.78 ～ 1.95cGy。Ding 等[80] 使用 BEAMnrc MC 代码对 OBI X 射线球管和 TrueBeam 直线加速器 X 射线球管的 MC 建模，并针对 10 个不同 kV 级 CBCT 射线源，估算了头部、胸部和盆腔成像模式下各种组织器官的受量情况（如表 6.12）。

　　一些研究人员已经在 TPS 中使用了基于模型的剂量估算值，并将计算值与 TLD 的模体测量值进行了比较[95, 96]。表 6.12 中给出了使用 Varian OBI、TrueBeam 和 Elekta XVI 成像系统进行 kV 级 CBCT 成像时不同组织器官受照剂量的文献数据。Kumar 等使用 MOSFET 和 Rando 仿真人体模型对眼、乳房和盆腔的表面剂量进行了测量[77]。

表 6.12　已发布的 kV 级 CBCT 成像中各器官的受照剂量值

部位	技术	危及器官	D50（cGy）		
			OBI[80]	TrueBeam[80]	XVI[98]
头部	200°arc		100kVp	100kVp	100kVp
		眼	0.05 ～ 0.06	0.04 ～ 0.05	0.08（右）和 0.13（左）
		脑干	0.24	0.16	0.06 ～ 0.08
胸部	360°arc		110kVp	125kVp	
		肺	0.042	0.20	
		心脏	0.052	0.27	
盆腔	360°arc		125kVp	125kVp	120kVp
		膀胱	1.40	0.90	1.1 ～ 2.5
		股骨头	1.40	0.90	—
		直肠	1.40	0.90	1.3 ～ 2.4

6.9.9　成像剂量管理

　　在治疗计划设计阶段，如果预测到重复成像的额外剂量将超过靶区处方剂量的 5%，则建议将成像剂量作为治疗总剂量的一部分来考虑。这个 5% 的阈值是基于以下几个因素的考虑：临床相关性、剂量计算和传输的准确性、危及器官的剂量限值，以及临床实践中的可行性[59]。如果成像剂量超过 5% 阈值，可以通过执行患者特定的成像剂量计算或患者非特定的成像剂量估算两种方式来管理成像剂量[59]。患者特定的成像剂量计算是在 TPS 中使用患者 CT 图像进行计算，根据图像引导流程来提供个体化器官剂量[93, 99]。因为 MV 级 CBCT 的剂量很可能超过 5% 的阈值，这种患者特定的成像剂量计算通常用于 MV 级 CBCT。Halcyon 装置是目前市场上唯一的 MV 级 CBCT 装置，它通过 Eclipse TPS 提供剂量估算[94]。在预测成像剂量相对于治疗剂量较小的情况下，使用非患者特定成像剂量估算是可行的。在这种情况下，可使用简单的查表法来进行剂量估算，该查表方法足以准确地估算器官剂量。AAPM TG 180（62）号报告提供了不少关于 OBI、TrueBeam 和 XVI 系统的器官剂量表格。

降低成像剂量的策略：相关研究[80, 94]以及 AAPM TG 75、179 和 180[58, 59, 46]号报告中提出了多种降低剂量的方法，其中一些如下所列：

（1）Halcyon 装置的 MV 级 CBCT 设置从 100° 到 260° 的固定机架弧度，这种设计意味着 X 射线束主要从患者的一侧入射，这会增加位于患者前方的 OAR（例如晶状体和心脏）的剂量，如果使用后部弧线进行成像，即 X 射线从患者的另一侧入射，可以减少这些器官的剂量[94]。

（2）在 Tomotherapy 中，剂量会随着螺距参数发生显著变化，如表 6.10 所示。使用时应该在临床需求和成像剂量之间平衡。

（3）在使用正交成像的情况下，为了减少危及器官的剂量，可以考虑使用不同的射线束角度的组合，如 180° 和 90°、0° 和 270°、以及 180° 和 270°。在 kV 成像中，出射路径上将显著减少晶体剂量。

（4）在 kV 级 CBCT 成像中，将 X 射线源旋转到患者上方或下方，可使晶体减少的剂量达到三倍。Ding 等[70]的研究表明，如果 X 射线源在患者下方旋转，则晶状体剂量将从 0.65cGy 减少到 0.2cGy，但脊髓剂量则从 0.2cGy 增加到 0.35cGy。

（5）当仅需要对较小 ROI 成像时，可以通过采用较短扫描长度来减少约 40% 的成像剂量[70]。

（6）据研究表明，当 X 射线球管在患者上方旋转（半扫描）时，与在患者下方相比，直肠剂量减少至大约一半，即从 2.8cGy 降至 1.1cGy[70]。在可能的情况下，应考虑进行部分旋转扫描（例如200°），以减少对危及器官的剂量[59]。

（7）与全扇形蝶形滤波器（full-fan bow-tie filters）相比，半扇形模式扫描下可以将剂量减少约 50%。然而前提是需要与全扇形蝶形滤波器进行比对，以确保剂量测量的准确性和成像质量的一致性[70]。

6.10 小结

（1）一般来说，IGRT 系统的质量管理程序应当包括：①安全性测试；②几何精度测试；③图像质量测试。

（2）机械校准是 EPID 安装过程中的第一个校准步骤。

（3）MV 图像中，图像质量较差的主要原因是骨骼和软组织之间的吸收剂量差异较小

（4）在 MV 级能量下物体对比度会受到影响，因为在这些能量下，康普顿效应占主导地位，且取决于物质的电子密度，而骨骼和软组织之间的电子密度差异不大。

（5）在 kV 级能量下，光电吸收占主导地位，并且与原子序数的三次方（z^3）成正比，且与软组织相比，具有较高原子序数的骨骼会显著增加对 X 射线的吸收。

（6）与 kV 图像相比，MV 级 EPID 中，骨骼的物体对比度大约降低了 13 倍，而对于空气来说，同样的情况仅减少 4 倍，在 MV 射野成像中，相对于骨骼解剖结构，气道的可见性更好。

（7）图像的形成不仅取决于物体与其周围物质之间的衰减差异性，还取决于相对于不确定性信号差异的大小。

（8）空间分辨率是成像系统对图像信号模糊程度的度量指标。

（9）理想的成像系统应在其输出端与输入端产生一样高的信噪比，以获得良好的图像质量。

（10）DQE 是衡量成像系统将入射到探测器上的辐射束中所包含的信息进行传递的效率的一个度量指标。

（11）W–L 测试是一种用于评估放射治疗设备中机械等中心与治疗室内激光灯对齐几何精度的测试。

（12）除了常规图像质量测试外，MVCT 图像质量测试还应包括图像噪声和均匀性、空间分辨率、线性对比度、分辨率和 MVCT 成像剂量的测试。

（13）MVCT 图像的 CT 值（HU）与质量密度或电子密度之间的关系不同于 kV 级 CT 图像中观察到的关系。

（14）尽管日常成像剂量与治疗剂量相比较小，但治疗束和图像引导程序的伴随剂量可能导致随机效应。

（15）AAPM TG 75（61）号报告表明，在 IGRT 中实现剂量最小化时，必须考虑到相对成本与效益的平衡，这将因每位患者的情况而有所不同。

（16）瓦里安的 TrueBeam 加速器提供了 2.5MV 的 EPID 射束的平均能量为 0.48MeV，而对于 6MV 光束的平均能量为 1.7MeV。

（17）在 Tomotherapy 中，测量多层面平均剂量（MSAD）可以作为一种质量保证（QA）的手段，用以检查成像剂量随时间变化的一致性。

（18）如果重复成像的额外剂量估算值超过靶区处方剂量的 5%，则建议在治疗计划阶段将成像剂量作为总剂量的一部分进行考虑。这个 5% 的阈值是基于临床相关性、剂量计算和传输的准确性、危及器官的剂量耐受性以及临床实践的可行性等考虑的。

（19）在 MV 级 CBCT 中，当剂量有可能超过 5% 的阈值时，需要将其纳入 TPS 中进行患者特定成像剂量的计算。

参考文献

[1]　Low D A, Klein E E, Maag D K, Umfleet W E and Purdy J A 1996 Commissioning and periodic quality

assurance of a clinical electronic portal imaging device Int. J. Radiat. Oncol. Biol. Phys. 34 117–23

[2] Fontenot J D, Alkhatib H, Garrett J A, Jensen A R, McCullough S P and Olch A J et al 2014 AAPM Medical Physics Practice Guideline 2.a: Commissioning and quality assurance of X-ray-based image-guided radiotherapy systems J. Appl. Clin. Med. Phys. 15 3–13

[3] Lehmann J, Perks J, Semon S, Harse R and Purdy J A 2007 Commissioning experience with cone-beam computed tomography for image-guided radiation therapy J. Appl. Clin. Med. Phys. 8 21–36

[4] Bissonnette J-P, Balter P A, Dong L, Langen KM, Lovelock DMand Miften Met al 2012 Quality assurance for image-guided radiation therapy utilizing CT-based technologies: a report of the AAPM TG-179 Med. Phys. 39 1946–63

[5] Yoo S, Kim G-Y, Hammoud R, Elder E, Pawlicki T and Guan H et al 2006 A quality assurance program for the on-board imagers Med. Phys. 33 4431–47

[6] Van Dyk J and Smathers J 2000 The Modern Technology of Radiation Oncology: A Compendium for Medical Physicists and Radiation Oncologists Med. Phys. 27 626–7

[7] World Health Organization 1988 Quality Assurance in Radiotherapy: A Guide Prepared Following a Workshop Held at Schloss Reisensburg, Federal Republic of Germany, 3–7 December 1984, and Organized Jointly by Institute of Radiation Hygiene, Federal Health Office, Neuherberg, Federal Republic of Germany and World Health Organization, Geneva, Switzerland (Geneva: World Health Organization) p 52

[8] Dieterich S, Cavedon C, Chuang C F, Cohen A B, Garrett J A and Lee C L et al 2011 Report of AAPM TG 135: Quality assurance for robotic radiosurgery Med. Phys. 38 2914–36

[9] Herman M G, Balter J M, Jaffray D A, McGee K P, Munro P and Shalev S et al 2001 Clinical use of electronic portal imaging: report of AAPM Radiation Therapy Committee Task Group 58 Med. Phys. 28 712–37

[10] Motz J W and Danos M 1978 Image information content and patient exposure Med. Phys. 5 8–22

[11] Herman M G, Balter J M, Jaffray D A, McGee K P, Munro P and Shalev S et al 2001 Clinical use of electronic portal imaging: report of AAPM Radiation Therapy Committee Task Group 58 Med. Phys. 28 712–37

[12] Wowk B and Shalev S 1994 Thick phosphor screens for on-line portal imaging Med. Phys. 21 1269–76

[13] Droege R T 1979 A megavoltage MTF measurement technique for metal screen-film detectors Med. Phys. 6 272–9

[14] Munro P, Rawlinson J A and Fenster A 1990 Therapy imaging: a signal-to-noise analysis of a fluoroscopic imaging system for radiotherapy localization Med. Phys. 17 763–72

[15] author_in_Japanese 1982 MTF's and Wiener spectra of radiographic screen-film systems Jpn. J. Radiol. Technol. 38 850–68

[16] Boyer A L, Antonuk L, Fenster A, Van Herk M, Meertens H and Munro P et al 1992 A review of electronic portal imaging devices (EPIDs) Med. Phys. 19 1–16

[17] Bissonnette J P, Jaffray D A, Fenster A and Munro P 1994 Optimal radiographic magnification for portal imaging Med. Phys. 21 1435–45

[18] Herman M G, Abrams R A and Mayer R R 1994 Clinical use of on-line portal imaging for daily patient treatment verification Int. J. Radiat. Oncol. Biol. Phys. 28 1017–23

[19] Dong L and Boyer A L 1994 An objective method for evaluating electronic portal imaging devices Med. Phys. 21 755–60

[20] Rajapakshe R, Luchka K and Shalev S 1996 A quality control test for electronic portal imaging devices Med. Phys. 23 1237–44

[21] Gao S, Du W, Balter P, Munro P and Jeung A 2014 Evaluation of IsoCal geometric calibration system for Varian linacs equipped with on-board imager and electronic portal imaging device imaging systems J. Appl. Clin. Med.

Phys. 15 4688

[22] 2019 Introduction of image guided radiotherapy into clinical practice Report No.: IAEA Human Health Campus 16 International Atomic Energy Agency

[23] Ackerly T, Lancaster C M, Geso M and Roxby K J 2011 Clinical accuracy of ExacTrac intracranial frameless stereotactic system Med. Phys. 38 5040–8

[24] Hayashi N, Obata Y, Uchiyama Y, Mori Y, Hashizume C and Kobayashi T 2009 Assessment of spatial uncertainties in the radiotherapy process with the Novalis system Int. J. Radiat. Oncol. Biol. Phys. 75 549–57

[25] Lutz W, Winston K R and Maleki N 1988 A system for stereotactic radiosurgery with a linear accelerator Int. J. Radiat. Oncol. Biol. Phys. 14 373–81

[26] Ravindran P B 2016 A study of Winston-Lutz test on two different electronic portal imaging devices and with low energy imaging Australas. Phys. Eng. Sci. Med. 39 677–85

[27] Denton T R, Shields L B E, Howe J N and Spalding A C 2015 Quantifying isocenter measurements to establish clinically meaningful thresholds J. Appl. Clin. Med. Phys. 16 5183

[28] Takakura T, Mizowaki T, Nakata M, Yano S, Fujimoto T and Miyabe Y et al 2010 The geometric accuracy of frameless stereotactic radiosurgery using a 6D robotic couch system Phys. Med. Biol. 55 1–10

[29] Iftimia I and Halvorsen P H 2018 Development of clinically relevant QA procedures for the BrainLab ExacTrac imaging system J. Appl. Clin. Med. Phys. 19 108–13

[30] Stanley D N, Papanikolaou N and Gutiérrez A N 2014 Development of image quality assurance measures of the ExacTrac localization system using commercially available image evaluation software and hardware for image-guided radiotherapy J. Appl. Clin. Med. Phys. 15 4877

[31] Boone JM, Cody D D, Fisher J R, Frey G D, Glasser H and Gray J E et al Report of Task Group #12 Diagnostic X-ray Imaging Committee 86

[32] Ma C-M C and Paskalev K 2006 In-room CT techniques for image-guided radiation therapy Med. Dosim. Off. J. Am. Assoc. Med. Dosim. 31 30–9

[33] Kuriyama K, Onishi H, Sano N, Komiyama T, Aikawa Y and Tateda Y et al 2003 A new irradiation unit constructed of self-moving gantry-CT and linac Int. J. Radiat. Oncol. Biol. Phys. 55 428–35

[34] Langen K M, Papanikolaou N, Balog J, Crilly R, Followill D and Goddu S M et al 2010 QA for helical tomotherapy: report of the AAPM Task Group 148 Med. Phys. 37 4817–53

[35] Langen K M, Zhang Y, Andrews R D, Hurley M E, Meeks S L and Poole D O et al 2005 Initial experience with megavoltage (MV) CT guidance for daily prostate alignments Int. J. Radiat. Oncol. Biol. Phys. 62 1517–24

[36] Soisson E T, Sobering G, Lucas D, Chao E, Olivera G and Tomé W A 2009 Quality assurance of an image guided intracranial stereotactic positioning system Technol. Cancer Res. Treat. 8 39–49

[37] Meeks S L, Harmon J F, Langen K M, Willoughby T R, Wagner T H and Kupelian P A 2005 Performance characterization of megavoltage computed tomography imaging on a helical tomotherapy unit Med. Phys. 32 2673–81

[38] Langen KM, Meeks S L, Poole D O, Wagner T H, Willoughby T R and Kupelian P A et al 2005 The use of megavoltage CT (MVCT) images for dose recomputations Phys. Med. Biol. 50 4259–76

[39] Netherton T, Li Y, Gao S, Klopp A, Balter P and Court L E et al 2019 Experience in commissioning the halcyon linac Med. Phys. 46 4304–13

[40] SunCHECK_Specifications_050621.pdf [Internet]. [cited 2021 Jul 10]. Available from https://sunnuclear.com/uploads/documents/datasheets/SunCHECK_Specifications_050621.pdf

[41] Li Y, Netherton T, Nitsch P L, Gao S, Klopp A H and Balter P A et al 2018 Independent validation of machine performance check for the Halcyon and TrueBeam linacs for daily quality assurance J. Appl. Clin. Med. Phys. 19

375–82

[42] Bissonnette J-P, Moseley D, White E, Sharpe M, Purdie T and Jaffray D A 2008 Quality assurance for the geometric accuracy of cone-beam CT guidance in radiation therapy Int. J. Radiat. Oncol. Biol. Phys. 71 S57–61

[43] Huang Y, Zhao B, Chetty I J, Brown S, Gordon J and Wen N 2016 Targeting accuracy of image-guided radiosurgery for intracranial lesions: a comparison across multiple linear accelerator platforms Technol. Cancer Res. Treat. 15 243–8

[44] On-Board Imager (OBI) Maintenance Manual. Varian Medical Systems; 2012

[45] Fontenot J D, Alkhatib H, Garrett J A, Jensen A R, McCullough S P and Olch A J et al 2014 AAPM Medical Physics Practice Guideline 2.a: Commissioning and quality assurance of X-ray-based image-guided radiotherapy systems J. Appl. Clin. Med. Phys. 15 3–13

[46] Yin F-F, Wong J and Balter J et al 2009 The role of in-room kV x-ray imaging for patient setup and target localization AAPM Report No.: 104

[47] Siewerdsen J H and Jaffray D A 2001 Cone-beam computed tomography with a flat-panel imager: magnitude and effects of x-ray scatter Med. Phys. 28 220–31

[48] Jaffray D A and Siewerdsen J H 2000 Cone-beam computed tomography with a flat-panel imager: initial performance characterization Med. Phys. 27 1311–23

[49] Saw C B, Yang Y, Li F, Yue N J, Ding C and Komanduri K et al 2007 Performance characteristics and quality assurance aspects of kilovoltage cone-beam CT on medical linear accelerator Med. Dosim. Off. J. Am. Assoc. Med. Dosim. 32 80–5

[50] Bissonnette J-P, Moseley D J and Jaffray D A 2008 A quality assurance program for image quality of cone-beam CT guidance in radiation therapy Med. Phys. 35 1807–15

[51] Brock K K, Mutic S, McNutt T R, Li H and Kessler M L 2017 Use of image registration and fusion algorithms and techniques in radiotherapy: Report of the AAPM Radiation Therapy Committee Task Group No. 132 Med. Phys. 44 e43–76

[52] Antonuk L E 2002 Electronic portal imaging devices: a review and historical perspective of contemporary technologies and research Phys. Med. Biol. 47 R31–65

[53] Jin J-Y, Yin F-F, Tenn S E, Medin P M and Solberg T D 2008 Use of the BrainLAB ExacTrac X-Ray 6D system in image-guided radiotherapy Med. Dosim. Off. J. Am. Assoc. Med. Dosim. 33 124–34

[54] Adler J R, Chang S D, Murphy M J, Doty J, Geis P and Hancock S L 1997 The Cyberknife: a frameless robotic system for radiosurgery Stereotact. Funct. Neurosurg. 69 124–8

[55] Balog J, Mackie T R, Pearson D, Hui S, Paliwal B and Jeraj R 2003 Benchmarking beam alignment for a clinical helical tomotherapy device Med. Phys. 30 1118–27

[56] Cho P S, Johnson R H and Griffin T W 1995 Cone-beam CT for radiotherapy applications Phys. Med. Biol. 40 1863–83

[57] Verellen D, Depuydt T, Gevaert T, Linthout N, Tournel K and Duchateau M et al 2010 Gating and tracking, 4D in thoracic tumours Cancer/Radiothérapie. 14 446–54

[58] Murphy M J, Balter J, Balter S, BenComo J A, Das I J and Jiang S B et al 2007 The management of imaging dose during image-guided radiotherapy: report of the AAPM Task Group 75 Med. Phys. 34 4041–63

[59] Ding G X, Alaei P, Curran B, Flynn R, Gossman M and Mackie T R et al 2018 Image guidance doses delivered during radiotherapy: Quantification, management, and reduction: Report of the AAPM Therapy Physics Committee Task Group 180 Med. Phys. 45 e84–99

[60] Valentin J 2007 The 2007 Recommendations of the International Commission on Radiological Protection (Publication 103) Ann. ICRP 37 1–332

[61] RehaniMMandNacouziD2020Higher patient doses through X-ray imaging procedures Phys. Medica.PM. Int. J.DevotedAppl.Phys.Med.Biol.Off. J. Ital.Assoc.Biomed.Phys.AIFB. 79 80–6

[62] Report No. 102—Medical X-Ray, Electron Beam and Gamma-Ray Protection for Energies Up to 50 MeV (Equipment Design, Performance and Use) (Supersedes NCRP Report No. 33) (1989)—NCRP - Bethesda, MD [Internet]. 2018 [cited 2021 May 7]. Available from https://ncrponline.org/shop/reports/report-no-102-medical-x-ray-electron-beam-and-gammaray-protection-for-energies-up-to-50-mev-equipment-design-performance-and-use-supersedesncrp-report-no-33–1989/

[63] Kawrakow I The EGSnrc Code System, Monte Carlo Simulation of Electron and photon Transport. NRCC Rep PIRS-701 [Internet]. 2001 [cited 2021 May 10]; Available from https://ci.nii.ac.jp/naid/10010091291/

[64] Kawrakow I 2000 Accurate condensed history Monte Carlo simulation of electron transport. I. EGSnrc, the new EGS4 version Med. Phys. 27 485–98

[65] Ding G X, Duggan D M and Coffey C W 2008 Accurate patient dosimetry of kilovoltage cone-beam CT in radiation therapy Med. Phys. 35 1135–44

[66] DingGXandCoffeyCW2009Radiationdosefromkilovoltage conebeamcomputedtomography in an image-guided radiotherapy procedure Int. J. Radiat. Oncol. Biol. Phys. 73 610–7

[67] Downes P, Jarvis R, Radu E, Kawrakow I and Spezi E 2009 Monte Carlo simulation and patient dosimetry for a kilovoltage cone-beam CT unit Med. Phys. 36 4156–67

[68] Chow J C L, Leung M K K, Islam M K, Norrlinger B D and Jaffray D A 2008 Evaluation of the effect of patient dose from cone beam computed tomography on prostate IMRT using Monte Carlo simulation Med. Phys. 35 52–60

[69] Deng J, Chen Z, Roberts K B and Nath R 2012 Kilovoltage imaging doses in the radiotherapy of pediatric cancer patients Int. J. Radiat. Oncol. Biol. Phys. 82 1680–8

[70] Ding G X, Munro P, Pawlowski J, Malcolm A and Coffey C W 2010 Reducing radiation exposure to patients from kV-CBCT imaging Radiother. Oncol. J. Eur. Soc. Ther. Radiol.Oncol. 97 585–92

[71] Zhang Y, Yan Y, Nath R, Bao S and Deng J 2012 Personalized assessment of kV cone beam computed tomography doses in image-guided radiotherapy of pediatric cancer patients Int. J. Radiat. Oncol. Biol. Phys. 83 1649–54

[72] Spezi E, Downes P, Radu E and Jarvis R 2009 Monte Carlo simulation of an x-ray volume imaging cone beam CT unit Med. Phys. 36 127–36

[73] Morin O, Gillis A, Descovich M, Chen J, Aubin M and Aubry J-F et al 2007 Patient dose considerations for routine megavoltage cone-beam CT imaging Med. Phys. 34 1819–27

[74] Flynn R T, Hartmann J, Bani-Hashemi A, Nixon E, Alfredo R and Siochi C et al 2009 Dosimetric characterization and application of an imaging beam line with a carbon electron target for megavoltage cone beam computed tomography Med. Phys. 36 2181–92

[75] VanAntwerp A E, Raymond S M, Addington M C, Gajdos S, Vassil A and Xia P 2011 Dosimetric evaluation between megavoltage cone-beam computed tomography and body mass index for intracranial, thoracic, and pelvic localization Med. Dosim. Off. J. Am. Assoc. Med. Dosim. 36 284–91

[76] Stock M, Palm A, Altendorfer A, Steiner E and Georg D 2012 IGRT induced dose burden for a variety of imaging protocols at two different anatomical sites Radiother. Oncol. J. Eur. Soc. Ther. Radiol. Oncol. 102 355–63

[77] Kumar A S, Singh I R R, Sharma S D, John S and Ravindran B P 2016 Radiation dose measurements during kilovoltage-cone beam computed tomography imaging in radiotherapy J. Cancer. Res. Ther. 12 858–63

[78] Ding G X and Munro P 2017 Characteristics of 2.5 MV beam and imaging dose to patients Radiother. Oncol. J. Eur. Soc. Ther. Radiol. Oncol. 125 541–7

[79] Li Y, Netherton T, Nitsch P L, Balter P A, Gao S and Klopp A H et al 2018 Normal tissue doses from MV image-guided radiation therapy (IGRT) using orthogonal MV and MVCBCT J. Appl. Clin. Med. Phys. 19 52–7

[80] Ding G X and Munro P 2013 Radiation exposure to patients from image guidance procedures and techniques to reduce the imaging dose Radiother. Oncol. J. Eur. Soc. Ther. Radiol. Oncol. 108 91–8

[81] Walter C, Boda-Heggemann J, Wertz H, Loeb I, Rahn A and Lohr F et al 2007 Phantom and in-vivo measurements of dose exposure by image-guided radiotherapy (IGRT): MV portal images vs. kV portal images vs. cone-beam CT Radiother. Oncol. J. Eur. Soc. Ther. Radiol. Oncol. 85 418–23

[82] Lee S-W, Jin J-Y, Guan H, Martin F, Kim J H and Yin F-F 2008 Clinical assessment and characterization of a dual tube kilovoltage X-ray localization system in the radiotherapy treatment room J. Appl. Clin. Med. Phys. 9 1–15

[83] Moeckli R, Baillod A, Gibellieri D, Conrad M, Marsolat F and Schiappacasse L et al 2020 Dose indicator for CyberKnife image-guided radiation therapy Med. Phys. 47 2309–16

[84] Pantelis E, Antypas C, Frassanito M C, Sideri L, Salvara K and Lekas L et al 2016 Radiation dose to the fetus during CyberKnife radiosurgery for a brain tumor in pregnancy Phys. Med. 32 237–41

[85] Steinke M F and Bezak E 2008 Technological approaches to in-room CBCT imaging Australas. Phys. Eng. Sci. Med. 31 167–79

[86] De Marco P, Abdi Osman I, Castellini F, Ricotti R, Leonardi M C and Miglietta E et al 2019 Image quality and dose evaluation of MVCT TomoTherapy acquisitions: A phantom study Phys. Med. 57 200–6

[87] Mege J-P, Wenzhao S, Veres A, Auzac G, Diallo I and Lefkopoulos D 2016 Evaluation of MVCT imaging dose levels during helical IGRT: comparison between ion chamber, TLD, and EBT3 films J. Appl. Clin. Med. Phys. 17 143–57

[88] Jung J H, Cho K H, Kim Y H, Moon S K, Min C K and Kim W C et al 2012 Effect of jaw size in megavoltage CT on image quality and dose Med. Phys. 39 4976–83

[89] Shah A P, Langen K M, Ruchala K J, Cox A, Kupelian P A and Meeks S L 2008 Patient dose from megavoltage computed tomography imaging Int. J. Radiat. Oncol. Biol. Phys. 70 1579–87

[90] Chen M, Chao E and Lu W 2013 Quantitative characterization of tomotherapy MVCT dosimetry Med. Dosim. Off. J. Am. Assoc. Med. Dosim. 38 280–6

[91] Fast M F, Koenig T, Oelfke U and Nill S 2012 Performance characteristics of a novel megavoltage cone-beam-computed tomography device Phys. Med. Biol. 57 N15–24

[92] Pouliot J, Bani-Hashemi A, Chen J, Svatos M, Ghelmansarai F and Mitschke M et al 2005 Low-dose megavoltage cone-beam CT for radiation therapy Int. J. Radiat. Oncol. Biol. Phys. 61 552–60

[93] Miften M, Gayou O, Reitz B, Fuhrer R, Leicher B and Parda D S 2007 IMRT planning and delivery incorporating daily dose from mega-voltage cone-beam computed tomography imaging Med. Phys. 34 3760–7

[94] Malajovich I, Teo B-K K, Petroccia H, Metz J M, Dong L and Li T 2019 Characterization of the megavoltage cone-beam computed tomography (MV-CBCT) system on HalcyonTM for IGRT: image quality benchmark, clinical performance, and organ doses Front. Oncol. 9 496

[95] Jeng S-C, Tsai C-L, Chan W-T, Tung C-J, Wu J-K and Cheng J C-H 2009 Mathematical estimation and in vivo dose measurement for cone-beam computed tomography on prostate cancer patients Radiother. Oncol. J. Eur. Soc. Ther. Radiol. Oncol. 92 57–61

[96] Alaei P, Gerbi B J and Geise R A 2000 Evaluation of a model-based treatment planning system for dose computations in the kilovoltage energy range Med. Phys. 27 2821–6

[97] Shah A, Aird E and Shekhdar J 2012 Contribution to normal tissue dose from concomitant radiation for two common kV-CBCT systems and one MVCT system used in radiotherapy Radiother. Oncol. J. Eur. Soc. Ther.

Radiol. Oncol. 105 139–44

[98] Alaei P, Spezi E and Reynolds M 2014 Dose calculation and treatment plan optimization including imaging dose from kilovoltage cone beam computed tomography Acta. Oncol. Stockh. Swed. 53 839–44

[99] Nelson A P and Ding G X 2014 An alternative approach to account for patient organ doses from imaging guidance procedures Radiother. Oncol. J. Eur. Soc. Ther. Radiol. Oncol. 112 112–8

[100]Yin F-F, Wong J, Balter J and Benedict S The Role of In-Room kV X-Ray Imaging for Patient Setup and Target Localization—AAPM TG Report 104 [Internet]. AAPM; [cited 2020 Dec 2]. Report No.: 104. Available from https://ncbi.nlm.nih.gov/pmc/articles/PMC5720565/

第 7 章

外照射放疗中基于超声的 IGRT 系统

kV 级 CT 和 CBCT 成像为 IGRT 提供了更好的图像，但图像与参考图像的配准大多基于骨性标记或植入标记物。当需要关注软组织的可视化时，超声（ultrasound, US）成像在 IGRT 中具有极大的优势。本章将详细讨论 US 在 IGRT 中的应用。本章首先解释了 US 成像的物理原理、传感器的功能以及超声探头的构造和用途。其次，介绍了基于超声的 IGRT 系统的技术细节以及临床工作流程和应用，详细解释了基于超声的 IGRT 系统的调试和质量保证程序。最后，本章介绍了基于超声的 IGRT 系统的优势，以及使用该系统进行 IGRT 所面临的挑战。

7.1 概述

目前放疗流程中最常用的图像引导方式是基于 kV 级或 MV 级 X 射线成像。虽然 X 射线成像能很好地定位骨性结构，但无法提供足够的软组织对比度，如前列腺等器官。为解决这一问题，其他几种 IGRT 技术，如植入金标、电磁导航[1]、磁共振（MR）成像[2, 3]和超声成像[4-7]已应用于临床。超声成像是一种无创伤、低成本的实时成像技术，可实现软组织结构的可视化，可联合其他成像系统同时使用。超声成像可提供 2D、3D[8]和 4D 解剖和功能成像，作为放疗过程中的图像引导有广阔的应用前景[9]。

超声是一种高频声波，频率高于人类听觉的极限，即 20kHz 以上。超声在放射诊断成像中应用已久，被认为是一种安全的影像学诊断方法。超声成像的原理类似于雷达，超声波被发射出去，通过人体结构对波的反射形成图像。超声信号的强度（振幅）和信号传输与接收之间的时间间隔提供了生成图像所需的信息。虽然超声的概念很早就已出现，但直到 1880 年 Pierre Curie 发现压电效应后，超声的产生和接收才成为现实。

7.2 超声成像的物理原理

压电效应是指晶体［如钛酸钡、锆钛酸铅（PZT）和聚偏二氟乙烯（PVDF）[10]］在受到机械压力时产生电势；反之，当电场作用于晶体的某个面时，晶体会发生机械形变而产生超声波。在超声成像中，超声传感器用于产生和接收超声波，将电信号转换为超声波，并接收反射波将其转换回电信号。传感器由一个或多个压电元件组成，大多数成像系统使用阵列而非单晶传感器。具有一维阵列的超声探头是一种直线排列的传感器，称为元件，可单独或分组处理。

　　压电晶体的形状像一个圆盘，其厚度约为超声波长的一半，直径远大于波长。传感器元件（即晶体）以规律的间隔隔开，在水中通常相隔 1/2 到 2 个波长。当施加一个高电压时，传感器元件以其谐振频率进行机械振动。传感器具有机械阻尼，振动会减弱，并在几个周期后停止。如前所述，如果传感器元件因超声发生机械形变，它就会发生电极化。同一传感器元件可用于产生和接收超声。脉冲波首先激发传感器产生声波，在产生并发出超声波后，传感器立即切换到接收模式，以接收反射信号（回波）[10]。如果扫描范围内组织的物理特性（如密度或弹性）发生变化，声阻抗就会发生变化[9]。声阻抗由 $Z = c\rho$ 得出，其中 ρ 是密度，c 是声速，在软组织中声速约为 1540m/s。如果超声波脉冲遇到不同 Z 值的材料或组织之间的界面，则反射（即回波）以回波时间［飞行时间（TOF）］或振幅的形式记录下来，用于生成超声图像[9]。反射的幅度取决于两种介质之间的阻抗差。如果两种介质的声阻抗分别为 Z_1 和 Z_2，则反射系数 R 为：

$$R = \frac{|Z_2 - Z_1|}{|Z_1 + Z_2|} \tag{7.1}$$

　　如果两个组织具有相同的声阻抗，则反射系数为 0，不会反射任何信号[11]。

　　超声波的波长可以通过下面的公式计算：

$$\lambda = c/f \tag{7.2}$$

　　对于需要通过超声检测的物体，超声波长应小于物体。如果波长大于物体的尺寸，声波将会被散射，且大多数组织由小散射体组成的，导致到达传感器的散射波叠加，从而产生超声图像的斑点图案[11]。

　　如前所述，超声传感器作为超声脉冲的发射器及接收器。传感器阵列通常约有 196 个传感器元件，这些元件可以单独或成组被激活[11]。超声脉冲垂直作用于元件发射，并以所选元件子集为中心。连续超声波束是通过在传感器表面移动受激活元件子集产生的。扫描传感器表面所需的时间约为 100ms[11]。

　　与单个传感器相比，阵列的优势在于可以通过电子或电气切换方式快速聚焦和转向，而单个传感器的焦距固定，只能以机械方式转向或平移[12]。传感器的设计使阵列中的每个元件都被视为单独传感器。

　　最常见的传感器阵列有线性阵列、曲面阵列和相控阵列。线性阵列通过整个阵列的长度方向依次平移一定数量元件的有源光圈来形成图像，因每次平移一个元件，会产生一系列垂直于传感器面的平行超声波束。当这些波束依次穿过传感器表面，可转换形成超声图像。高频率的小型线性阵列适用于小部件扫描。曲面阵列的传感器元件呈弧形排列，是线性阵列的一种变体，其功能与线性阵列相同。在相控阵列中，传感器通过精确地按顺序发射多个传感器元件产生声波前沿干扰，引导光束而形成扇形视野[13]。元件发射的微小延迟可实现电场转向和聚焦，而无需移动超声探头。所有元件将以不同的转向程度多次发射，以形成图像。线性阵列、曲面阵列和相控阵列如图 7.1 所示。

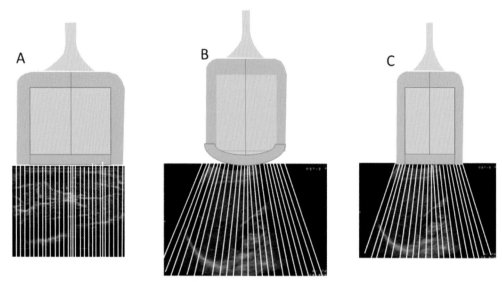

图 7.1　超声波束转向示意图（A）线性阵列；（B）曲面阵列；（C）相控阵列

7.3　超声成像中的超声波频

在诊断成像中，常用的超声频率从 2MHz 到 15MHz 不等。超声传感器包含一定范围的频率，称为带宽；基于带宽生产的医疗传感器包含多个工作频率，例如 2.5 ～ 3.5MHz 和 5.0 ～ 7.5MHz。值得注意的是，高频率的超声（即短波长的超声）是更容易被吸收 / 衰减。高频率的超声波不如低频率的超声波穿透力强。高频率的超声适用于浅表的结构成像，而低频率的超声适用于深层的结构成像。腹部扫描一般使用 2.5 ～ 3.5MHz 的频率，浅层扫描则使用 5.0 ～ 7.5MHz 的频率。高频率的传感器能提供更好的图像分辨率，即更高的灰度分辨率，能提供更清晰的图像，分辨出精细的结构细节。

7.4　扫描模式

临床诊断所用的超声扫描仪有两种操作模式：脉冲回波法和多普勒法。脉冲回波用于创建组织结构图像；多普勒效应用于评估组织运动和血流情况。脉冲回波法的超声扫描仪可在不同模式下工作。

早期的扫描仪采用 A 模式，即振幅模式。这些扫描仪由一个单晶体传感器组成，可以发出一维超声波束来检测组织界面的距离。

第二种是最常见的 B 模式，即亮度模式。在这种模式下，超声探头包含一个线性阵列传感器，可以生成回波振幅的 2D 横截面数据。

第三种是运动模式或 M 模式，即 B 模式下的实时映射。

在多普勒模式下，扫描仪根据多普勒效应原理工作，通过检测运动引起的频率变化来确定血流等的速度。除多普勒以彩色显示血流速度外，其余模式均生成灰度图像。

虽然有许多针对特定用途设计的超声传感器，但在医疗应用中，大多数常见的超声探头是①线阵列探头；②凸阵列探头；③扇形 / 相位探头；④腔内探头（图 7.2）。腔内探头包括经阴道探头和经会阴探头。放疗常用的 B 型扫描仪的传感器探头通常呈凸阵排列，更适合患者的腹部 / 骨盆表面，视野也更开阔。阵列中的传感器通过射频脉冲按相位顺序发射。

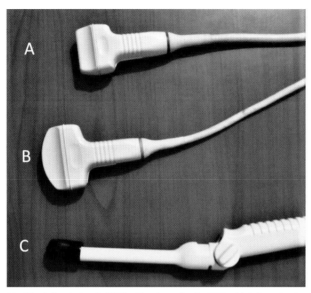

图 7.2　新型超声探头（a）线阵列探头；（b）凸阵列探头；（c）腔内探头

7.5　超声成像技术

超声成像的问题之一是空气对超声波的反射非常强，探头和患者身体之间存在的空气会阻碍超声波充分穿透身体，降低图像质量。为了在探头和身体之间建立足够的声学耦合，需要使用耦合介质，如凝胶或水 [14]。目前有三种超声成像技术，即：①经直肠超声（TRUS）成像；②经腹部超声（TAUS）成像；③经会阴超声（TPUS）成像，用于外照射放疗时定位前列腺和危及器官。

7.5.1　经直肠超声（TRUS）成像

经直肠超声成像最早出现于 1980 年 [15]，该技术主要用于观察前列腺，需要将探头置于直肠内。由于前列腺紧邻直肠，经直肠超声成像可以清晰地观察前列腺，在膀胱充盈的情况下成像可以更好地观察前列腺。为了在基于 MV 或 kV 的 IGRT 过程中更好地观察前列腺，可在超声引导下植入不透射线标记物（参见第 3 章和第 4 章）。使用经直肠超声成像植入靶标可能面临直肠充盈和直肠内可能存在气体的挑战，这可能导致探头与患者身体之间的声学耦合不良。由于经直肠超声成像具有侵入性，而且探头位于直肠内，处于放射线束的路径上，故在室内成像患者摆位验证或外照射放疗的分次内成像中的作用不大。经直肠超声成像主要用于在放疗模拟过程中确定靶标的位置 [14]，同时还能获得前列腺的体积信息。

7.5.2 经腹部超声（TAUS）成像

经腹超声成像过程中，探头位于腹部，是一种无创和相对简单的技术。与经直肠成像一样，经腹超声成像也可通过膀胱的声窗显示前列腺的靶区。为了在经腹超声成像过程中更好地观察前列腺，需要膀胱充盈。这也是精准放疗的要求，目的是使肠道远离照射野，可以避免更多的膀胱壁受到照射。经腹超声成像过程中探头的位置使其适用于分次间监测，但分次内成像具有一定挑战性，这将在第7.7节中讨论。

经腹超声成像的主要问题在于：①探头位置相对较远；②脂肪组织的存在使得超声波不断衰减，一定程度上可能造成超声图像的伪影。

7.5.3 经会阴超声（TPUS）成像

经会阴超声成像技术中，探头位于会阴部，这种方法也能像经直肠超声成像一样提供前列腺的图像。由于前列腺靠近会阴部，故可以获得高质量图像。经会阴超声成像不使用膀胱的声窗，在进行经会阴超声成像时不需要膀胱充盈，但半充盈的膀胱可提供前列腺以外的良好图像质量[14]。在会阴超声成像技术中，探头位置不在放射线路径上，可适用于分次内成像。第7.7.3节中讨论的Clarity系统即可在放疗过程中将会阴超声成像用于分次间和分次内监测[16]。

7.6 3D 超声成像系统

在传统的超声检查中，操作者操纵超声探头获得一系列 2D 超声图像，然后利用这些图像形成 3D 解剖和病理信息。这种 3D 可视化方法在很大程度上依赖于操作者的技术和经验来获得正确的诊断信息。为了克服这个问题，随着技术的进步，3D 超声成像系统应运而生。在 3D 超声检查中，计算机软件对 2D 超声图像进行合并和重建，以提供客观的解剖和病理 3D 图像。该图像可用于解剖结构的 3D 可视化，并可在任何解剖部位不受任何限制地生成矢状面或冠状面的 2D 断层图像[8]。

获取 3D 超声图像有三种不同的方法：①机械扫描仪；②带位置感应的手工技术；③不带位置感应的手工技术和 2D 阵列。

在机械扫描仪中，传统的传感器通过探头的平移、倾斜或旋转，在感兴趣区域（ROI）内平移时获取一系列 2D 图像。该方法中扫描协议是预先确定和精确控制的，每张 2D 图像的相对位置和方向都是已知的，可以精确地重建出 3D 图像。

获取 3D 图像的不同机械扫描方式包括：

（1）线性扫描方法，即使用电机驱动使传感器在患者皮肤上线性移动，同时以固定的空间间隔获取 2D 图像，使 2D 图像的间距均匀且平行；

（2）倾斜扫描方法，即使用电机驱动使传统传感器围绕与传感器面平行的轴线倾斜，同时以固定的角度间隔获取 2D 图像，使 2D 图像形成与轴线径向的扇形图像。鉴于获取的 2D 图像具有扇形几何形状，ROI 范围更大，其角度间隔（通常为 0.5° ～ 1.0°）可以预先设定，以便在各种应用中生成高质量的图像；

（3）另一种倾斜扫描方法，即将圆柱形腔内探头［如经食道（TE）或经直肠探头］绕其轴线旋转进行扫描。2D 图像由一个平行于探头轴线的侧射线性传感器阵列获取，并形成一个以轴线为径向的扇形图像；

（4）旋转扫描技术，即电机驱动将传感器阵列围绕着一个垂直于传感器阵列的轴线旋转至少 180°，并获取 2D 图像[8]。

第二种方法是带有位置感应的手工技术，在传统的 2D 超声扫描仪上安装跟踪传感器，以便在扫描目标时测量传感器的位置和方向。然后将这些传感器提供的位置或方向信息与图像一起用于 3D 重建。目前使用的几种位置跟踪方法包括机械臂、声学传感器、光学传感器、磁性传感器和散斑去相关技术[8, 9]。在第三种 3D 扫描方法中，使用的是无位置感应的手工扫描，在获取 2D 图像的同时，通过在患者身上操纵传感器来获取图像，然后重建 3D 图像。通过假定一个预定义的扫描几何图形来生成 3D 图像。

7.7 基于超声的商用 IGRT 系统

表 7.1[9] 列出了几种可提供 2D /3D /4D 超声图像的商业系统，用于外照射放疗的图像引导。这些系统可分为两类，即不同模态间的引导系统和同模态内的引导系统。在不同模态间的引导系统中，治疗前获取的超声图像轮廓在模拟过程中与 CT–sim 获取的计划 CT 上的结构比较。在同模态内的引导系统，参考图像和治疗当天的摆位验证图像都是超声图像。BAT 和 SonArray 是不同模态间的引导系统，而 Clarity 系统是同模态内的引导系统。

表 7.1 市场上用于 IGRT 的超声系统及其功能[9]

US 系统	成像类型	扫描类型	模式	应用
SonArray 系统（Varian Medical Systems, Palo Alto, CA, USA）[a]	3D	经腹	模态间	分次间设置验证
BAT/BATCAM 系统（Best Nomos, Pittsburgh, PA, USA）	2D 和 3D	经腹	模态间	分次间设置验证
Clarity 系统（Elekta, Stockholm, Sweden）	3D	经腹	模态内	分次间设置验证
Clarity 自动扫描监测（Elekta, Stockholm, Sweden）	4D	经会阴	模态内	分次间患者摆位验证和分次内运动轨迹追踪

[a] 市场上无销售

7.7.1 BAT 系统

20 世纪 90 年代末在美国推出的 B 模式图像采集和定位系统（BAT 系统）（NOMOS Corp., Cranberry Township, PA）（图 7.3）是第一个被广泛应用的超声 IGRT 系统。该系统最初由一个配有实时跟踪超声探头的机械臂和用于空间配准的对接托盘组成。该机械臂和计算机软件可根据治疗机的坐标校准超声图像。BEST Nomos 目前可提供的系统是 BATCAM 多探头系统，可用于乳腺肿瘤术腔以及前列腺、肝脏和胰腺等器官的成像。超声探头内置多个发光二极管（LED），并配有一个全向定位摄像系统用于确定 LED 灯的位置。

超声探头可在监视器屏幕上显示实时超声影像，其可通过一个外部对接系统定向到治疗室内某个具体的参考点上。探头可在各个方向移动，并且在识别其相对于对接系统的 3D 参照坐标系中的位置时保持朝向等中心。该系统获取两幅正交超声图像，将图像上获得的目标轮廓与计划 CT 图像上的目标轮廓进行配准比较 [10, 11, 17]。在治疗开始前，患者躺在治疗床上，使用 BAT 超声系统进行定位。放射治疗师获取前列腺的矢状位和横断位图像，并将计划 CT 图像中的患者轮廓（如前列腺、精囊、膀胱和直肠）叠加到超声图像上。这可以通过对接系统中两个联立的坐标系所确定的已知等中心实现。然后，治疗师通过移动计划 CT 图像上的横断位和矢状位轮廓叠加到超声图像上，实现 CT 轮廓与 BAT 超声图像精确配准。当图像配准完好后，系统会显示 3D 方向的移床值，使得肿瘤靶区与原始计划 CT 位置对应配准 [18]。

独立式机械臂系统的优点是可以从一个机房移动到另一个机房，而光学摄像系统则必须在每个机房单独安装（如图 7.3 所示）。

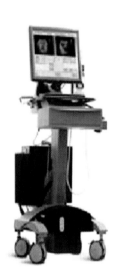
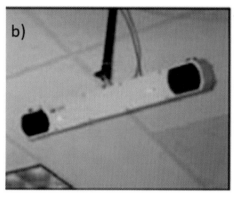
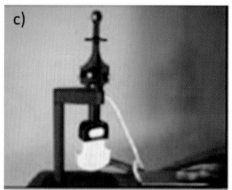

图 7.3 （a）BATCAM US 系统，（b）光学摄像机，（c）超声探头。图片由 Best Nomos 和 Best Medical Team Best Global 公司提供 （www.teambest.com）

7.7.2　Sonarray®

Sonarray® 系统是瓦里安公司（Zmed Inc. 现在是 Varian Medical Systems, Palo Alto, CA）推出的 3D 超声引导系统。该系通过自由臂光学跟踪获取的 2D 超声图像生成 3D 超声数据集 [11]。操作者手持超声探头在 ROI 解剖区域进行操作。然后通过标准视频线路将 2D 图像传输至控制主机。超声探头的位置和角度方向是由连接在探头上的四个红外 LED 阵列确定。红外线

LED 的位置由两个带电耦合器（CCD）相机确定，然后将这些信息传输到主机。利用红外线 LED 确定的每个超声图像平面的位置可用于将 2D 超声图像重建为 3D 容积超声图像。除了建立 3D 图像容积外，光学引导系统还被用于确定相对于治疗室坐标系的 3D 超声靶区的绝对位置。由于 3D 图像靶区和超声的相对位置是固定的，可利用图像采集时探头在治疗室坐标系中的位置来确定超声图像靶区相对于直线加速器等中心的位置[7, 10]。如果图像等中心位置与直线加速器等中心存在偏差，则在治疗前进行校正。

7.7.3　Clarity® 系统

　　Clarity 系统是 Resonant Medical 公司推出的超声 IGRT 系统，其通过将超声图像融合到模拟定位 CT 图像的过程，解决了多模态图像间的不一致性问题[7, 11, 19]。该系统随后被 Elekta 公司收购，并为其软组织可视化和跟踪技术提供了一个解决方案，尤其侧重于乳腺癌和前列腺癌的 IGRT。该系统基于模态内验证方法，即与其它超声系统不同的是，该系统参考模拟过程中获得的超声图像，与每天放疗前获得的图像进行比较，用于患者的摆位验证和校准。该系统由两个 3D 超声设备组成：一个在计划室，另一个在治疗室，两个设备都配有安装在天花板上的跟踪摄像头和带红外传感器的 3D 超声探头[7]。光学系统配备有主动红外发射器阵列，以确保超声像素相对于室内全局坐标系的精确空间重建。该系统使用带有光学传感器的 2D 经腹部超声探头扫描患者的感兴趣区，获取 3D 超声盆腔图像。安装于探头上的红外摄像装置可提供每张 2D 图像的位置和方向，并据此重建超声图像的 3D 数据集。

　　模式内超声引导放疗过程如下：在对患者进行 CT 模拟定位以制定治疗计划时，以患者完全相同的体位获取经腹 3D 超声图像。该图像对前列腺和膀胱进行分割；然后将图像传输到治疗室的设备中。通过将治疗前在治疗室内获得的 3D 超声图像与 CT 模拟定位时在计划室获得的 3D 超声图像进行叠加，计算出位置配准情况。模态内对比显示了将前列腺与原始 3D 超声图像配准所需的 3D 方向的移床值[7, 20]。Clarity 系统主要供放疗技师在没有 CT 的情况下使用。

7.8　分次间和分次内超声 IGRT 的工作流程

7.8.1　分次间超声成像

　　模态间 IGRT 系统和模态内 IGRT 系统都可用于分次间图像监测。通常需根据机房坐标系统或直线加速器坐标系统（等中心）对超声系统进行校准。在摆位验证工作流程中，超声图像两个剖面上的轮廓与计划 CT 上的轮廓对齐，系统自动确定移床值（即两套图像之间的位置偏差），然后根据计算出的移床值，对患者进行重新定位。这可以通过将探头插回安装在操控台上的底座或使用操控台上反射标记的室内光学立体摄像识别系统来验证。如有必要，根据位置偏差重新定位后还可以获取一组验证图像。图 7.4（a）-（c）显示了使用模态间 IGRT 系统和模态内 IGRT 系统进行分次间成像的工作流程。

　　分次间监测精度可能受到多种因素的影响。影响超声 IGRT 精度的原因之一是其对操作者的依赖性[14]。Van der Meer 等[21] 研究了使用超声定位前列腺的操作者差异性。操作者的整体差异性为 2.6mm，操作者自身的差异性小于操作者之间的差异性。另外，由于探头压力的原因（见第 7.11 节），前列腺位移的变化因人而异。通过培训，可在一定程度上消除操作者之间的差异；此外，建议操作者避免过度依赖自动成像系统[21]。

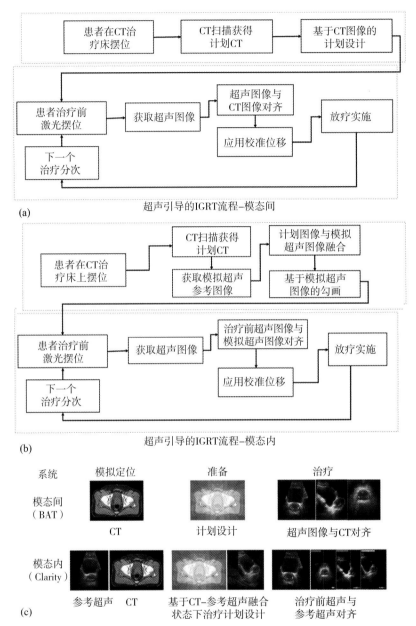

图 7.4 （a）模态间 IGRT 系统的分次间图像引导工作流程。（b）模态内 IGRT 系统分次间图像引导工作流程。（c）模态间（上排）和模态内（下排）超声 IGRT 系统治疗流程中不同阶段的程序概述。图片改编自 Fontanarosa 等[9]，版权 2015 归医学工程物理研究所所有，其保留所有权利

　　患者的某些特定解剖结构（如脂肪组织）可能会因速度伪影而导致图像质量不佳。Salter 等[22] 研究了使用超声进行 IGRT 时，速度伪影导致的深度相关配准误差。据估计，对于脂肪图像，这种与深度相关的配准误差为 0.7mm/cm。另一个问题可能与患者的解剖结构有关，紧贴耻骨联合上方放置的探头可能会因骨骼挡住超声波的路径而产生阴影。在这种情况下，可

以将超声探头调整几厘米的位置，以获得更好的前列腺视野。在进行超声图像配准时，还可能遇到耻骨弓干扰和前列腺形变等问题。操作者可以通过将探头尽可能置于患者上方进行成像来克服这一问题，因为这样可以最大限度地减少耻骨阴影，提高图像质量。尽管患者的前列腺顶点有阴影，由于这样能使更多的超声能量到达前列腺，也能实现令人满意的图像配准[11]。

前列腺形变可能是由于模拟定位和治疗当天膀胱和直肠充盈度的不同造成的。无论前列腺是否形变，都可以通过对膀胱和直肠的前列腺界面进行经腹超声图像配准。获得满意的图像配准，可将直肠和膀胱与高剂量治疗区区别开来[11]。

7.8.2　分次内超声成像

放射治疗过程中肿瘤靶区的平移、旋转或形变等分次内运动可能会对治疗剂量产生影响[23]。对于受呼吸运动影响的器官，受照剂量可能会大打折扣[24]。分次间图像引导已成为前列腺癌体外放射治疗的重要组成部分。对前列腺癌而言，分次内需校正的运动幅度一般小于分次间的运动幅度。虽然在某些治疗分次中可能会出现大于 1cm 的偏移，但如果将其平均到常规方法的几个治疗分次中，可能不会造成剂量的不利影响[25]。然而，当使用较少的分次［如大分割疗法和立体定向消融放疗（SABR）疗法］时，对分次内位移进行校准将十分有必要。

7.8.3　应用超声影像进行器官运动估算的技术（4DUS）

4D 超声成像具有良好的软组织成像能力，是持续跟踪腹盆部器官（如肝脏和前列腺等）运动的理想选择[26]。利用超声进行运动评估的方法分为直接法和间接法。直接法是通过直接测量回波运动来评估器官运动，不考虑与之相对应的均质斑点或解剖特征。间接方法则是估算分割边界的运动位移。图 7.5 对此进行了解释。

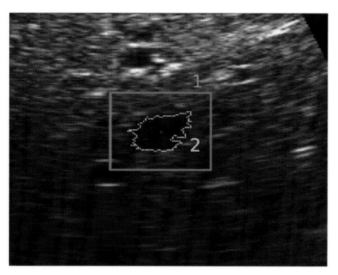

图 7.5　通过以下方法估计超声图像中的运动：（1）直接方法，即直接测量回波运动，例如回波模式匹配，这种方法无法区分同质区域（斑点）和解剖特征（绿色方框）；（2）间接方法，即估计分割边界的运动（浅蓝色虚线）。图片转自 O'Shea 等[28]，版权归 2016 Institute of Physics and Engineering in Medicine 所有。保留所有权利。CC BY 3.0

直接评估运动：这种方法基于回波，使用跟踪法（也称为时域方法）监测运动[27]。这种方法以重建回波关联所需的位置移动作为位移测量，用于评估放射治疗过程中组织或模体的运动。超声图像具有斑点，是一种由超声散射体回波之间的干扰产生的图像模式，是某些组织区域所独有的，这些散射体之间距离太近，无法单独分辨[28]。如果组织保持在视野内，没有过度形变或旋转，且超声参数不变，即使没有分辨出组织结构，斑点也能提供准确跟踪组织结构运动的图像。超声成像中的运动可通过直接测量回波运动来评估，即回波匹配模式，它不区分同质（斑点）区域和解剖特征[28]，图7.6举例说明了这一点。

第一次图像采集时，在超声图像中定义了包含独特回波模式的感兴趣区。在随后的超声图像采集中，使用模式匹配算法搜索与第一次采集的感兴趣区中的回波模式匹配最佳的区域。模式匹配算法使用归一化互相关系数或绝对差之和或平方差之和等相似性度量[28]。

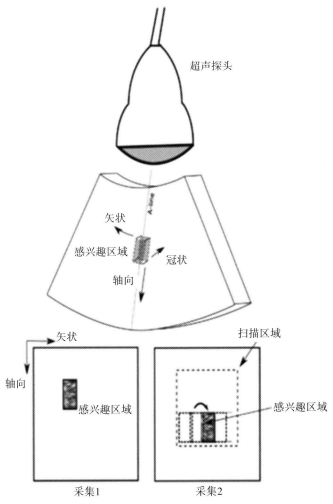

图 7.6　在超声图像（采集 1）中选择一个参考 ROI，然后通过计算后续图像（采集 2）中更大扫描区域内多个测试位置的相似度指标，确定与之最匹配的模式。图片转自 O'Shea 等[28]。版权所有为 2016 年医学物理与工程研究所，版权所有 CC BY 3.0.

间接运动评估：间接运动评估方法要求在每次采集时对需要监测运动的器官边界进行分割。分割的位置是根据每次采集中被分割部分的质心随时间变化的测量来确定的。然而，由于对比度相对较低以及声影等因素，很难在超声图像上进行分割。因常规的边缘检测算法难以使用，故开发了像轮廓自动勾画这样更复杂的方法，但需要初始化。对于分次内器官运动，分割必须既快又准。商用超声 IGRT 系统使用直接方法对超声图像进行持续运动跟踪。

Elekta 的 Clarity Autoscan 是首个提供基于超声进行的分次内运动监测系统的商用系统[16]。Clarity 系统可在前列腺治疗中提供 4D 监测，对靶区和周围解剖结构进行实时成像。这是第 7.7.3 节中介绍的 Clarity 系统的高级版本，使用 TPUS 成像。该系统使用一个 5MHz 探头，该探头固定在一个可电动控制扫描运动的机器人外壳上。该系统在外壳内集成了一个机械自动扫描探头（2D），可电动控制扫描运动，能在 0.5s 内完成 75° 扫描。除轻微振动外，患者不会感觉到扫描运动[16]。该系统集成于治疗计划系统和直线加速器。自动扫描探头附有一个光学跟踪系统，用于定位探头的位置。带有光学跟踪标记的探头可同时连接到（图 7.7）CT 和直线加速器治疗床的基座上[14, 28]。Clarity 系统有一个模体，用于定期对系统校准。图 7.8 显示了用于分次内系统质量保证的模体和装置。

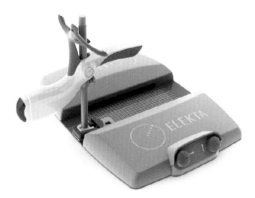

图 7.7　用于前列腺运动跟踪的腔内 Clarity 自动扫描探头（经会阴探头）。经国际医学物理组织许可，转载自文献 [16]。图片由 Elekta 公司提供

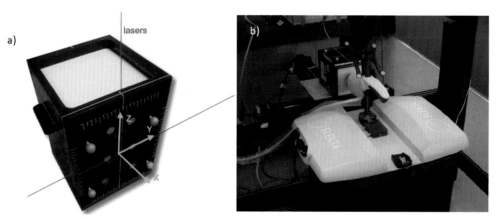

图 7.8　（a）清晰度校准模体和（b）用于分次内运动跟踪系统的校准装置。经国际医学物理组织许可，转载自文献 [16]。图片由 Elekta 公司提供

工作流程包含在模拟定位阶段采集经会阴 3D 超声图像。治疗前，患者安置在治疗床上完成摆位，采集并重建全扫描 TPUS 图像。将该图像与模拟定位图像进行融合，计算出患者定位时的移床值。系统在照射过程中持续采集 3D 超声图像，并参照初始位置监控前列腺在 3D 方向的位置。如果前列腺运动距离超过治疗师设定的阈值，系统就会中断治疗。监测时，超声探头会自动来回扫描感兴趣区，并不断更新图像。基于灰度的图像配准可确定当前图像与参考图像之间的最佳融合状态。该算法使用归一化相关性作为成本函数，并与前列腺周围 2cm 范围内的像素进行比较。配准算法为每次迭代确定一个相关性评分，相关性评分为 1 表示完全吻合，0 表示完全不相关。可以选择一个阈值，如果相关性低于阈值，操作者就会收到提示，要求在屏幕上验证配准情况，以此作为额外的安全保障措施 [16]。

在 4D 监测期间，系统可为操作员提供矢状面和冠状面以及当前的实时图像。每个视图都提供了配准好的前列腺轮廓图。当超过预先设定的阈值时，超声系统会自动发出警报。这时，治疗师必须中断治疗，进行移床值校正，然后继续治疗。每个方向的阈值以及超出阈值的时间都是由医生在第一次治疗前预先确定的 [16]。

7.9 基于超声 IGRT 系统的验收及质量保证

验收测试程序与定期质量保证程序并无不同。验收测试必须由合格的医学物理师进行，主要是验证性能是否符合 AAPM TG 等报告中的标准，并为以后的图像质量分析确定基线值。验收测试必须包括电气和安全检查，这些检查应符合本地和地区的安全要求 [11]。

7.9.1 激光灯系统

室内激光灯系统被超声系统用作定义坐标系的参考，有必要将激光灯系统等的验证作为验收和质量保证计划的一部分。

7.9.2 系统校准

超声 IGRT 设备必须经过严格的验收测试和定期质量保证以用于患者摆位确认和定位，及评估分次内的运动。任何基于超声 IGRT 系统的系统误差均主要来自系统的校准。需要使用校准模体，根据室内激光灯确定的坐标系对设备进行校准。Clarity 系统是一种多模式联动系统，计划 CT-Sim 激光和治疗室激光均需进行校准。

有必要使用模体测试超声定位系统及其光学定位系统的准确性，校准项目主要包括测试几何完整性、图像重建算法、探头位置和方向、相机或光学系统校准以及激光的校准。质量保证（Quality Assurance，QA）模体应是内具已知位置物体的模体。首先，要在 CT-Sim 上对 QA 模体进行高分辨率扫描，扫描层厚最好小于 2mm，以确保有足够的空间分辨率与治疗时图像进行配准 [5]。治疗时的摆位按照计划 CT 上物体的位置决定。使用超声系统对模体进行成像，模拟治疗室中的治疗位置，确定物体（需要照射的肿瘤）的位置，并与 CT 图像中获得的位置进行比较。除了供应商提供的用于调试和质量保证的模体外，还有必要开发内部的测试模体 [29]，以测试结构轮廓和靶区定位的准确性 [30]。

测试项目还应包括确定从治疗计划系统获得的目标位置与光学引导的 3D 超声确定的临床

上不同深度的目标位置之间的精度，这些目标定位精度与临床相关的不同深度有关[30]。用于前列腺定位的超声系统的测试目标要求在每个方向上跨度约 5cm[11]。

7.9.3　模体偏移测试

验证定位精度的一个常用方法是引入一个已知偏移量，以测试系统是否能够准确检测到偏移量。测试必须是包含三个维度（即前后方向、左右方向和头脚方向）的坐标定位精度，同时还要测试定位所需的其他软硬件的准确性。

7.9.4　激光灯偏移测试

AAPM TG 154 号报告推荐的另一个测试是激光灯偏移测试。该测试项主要验证模拟定位系统上系统等中心点位置的正确传输和应用，并获取超声模拟定位的参考图像，如 Clarity 系统。激光灯的初始位置应根据临床实践来确定，将模体放在设定的初始位置，使用超声和 CT 系统进行扫描。在图像配准后，应确定测试对象在模体超声图像中的位置，并与模体的 CT 图像中的位置进行比较，方法与定位精度测试相同。AAPM 报告建议每月进行一次激光灯偏移和初始位量测试[11]。

7.9.5　光学系统稳定性测试

系统使用红外激光系统将超声探头位置与机房坐标系或直线加速器等中心关联起来。系统的空间精度可能会受到电子或机械不稳定性的影响。有研究报道，电子不稳定性可以通过 60 分钟左右的预热来解决，在预热阶段，误差可由最高的 4mm，降至 0.2mm 左右。电子不稳定性可能因制造商或型号而异，预热时间应遵循制造商的建议，在任何情况下都建议至少预热 60 分钟[11]。系统机械稳定性也应进行每日验证，一般通过每天摄像机校准或每天定位稳定性测试来实现。机械不稳定性可能是因硬件振动、热胀冷缩造成的摄像机移动。照相机校准的误差应确保照相机校准和模体定位的综合精度小于 2mm，照相机校准的单独误差为 1mm 也可以接受。

7.9.6　图像质量及其一致性测试

超声设备的图像质量因品牌、型号和成本而异。考虑到图像采集、肿瘤及危及器官勾画的复杂性，基于超声的 IGRT 系统必须提供高质量图像。AAPM TG 154 号报告没有推荐绝对值，因为图像质量取决于超声设备的品牌和型号，但建议在供应商协助下，在初始验收测试时对图像质量进行优化[11]。应记录参考图像（基线）和参数，如空间分辨率、低对比度分辨率和灵敏度，以便在定期质量保证时以评估图像质量。

超声设备图像质量不佳的原因有很多，主要原因在于超声传感器性能。如果单个传感器元件出现故障，故障元件后面就会出现阴影，这可能导致元件后面出现明显的暗条纹或信噪比（SNR）下降。如果探头表面脱层导致接触不良，也会出现类似伪影[11]。其他原因也可能导致图像质量下降，如性能不佳或电子元件、图像处理板、导线接触不良等。

超声图像质量的量化指标包括空间分辨率、低对比度和灵敏度。

空间分辨率可分为轴向分辨率、横向分辨率和仰角分辨率。轴向分辨率是指沿着超声波传播方向在空间上分辨物体的能力，其取决于空间脉冲长度。横向分辨率是指与轴向垂直但在扫描平面内的方向。横向分辨率取决于波束的直径（即传感器元件宽度）和深度。最大横向分辨率出现在焦点处，即波束达到最大会聚点处。对于非聚焦传感器，横向分辨率约为 2 至 5mm[9]。仰角分辨率在正交方向上，取决于传感器元件的高度。

最理想状态是能有一个带有测试物体的模体来测量这些指标。在测量空间分辨率时，可以使用带有高反射线的模体。测量两根反射线相对于超声波束在轴向和侧向的最小分辨距离，或测量一根反射线在轴向和侧向的空间范围，就能得到空间分辨率。

低对比度性能测量可以使用一个模体，模体中不同深度的空隙大小不一。模体还可以包含一个与背景对比度已知的目标。如果有足够大小的对比度目标可用于选择感兴趣区，就可以测量信噪比。

灵敏度是指观察弱回声物体的能力，是最小可探测回声的度量。灵敏度通过穿透深度来量化。该指标提供了解剖物体内不可见的深度，是超声探头频率的函数。灵敏度的测量方法是确定静态斑点图案被电子噪声影响的图像深度。该深度应在一段时间内保持不变，并应定期进行验证。

应定期检查空间分辨率、低对比度性能和灵敏度这些指标，将结果与基线图像或系统调试期间确定的值进行比较。硬件退化可能导致图像中出现条纹或伪影[11]。因为可能会因组织等效填充材料脱水而退化，还需要用 CT 图像检查质量保证模体。模型可能需要三到四年更换一次[5]。

7.9.7 端到端的测试

端到端测试作为验收测试的一部分，主要用于测试超声引导患者定位的整个工作流程。当硬件发生可能影响超声成像的变化或系统软件升级后，也应进行端到端测试。测试主要包括：测试机房坐标的绝对空间精度、CT 和超声图像重建算法的相对精度、机房激光灯精度和模体完整性。为了完成测试工作，建议使用一个超声几何模体来测试临床工作流程中的每个环节，图 7.4（a）–（c）显示了用于模态间和模态内超声引导的 IGRT。

表 7.2 列出了根据 AAPM TG 154 编制的超声 IGRT 质量保证误差和周期[11]。

表 7.2　质量保证误差和周期

测试项目	误差	周期
激光灯精度	1mm	每天
每日定位精度	2mm	每天
超声单元功能	是否正常工作	每天
光学系统（红外摄像机）	制造商规格	每天
模体稳定性	＜1mm	每月
定位精度	2mm	
模体偏移精度	2mm	
激光偏移精度	2mm	

续表

测试项目	误差	周期
模体稳定性	＜ 1mm	每季度
图像质量（空间分辨率、低对比度和敏感性）	以验收测试结果为基准	半年一次
端对端测试	2mm	每年或软硬件升级后

7.10　超声 IGRT 系统的发展

放射治疗中使用超声图像引导有几个优点：

（1）超声是一种常用的诊断工具，价格相对低廉且易于使用。

（2）超声的诊断质量有时可与 MRI 或 CT 图像相媲美[31]。

（3）超声技术是无创非侵入性的，在大多数情况下耐受性良好，主要用于软组织成像，可用于前列腺肿瘤和危及器官等器官检查。

（4）超声成像是实时的，可用于监测评估分次内器官的运动。

超声引导非常适合分次间和分次内成像，尤其是在前列腺中，超声可提供对 IGRT 有用的功能信息[32]。如第 7.6 和 7.8 节所述，利用超声成像可以在治疗过程中获得实时 3D 和 4D 影像[16]。此外，超声引导在 IGRT 过程中没有额外辐射剂量。

Fontanarosa 等[9] 概述了超声 IGRT 系统与其他标准 IGRT 系统在采集时间、分辨率、可视化能力、有创性、辐射剂量等方面的比较。作者还提供了与前列腺、乳腺和腹部肿瘤等软组织肿瘤所用的其他 IGRT 系统的比较。超声引导适用于无金标的前列腺的图像引导，因为在无基准标志物时，前列腺引导的常规 kV 级和 MV 级 2D IGRT 中的图像常显示不清晰。

据报道，经腹超声引导是一种可用于校正立体定向放疗患者位置的安全方法[33, 34]。剂量学评估研究表明，使用超声 IGRT 进行摆位，可提高靶区的剂量覆盖[35]。为获得足够高的图像质量而不发生前列腺的系统性移位，必须适当充盈膀胱，并在扫描过程中对探头施加适度的压力[36]。此外，有研究表明，在直肠排空状态下，每天使用超声 IGRT 自适应放疗可以减少直肠毒性，并最大限度地减少放疗过程中脱靶的情况[37]。使用 BAT 系统获得的 95% 日常超声图像的图像质量被认为是可以接受的，可用于患者摆位[18]。

在放疗中使用 2D 超声成像进行乳腺照射的早期研究大多是在电子线推量放疗下进行的。这些研究确定了超声成像对乳腺的实用性，并指出超声确定的乳腺空腔容积可能与 CT 得出的结果不同，且基于 CT 测量的空腔容积更大。可能的原因是随着时间推移，血清肿缩小，纤维组织占据其位置，CT 无法区分纤维组织和血清肿液体电子密度的差异，而超声可以区分固体组织和液体的差异[9]。随后，Coles 等[38] 将 3D 超声用于乳腺癌放疗成像。结果显示，成像效果大为改善，尤其是在 40 例患者中，83% 的患者可通过 3D 超声看到空腔。这些研究还采用了超声图像与 CT 图像配准，使用红外摄像机追踪带有红外发射器的超声探头。随后，Berrang 等[39] 也尝试将超声用于部分乳腺放疗（APBI）的图像引导。结果显示，除一项研究外，其他所有研究的 3D 超声与 CT 配准方法的精度都在 2mm 以内。

Chadha 等 [40] 使用带有乳腺 IGRT 模块的 Clarity 系统进行电子束和光子束的 IGRT。在这项研究中，他们只需要在 3D 超声上勾画出血清肿腔的轮廓作为 IGRT 定位而非放疗计划的标志。他们发现，血清肿的轮廓提供了最清晰、重复性最高的边界，可以根据模拟定位阶段和治疗 3D 超声图像 IGRT 计算每日移位。他们发现使用超声 IGRT 可以改善日常摆位的偏差。研究还建议，为了更准确地勾画靶区，在器官勾画阶段时应同时使用超声和 CT 图像。

所有研究都提到使用 5 ～ 12MHz 的线性阵列超声传感器。众所周知，超声探头压力导致的乳腺形变是一个问题，但许多研究报告称，如果扫描时探头压力很小并使用高粘度凝胶，则影响很小 [38、39]。一些研究证实，超声图像中的术腔比 CT 图像中的术腔小。CT 图像不仅包括充满液体的腔隙和周围腔壁，还包括术后组织重建塑形、乳腺组织萎缩、纤维化和正常致密的乳腺实质 [39]。除了前列腺和乳腺，超声 IGRT 还可用于一些腹部病变，如肝脏、胆囊和胰腺。

7.11 应用超声 IGRT 的挑战

用于 IGRT 的超声成像虽然已被多家医疗机构采用，但仍是一种高度依赖操作者的模式，有研究表明操作者之间存在差异。获取超声图像的操作人员必须手动将超声探头放在患者身上，解读实时图像，然后决定是否以足够的图像质量观察到所需解剖结构。不同操作人员使用的超声探头压力不同，可能会导致前列腺的位移，从而导致图像质量的差异。不同操作者对获得的超声图像的解读也可能存在差异。Fiandra 等 [41] 研究了操作者间和操作者内的依赖性对校正超声图像偏移的影响，他们发现，观察者经验对正确定位靶区至关重要；建议在临床实践中使用超声系统前进行一段时间的培训。AAPM TG 154 号报告也建议，在使用该 IGRT 系统之前，应为操作者提供充分的培训。

用于 IGRT 的超声成像的另一个重要问题是探头压力效应。大多数系统要求在经腹超声扫描时使用超声探头沿患者腹部进行手动扫描。获取的图像用于放射治疗前的患者摆位。在 TAUS 扫描过程中，前列腺可能会因探头压力而发生移位，并在扫描后（即移除探头时）移动到另一个位置。前列腺位置在扫描后或治疗过程中可能会不一样，这可能会导致放射剂量的位置误差 [14]。一些研究评估了探头压力导致的前列腺位移，发现位移范围在 1.3 ～ 3mm 之间 [21、42-44]。这些研究表明，虽然位移很小，但为了使其具有可重复性，应给探头施加最小且恒定的压力。

Mantel 等 [45] 的一项计划研究发现，在 TPUS 成像过程中，由于探头紧贴会阴部，探头压力可能会导致阴茎球部受到挤压向会阴部移动。这可能会使阴茎球部更靠近前列腺，导致阴茎球部受到更高的剂量，从而增加勃起功能障碍的发生风险 [46]。另据报道，TPUS 还可能导致前列腺移位 2 ～ 4mm [43]。由于 TPUS 成像在给药过程中不需要移除探头，预计在患者定位和治疗过程中前列腺或危及器官不会发生位移。

大多数临床超声设备使用反射超声脉冲的飞行时间（TOF）来确定扫描组织内的距离并生成图像。这种 TOF 是根据脉冲穿过组织的超声速差异来估算的。不同组织的声速不同，例如，脂肪组织的声速通常为 1450m/s，而结缔组织的声速约为 1600m/s。然而，在大多数超声系统中，声速被假定为恒定的，平均值为 1540m/s [47]。这个恒定的因素可能导致高达 7% 的误差，对器官位置的错误估计可导致器官边界位置的确定出现误差，误差从 1.3 ～ 4.9mm 不等 [48]。如果几何形状或密度分布发生变化，声速畸变也会在模拟定位阶段和治疗阶段之间发生变化。

Fontanarosa[49] 建议使用基于 CT 来校正声速像差。在 3D 超声与 CT 图像配准的情况下，可使用 CT 图像的 Hounsfield 单位（HU）与密度关系进行校正。利用 HU 与密度关系为超声图像中与 CT 图像匹配的每个像素创建声速图。然后使用该图对沿着超声体积的每条视线测量体素的轴向尺寸，从而校正声速引起的图像失真[49]。

如果患者肥胖且无法保持膀胱充盈，经腹成像可能无法生成具有解剖细节的优良图像。在放疗中使用超声成像的另一个问题是超声图像不能直接用于治疗计划设计。这是因为视野有限，而且不能提供用于组织异质性校正的电子密度信息。

7.12　小结

- 压电效应是指当晶体受到机械压力时，晶体的某些面会出现电动势。反之，当电场作用于晶体的一个面时，晶体会发生机械形变，如石英、钛酸钡、电气石。
- 传感器是从一个源头获取能量，将能量转换成另一种形式，并将能量输送到另一个目标装置。
- 医学成像中使用的超声频率从 2MHz 到大约 15MHz 不等。
- 高频超声穿透力较弱，用于表层组织成像。高频传感器可提供：
  ①更好的图像分辨率；
  ②更好的灰度分辨率；
  ③提高分辨细节的能力。
- 超声扫描模式有 A 模式（振幅模式）、B 模式（亮度模式）、M 模式（运动模式）和多普勒模式。
- 用于 IGRT 的超声成像主要适用于软组织肿瘤，如前列腺、乳腺和一些腹部肿瘤，如肝脏。
- 超声 IGRT 可以是在不同模态间的，也可以是在相同模态内的。
- 在不同模态间，仅在治疗室进行超声成像，并在治疗室将该图像与计划 CT 结构配准。
- 在相同模态内，超声成像是在计划 CT 之前或之后的模拟定位阶段和治疗室内进行的。模态内引导是通过将在治疗室获得的超声图像与在模拟室获得的参考超声图像配准来实现的。
- 超声图像引导可用于分次间位置校准和分次内的运动管理（4D）。
- 通过经腹超声成像进行基于超声的分次间图像引导。
- 基于超声的分次内图像引导利用经会阴超声成像和机器人系统扫描实时成像。
- 超声系统的质量保证应包括周期性校准验证和图像质量评估。
- AAPM 工作组第 154 号报告建议：
  ①使用模态间超声 IGRT 系统进行分次间图像引导；
  ②对操作人员进行超声图像采集、解读和分割方面的培训。

参考文献

[1]　Foster R D, Solberg T D, Li H S, Kerkhoff A, Enke C A and Willoughby T R et al 2010 Comparison of

transabdominal ultrasound and electromagnetic transponders for prostate localization J. Appl. Clin. Med. Phys. 11 2924

[2]   Raaymakers B W, Lagendijk J J W, Overweg J, Kok J G M, Raaijmakers A J E and Kerkhof E M et al 2009 Integrating a 1.5 T MRI scanner with a 6 MV accelerator: proof of concept Phys. Med. Biol. 54 N229–37

[3]   Barkati M, Van Dyk S, Foroudi F and Narayan K 2010 The use of magnetic resonance imaging for image-guided brachytherapy J. Med. Imaging Radiat. Oncol. 54 137–41

[4]   Fuss M, Salter B J, Cavanaugh S X, Fuss C, Sadeghi A and Fuller C D et al 2004 Daily ultrasound-based image-guided targeting for radiotherapy of upper abdominal malignancies Int. J. Radiat. Oncol. Biol. Phys. 59 1245–56

[5]   Kuban D A, Dong L, Cheung R, Strom E and De Crevoisier R 2005 Ultrasound-based localization Semin. Radiat. Oncol. 15 180–91

[6]   Artignan X, Smitsmans M H P, Lebesque J V, Jaffray D A, van Her M and Bartelink H 2004 Online ultrasound image guidance for radiotherapy of prostate cancer: impact of image acquisition on prostate displacement Int. J. Radiat. Oncol. Biol. Phys. 59 595–601

[7]   Cury F L B, Shenouda G, Souhami L, Duclos M, Faria S L and David M et al 2006 Ultrasound-based image guided radiotherapy for prostate cancer: comparison of crossmodality and intramodality methods for daily localization during external beam radiotherapy Int. J. Radiat. Oncol. Biol. Phys. 66 1562–7

[8]   Fenster A, Downey D B and Cardinal H N 2001 Three-dimensional ultrasound imaging Phys. Med. Biol. 46 R67–99

[9]   Fontanarosa D, van der Meer S, Bamber J, Harris E, O'Shea T and Verhaegen F 2015 Review of ultrasound image guidance in external beam radiotherapy: I. Treatment planning and inter-fraction motion management Phys. Med. Biol. 60 R77–114

[10] Fung A Y C, Ayyangar K M, Djajaputra D, Nehru R M and Enke C A 2006 Ultrasoundbased guidance of intensity-modulated radiation therapy Med. Dosim. 31 20–9

[11] Molloy J A, Chan G, Markovic A, McNeeley S, Pfeiffer D and Salter B et al 2011 Quality assurance of U.S.-guided external beam radiotherapy for prostate cancer: report of AAPM Task Group 154 Med. Phys. 38 857–71

[12] Szabo T L 2014 Diagnostic US Imaging: Inside Out (Amsterdam: Elsevier) [13]   Merritt C R B Physics of Ultrasound ch 1 https://eu-ireland-custom-media-prod.s3-eu-west-1. amazonaws.com/UKMEAEU/ eSample/9780323401715-sample-chapter.pdf

[14] Camps S M, Fontanarosa D, de With P H N, Verhaegen F and Vanneste B G L 2018 The use of ultrasound imaging in the external beam radiotherapy workflow of prostate cancer patients BioMed Res. Int. 2018 7569590

[15] Onur R, Littrup P J, Pontes J E and Bianco F J 2004 Contemporary impact of transrectal ultrasound lesions for prostate cancer detection J. Urol. 172 512–4

[16] Lachaine M and Falco T 2013 Intrafractional prostate motion management with the Clarity Autoscan System Med. Phys. Int. 1 72–80

[17] Western C, Hristov D and Schlosser J 2015 Ultrasound imaging in radiation therapy: From interfractional to intrafractional guidance Cureus 7 e280

[18] Chandra A, Dong L, Huang E, Kuban D A, O'Neill L and Rosen I et al 2003 Experience of ultrasound-based daily prostate localization Int. J. Radiat. Oncol. Biol. Phys. 56 436–47

[19] Robinson D, Liu D, Steciw S, Field C, Daly H and Saibishkumar E P et al 2012 An evaluation of the Clarity 3D ultrasound system for prostate localization J. Appl. Clin. Med. Phys. 13 100–12

[20] Johnston H, HiltsM, BeckhamWand Berthelet E 2008 3D ultrasound for prostate localization in radiation therapy: A comparison with implanted fiducial markers Med. Phys. 35 2403–13

[21] van der Meer S, Bloemen-van Gurp E, Hermans J, Voncken R, Heuvelmans D and Gubbels C et al 2013 Critical

assessment of intramodality 3D ultrasound imaging for prostate IGRT compared to fiducial markers Med. Phys. 40 071707

[22] Salter B J, Wang B, Szegedi M W, Rassiah-Szegedi P, Shrieve D C and Cheng R et al 2008 Evaluation of alignment error due to a speed artifact in stereotactic ultrasound image guidance Phys. Med. Biol. 53 N437–445

[23] Yorke E D, Keall P and Verhaegen F 2008 Anniversary paper: Role of medical physicists and the AAPM in improving geometric aspects of treatment accuracy and precision Med. Phys. 35 828–39

[24] von Siebenthal M, Székely G, Gamper U, Boesiger P, Lomax A and Cattin P 2007 4D MR imaging of respiratory organ motion and its variability Phys. Med. Biol. 52 1547–64

[25] LiHS,Chetty I J,EnkeCA,FosterRD,WilloughbyTRandKupellianPAet al 2008 Dosimetric consequences of intrafraction prostate motion Int. J. Radiat. Oncol. Biol. Phys. 71 801–12

[26] Harris E J, Miller N R, Bamber J C, Symonds-Tayler J R N and Evans P M 2010 Speckle tracking in a phantom and feature-based tracking in liver in the presence of respiratory motion using 4D ultrasound Phys. Med. Biol. 55 3363–80

[27] Hein I A and O'Brien W D 1993 Current time-domain methods for assessing tissue motion by analysis from reflected ultrasound echoes-a review IEEE Trans. Ultrason. Ferroelectr. Freq. Control 40 84–102

[28] O'Shea T, Bamber J, Fontanarosa D, van der Meer S, Verhaegen F and Harris E 2016 Review of ultrasound image guidance in external beam radiotherapy part II: intra-fraction motion management and novel applications Phys. Med. Biol. 61 R90–137

[29] Drever L and Hilts M 2007 Daily quality assurance phantom for ultrasound image guided radiation therapy J. Appl. Clin. Med. Phys. 8 126–36

[30] Tomé W A, Meeks S L, Orton N P, Bouchet L G and Bova F J 2002 Commissioning and quality assurance of an optically guided three-dimensional ultrasound target localization system for radiotherapy Med. Phys. 29 1781–8

[31] Fuchsjäger M H, Maier A G, Schima W, Zebedin E, Herbst F and Mittlböck M et al 2003 Comparison of transrectal sonography and double-contrast MR imaging when staging rectal cancer Am. J. Roentgenol. 181 421–7

[32] Macé E, Montaldo G, Cohen I, Baulac M, Fink M and Tanter M 2011 Functional ultrasound imaging of the brain Nat. Methods 8 662–4

[33] Morr J, DiPetrillo T, Tsai J S, Engler M and Wazer D E 2002 Implementation and utility of a daily ultrasound-based localization system with intensity-modulated radiotherapy for prostate cancer Int. J. Radiat. Oncol. Biol. Phys. 53 1124–9

[34] Lattanzi J, McNeeley S, Donnelly S, Palacio E, Hanlon A and Schultheiss T E et al 2000 Ultrasound-based stereotactic guidance in prostate cancer--quantification of organ motion and set-up errors in external beam radiation therapy Comput. Aided Surg. 5 289–95

[35] Falco T, Shenouda G, Kaufmann C, Belanger I, Procaccini C and Charrois C et al 2002 Ultrasound imaging for external-beam prostate treatment setup and dosimetric verification Med. Dosim. 27 271–3

[36] Pinkawa M, Pursch-Lee M, Asadpour B, Gagel B, Piroth M D and Klotz J et al 2008 Image-guided radiotherapy for prostate cancer. Implementation of ultrasound-based prostate localization for the analysis of inter- and intrafraction organ motion Strahlenther. Onkol. 184 679–85

[37] Reddy N M S, Nori D, Sartin W, Maiorano S, Modena J and Mazur A et al 2009 Influence of volumes of prostate, rectum, and bladder on treatment planning CT on interfraction prostate shifts during ultrasound image-guided IMRT Med. Phys. 36 5604–11

[38] Coles C E, Cash C J C, Treece G M, Miller F N A C, Hoole A C F and Gee A H et al 2007 High definition three-dimensional ultrasound to localise the tumour bed: a breast radiotherapy planning study Radiother. Oncol. 84

233–41

[39] Berrang T S, Truong P T, Popescu C, Drever L, Kader H A and Hilts M L et al 2009 3D ultrasound can contribute to planning CT to define the target for partial breast radiotherapy Int. J. Radiat. Oncol. Biol. Phys. 73 375–83

[40] Chadha M, Young A, Geraghty C, Masino R and Harrison L 2011 Image guidance using 3D-ultrasound (3D-US) for daily positioning of lumpectomy cavity for boost irradiation Radiation Oncol. 6 45

[41] Fiandra C, Guarneri A, Muñoz F, Moretto F, Filippi A R and Levis M et al 2014 Impact of the observers' experience on daily prostate localization accuracy in ultrasound-based IGRT with the Clarity platform J. Appl. Clin. Med. Phys. 15 4795

[42] Fargier-Voiron M, Presles B, Pommier P, Rit S, Munoz A and Liebgott H et al 2014 Impact of probe pressure variability on prostate localization for ultrasound-based image-guided radiotherapy Radiother. Oncol. 111 132–7

[43] Li M, Hegemann N-S, Manapov F, Kolberg A, Thum P D and Ganswindt U et al 2017 Prefraction displacement and intrafraction drift of the prostate due to perineal ultrasound probe pressure Strahlenther. Onkol. 193 459–65

[44] Baker M and Behrens C F 2015 Prostate displacement during transabdominal ultrasound image-guided radiotherapy assessed by real-time four-dimensional transperineal monitoring Acta Oncol. 54 1508–14

[45] Mantel F, Richter A, Groh C, Lawrenz I, Weick S and Polat B et al 2016 Changes in penile bulb dose when using the Clarity transperineal ultrasound probe: A planning study Pract. Radiat. Oncol. 6 e337–44

[46] Mangar S A, Sydes M R, Tucker H L, Coffey J, Sohaib S A and Gianolini S et al 2006 Evaluating the relationship between erectile dysfunction and dose received by the penile bulb: using data from a randomised controlled trial of conformal radiotherapy in prostate cancer (MRC RT01, ISRCTN47772397) Radiother. Oncol. 80 355–62

[47] Fontanarosa D, van der Meer S and Verhaegen F 2012 On the significance of densityinduced speed of sound variations on ultrasound-guided radiotherapy Med. Phys. 39 6316–23

[48] Fontanarosa D, Pesente S, Pascoli F, Ermacora D, Rumeileh I A and Verhaegen F 2013 A speed of sound aberration correction algorithm for curvilinear ultrasound transducers in ultrasound-based image-guided radiotherapy Phys. Med. Biol. 58 1341–60

[49] Fontanarosa D, van der Meer S, Harris E and Verhaegen F 2011 A CT based correction method for speed of sound aberration for ultrasound based image guided radiotherapy Med. Phys. 38 2665–73

第 8 章

基于磁共振的 IGRT 系统

近年来 IGRT 的最新进展之一，就是 MRI 引导放疗（MRI-guided radiotherapy，MRIgRT）。本章就 MRIgRT 的相关内容，从 MR 成像的物理学原理开始，讨论了将 MR 与直线加速器（linac）集成的一系列挑战。此外，还讨论了由于磁场影响而导致的剂量测定问题，以及来自医用直线加速器的射频（RF）干扰对 MR 图像质量的影响。本章还讨论了 MRIdian MR Linac 和 MR Unity Linac 等相关设备的技术细节、工作流程和质量保证（QA）程序。本章还介绍了正在开发中的 MR 直线加速器，如：Aurora-RT[TM] MR Linac、澳大利亚 MR Linac 和治疗室内的在轨 MR Linac。

8.1 概述

磁共振成像（MRI）在放疗计划设计中已经使用了二十多年，已成为脑部、前列腺和盆腔等部位勾画的标准成像系统。与 CT 相比[1, 2]，在放疗计划设计中使用 MRI 可以显著提高靶区和危及器官（OAR）的勾画精度，从而降低漏勾画、错勾画的可能性，进而实现剂量提升[3]。在放疗的计划设计中，由于 MR 优越的软组织对比度，通常与 CT 图像配准后，提供精确的靶区和 OAR 勾画。不过，由于 MR 图像中缺少关键的电子密度信息，如何仅使用 MR 图像进行放疗计划设计一直是一个难以解决的问题。为了解决该问题，一些学者已经研究出了 MRI 生成伪 CT 图像的各种方法[4]。

基于 CT 的 IGRT 为放疗实施增添了极大的获益，该技术可以实现肿瘤靶区的精确定位、计划靶区体积（PTV）边界的缩减、剂量提升和开展自适应放疗。尽管基于 CT 的 IGRT 提供了骨性结构或植入标记物的详细信息，但其软组织对比度有限[5]。鉴于 MR 图像能提供比 CT 更优的软组织对比度，基于 MRI 能够实时追踪肿瘤和适应形状的变化，将 MRI 集成到医用电子直线加速器的研究已大量出现。

8.2 MRI 物理原理

8.2.1 净磁场的产生和氢质子

本节将讨论磁共振成像的一些基本概念。当电子移动时，电子周围会产生垂直于其运动方向的磁场。同样，当电流在线圈中流动时，会产生垂直于线圈的磁场。人体内的氢质子也会表现出类似的性质。带正电荷的氢质子绕其轴旋转，在周围产生磁场，由于磁场方向是随机的，磁场不会叠加，而是相互抵消，如图 8.1（a）。

如果这些随机旋转的质子被置于强磁场（B_0）中，会将自己与磁场 B_0 对齐，如图 8.1（b）所示，类似于悬挂的磁铁或磁罗盘针与地球的磁场对齐。一些质子会在施加的磁场 B_0 方向上对齐，而一些则在与磁场相反的方向上对齐。这些质子的磁场相互抵消，但对齐磁场方向的额外小部分质子，产生了与施加的磁场平行的净磁场。这个小的净磁场是 MR 信号的来源，并用于生成 MR 图像。

产生的净磁场的方向可以称为 Z 方向。其为纵向方向，并对应于扫描仪的头 – 脚方向。与此垂直的平面是横向平面或 X–Y 平面。对于患者来说，这个 X–Y 平面将是轴向平面。

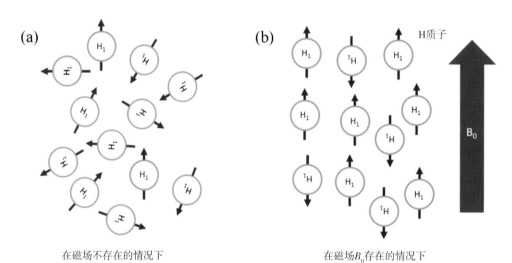

在磁场不存在的情况下　　　　　　　　　　在磁场 B_0 存在的情况下

图 8.1　质子与 B_0 场的对齐情况。（a）在没有外部磁场的情况下，氢质子 H1 是随机排列的；（b）当置于一个强磁场（B_0）中时，会产生一个与主磁场平行的净磁场

8.2.2　进动

进动是旋转物体的旋转轴方向的变化。换句话说，如果一个物体的旋转轴自身绕第二个轴旋转，那么这个物体就被认为是绕第二个轴进动。一个简单的例子就是旋转的陀螺，它绕其中心轴旋转。重力试图拉动陀螺，重力和旋转运动的综合效应导致陀螺进动。在原子核进动中也会发生类似现象。如果将像微小磁体一样旋转的质子放置在强磁场中，主磁场的力会使旋转的质子发生进动（图 8.2）。进动频率，即每秒旋转的圈数非常重要。了解这个频率有助于产生一种共振，从而可以将能量有效地传递给质子。

进动频率由拉莫尔方程给出，其中 f 即进动频率是常数与主磁场强度的乘积。

$$f = \gamma B_0 \tag{8.1}$$

其中 γ 是一个常数，是每种类型原子核的特性，称为旋磁比，B_0 是主磁场的强度。氢质子的旋磁比为 42.6MHz/T。假设主磁场强度为 1.5T，进动频率即为 42.6MHz × 1.5T = 64MHz[6]。

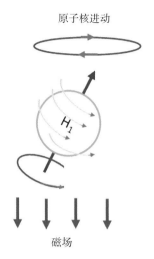

图 8.2　原子核进动（外力与旋转运动相结合产生进动）

8.2.3　射频（RF）能量和共振

射频能量以迅速变化的磁场和电场形式出现。当电子通过电线圈时，电流以"射频"迅速改变方向，此时就会产生射频能量。在磁共振系统中，这种射频能量在一段短暂时间内由射频发射线圈发射，被称为射频脉冲。为了使射频线圈和质子之间能量有效地传输，这个频率应与质子进动频率相同进而发生共振。

当质子从射频脉冲吸收能量后，净磁场强度会远离磁场方向偏转，即远离 Z 轴（纵向）方向。净磁场强度偏转的角度叫做翻转角，取决于射频脉冲强度和持续时间。如果射频脉冲使净磁场强度偏转到横向平面，则翻转角为 90°，这种脉冲被称为 90°RF 脉冲；如果净磁场强度偏转到 –Z 方向，即 180°，则称为 180° RF 脉冲。

8.2.4　T_1 弛豫

假设在 90°RF 脉冲的情况下，该脉冲将净磁场强度（M_z）翻转到 X–Y（横向）平面，此时纵向磁场强度为零，净磁场强度在 X–Y（横向）平面内。在 90° 脉冲之后，磁场强度开始在纵向方向上恢复，这被称为纵向弛豫或 T_1 弛豫（图 8.3）。纵向弛豫也被称为自旋 – 晶格弛豫或在 Z 方向上的弛豫，是净磁场强度随时间延长而返回到平衡状态（沿着 Z 轴）的过程。

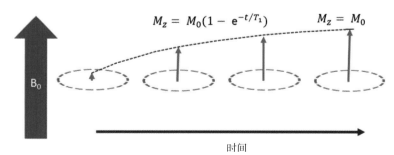

图 8.3　应用 90°RF 脉冲使纵向磁化强度变为零，随着时间推移，纵向磁化强度在平行于主磁场的方向上逐渐恢复

净磁场强度（M_z）总是在与纵向方向平行的方向上增加，这是主磁场的方向。T_1 弛豫时间定义为 90° 脉冲时纵向磁场强度达到其最终值 63% 所需的时间（图 8.4）。对于不同组织相关的质子，纵向磁化强度以不同的速率恢复，这种 T_1 弛豫的差异是 T_1– 加权图像对比度的来源。T_1 是特定组织的特征，取决于主磁场强度，并与纵向磁场强度的再生速度有关[6]。

作为一个很好的例子，图 8.5 显示了脑白质、灰质和脑脊液（CSF）之间弛豫时间的差异。脑白质与灰质相比，弛豫时间非常短且弛豫速度很快，而灰质的弛豫速度比脑脊液（CSF）快。

如果我们在弛豫曲线显著分开的情况下获取图像，我们将获得在这些组织之间对比度最高的图像。这种类型的对比度弛豫称为 T_1 加权对比[6]。

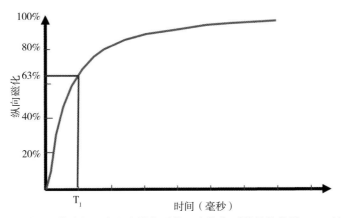

图 8.4　T_1 是组织的特征，定义为纵向磁化强度恢复到其最终值的 63% 所需时间

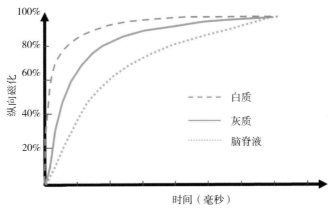

图 8.5　不同组织的 T_1 弛豫率曲线

8.2.5　T_2 弛豫

在一个 90°RF 脉冲后，净磁场强度旋转进入横向平面，此时质子开始一起进动并处于同相状态。在 90° 脉冲之后，由于多种原因（如：自旋 – 自旋相互作用、磁场不均匀性、磁化率和化学位移效应）质子开始去相。这种 T_2 弛豫也称为自旋 – 自旋弛豫或横向弛豫，指的是自旋偶极子的渐进失相，导致横向平面磁场强度的衰减。RF 脉冲后，这种形式的弛豫发生的时间常数为 T_2，其定义为横向磁化矢量衰减到初始幅度 37% 所需的时间（如图 8.6 所示）。

横向磁化强度（M_{xy}）的量可以用接收线圈测量。横向磁化强度可以产生感应电流，该电流以数字化的形式记录在 MR 图像的计算机重建中。当横向磁场完全同相时 MR 信号达到最大值，并在磁场开始失相位时开始减少，当磁化完全变相时变为零。不同组织具有不同 T_2 值，并以不同速率失相。白质具有较短的 T_2 值并迅速失相，脑脊液具有较长 T_2 值并缓慢失相，而灰质具有中等 T_2 值并以中等速率失相（图 8.7）。

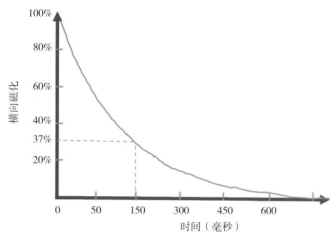

图 8.6　T_2 是组织的特征参数，定义为横向磁化强度下降到初始值 37% 所需的时间

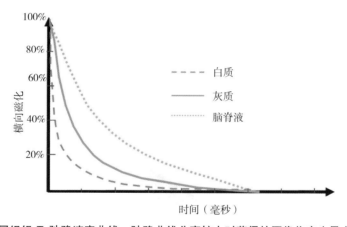

图 8.7　显示不同组织 T_2 弛豫速率曲线。弛豫曲线分离较大时获得的图像将产生最大 T_2 加权对比度

8.2.6　重复时间（TR）和回波时间（TE）

在磁共振成像中，不同组织的 T_1、T_2 以及质子密度（即 ¹H 核的数量）之间的差异会在图像上产生不同的组织对比度。图像对比度的两个关键参数是 TR 和 TE[7]。重复时间（repetition time，TR）是指应用射频脉冲激励和开始下一个射频脉冲之间的时间，而回波时间（echo time，TE）是指应用射频脉冲与检测到回波峰之间的时间。两者通常以 ms 为单位，并提供不同水平的对比度敏感性，从而影响磁共振图像上的对比度。由于磁场不均匀性导致横向磁场强度的衰减称为 T₂* 衰减。净磁向量的横向矢量在接收线圈中感应产生电流。自由感应衰减（free induction decay，FID）指的是线圈中感应电流随原子核逐渐失相位而减少的现象。FID 是一种

短暂的正弦波形的电磁信号，在 90° 脉冲后立即出现。

8.2.7 MR 脉冲序列

脉冲序列是应用于 MR 图像采集中的梯度和射频脉冲 [7]。从根本上说，只有两种类型的脉冲序列，即自旋回波和梯度回波，其他所有脉冲序列都是这两种序列的变体。在自旋回波脉冲序列中，一个 90° 脉冲将净磁场向量翻转到横向平面，随着旋转核经历 T_1 和 T_2 弛豫，横向磁场逐渐失相位。紧接着在等于 TE 一半的时间点，应用一个 180° 再聚焦脉冲。自旋回波序列时间非常长，现在随着先进技术进步，使用了快速自旋回波序列来减少采集时间。

在梯度回波序列中，通过应用一个射频脉冲，将净磁向量部分翻转到横向平面，并使用梯度来失相位和再相位横向磁场 [7]。自旋回波序列是由一对射频脉冲（一个 90° 和一个 180°）产生的，而梯度回波是通过一个射频脉冲与反转梯度结合产生的。

8.3 将 MRI 集成到直线加速器进行 IGRT 的挑战

MRIgRT 将 MRI 单元与直线加速器结合在一起，允许在治疗前和治疗中实时目标靶区和 OAR 成像。MRIgRT 在观察者间靶区勾画差异较大的部位（例如：前列腺 [8]），以及受治疗间和治疗内运动影响的胸部、腹部和盆腔等部位非常有用 [3]。

整合 MRI 和医用直线加速器带来一些独特的挑战。在强磁场的 MRI 存在时操作直线加速器，预计会出现干扰效应。这些干扰效应取决于磁场的强度和方向 [9]。在商业可用和 / 或研发中的 MR 直线加速器配置中，使用了两种磁场方向，即直线加速器平行于主磁场（in-line）或垂直于磁场（crossline）。

8.3.1 磁场对直线加速器的影响

有意思的是，临床用标准直线加速器的磁场耐受极限仅为 1G，即 0.0001T [9]。将 MRI 与直线加速器集成需要注意，特别是当将磁场强度为 1.5T 的 MRI 集成到直线加速器时。一个独特的挑战是加速波导管中的电子加速。在直线加速器中，电子在波导管中加速，并撞击高原子序数（Z）靶材料，通过轫致辐射产生 X 射线，这一过程中电子减速，将动能转化为 X 射线。将 MRI 与直线加速器集成，会使直线加速器进入 MRI 的边缘磁场，这会对加速电子产生电磁力作用。这个电磁力可能会使电子偏离路径，导致撞击靶的电子减少，减少了 X 射线输出，并影响辐射束的对称性 [10]。

据蒙特卡罗（Monte Carlo，MC）模拟研究估计，纵向磁场可改变电子枪的光学特性，影响射线束特性，如：注入电流电子束直径轻微增加，和靶电流的减少 [11]。在 0.06T 磁场下，纵向排列系统减少了 79% [11]。在 14G（0.0014T）磁场下，垂直系统损失最严重，电子束流完全丧失 [12]。这需要磁屏蔽，以确保直线加速器的正常运行，并最小化对磁场均匀性的扰动。此外，磁场还可以偏转患者体内产生的次级电子 [13]。

另一个主要考虑的方面是用于成形辐射束的 MLC 的运行。磁场会影响驱动 MLC 叶片的电机功能以及电机的磁编码器。托架电机可以承受高达 2000G 的磁场强度，而 120 叶片 Millennium MLC 电机可以承受最大 600G 的磁场强度。但在这些磁场强度下可观察到磁编码器完全失效，从而设定了整个电机组件的磁场容限[14]。所以，整个电机组件需要某种形式的磁屏蔽。

8.3.2　电子聚焦效应（EFE）

　　MC 模拟以及实验研究表明，因 X 射线束与物质相互作用而释放的次级电子会受到磁场的影响。纵向磁场，即直线方向将电子集中在磁场的中央轴线上，导致电子聚集效应（electron focusing effect，EFE）（图 8.8）。由于在射线进入患者人体之前的电子污染，可能导致皮肤（入射）剂量增加[15, 16]，Liney 等[9] 提出了一些简单方法来减轻皮肤剂量的增加。例如，在射线进入患者人体之前，在射线路径中放置一块 2cm 的有机玻璃或者采用电子清除方法[9]。在患者体内的电子传输方面，即在剂量沉积过程中释放的电子，发现相同 EFE 在增加特定结构的剂量时是有利的。对于肺部肿瘤，MC 模拟研究表明对于体积约为 3cm^3 和 6cm^3 的小体积 PTV，在 1T 线性磁场的存在下，PTV 的 D98 分别增加了 23% 和 22%。对于较大 PTV，这种效果有所减弱，对于体积为 59cm^3 的 PTV，这种增加幅度大约为 4%[17]。

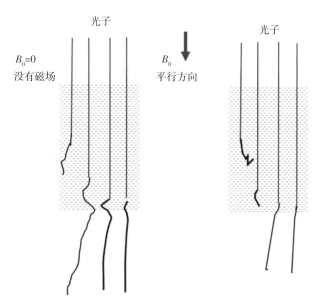

图 8.8　磁场对光子剂量学影响的示意图，左图为无磁场，右图为平行方向导致电子聚焦（EFE）。改编自文献[9]，版权（2018），经 Elsevier 许可

8.3.3　电子回转效应（ERE）

　　在强磁场 MRI 的存在下，次级电子沉积的剂量可能会改变 3D 剂量分布，特别是在具有不同密度组织的异质性解剖部位。这是由于洛伦兹力影响 LE 次级电子的轨迹，导致剂量增强或减少[18]。对于垂直系统，由于 ERE 的存在，预计在组织 – 空气界面处剂量会增加。电子在进入空气后将沿如图 8.9 所示的圆形路径运动并返回患者体内，导致额外出射剂量沉积[19]。这个圆形路径的半径取决于电子能量和磁场强度，如表 8.1 所示[13]。尽管不存在入射剂量问题，但 ERE 的特点是光束半影扩大，特别是在空气腔附近不对称的剂量分布，以及更为温和的出射皮肤剂量[9]。

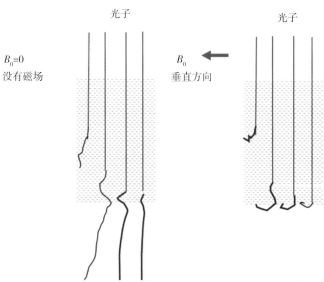

图 8.9　左图展示了在没有磁场时光子剂量测量的效果，右图展示了一个垂直方向导致电子沿弧线运动，从而在射线出射时产生电子回转效应（ERE）。改编自文献 [9]，版权所有（2018 年），经 Elsevier 许可

表 8.1　真空中电子轨迹半径（单位：mm），取决于电子能量和磁场强度 [13]

电子能量（MeV）	磁场强度			
	0.2T	0.75T	1.5T	3.0T
0.5	14.5	3.9	1.9	1.0
1.0	23.7	6.3	3.2	1.6
1.5	32.4	8.6	4.3	2.2
2.0	41.0	10.9	5.5	2.7

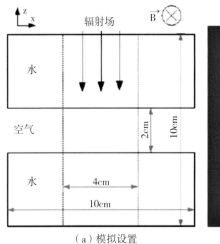

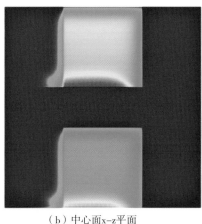

（a）模拟设置　　　　　　　（b）中心面x-z平面

图 8.10　（a）研究中的模拟设置示意图（b）带有空气狭缝的假体在垂直于磁场方向的中央平面的能量沉积。图片转载自文献 [19]。版权归 2005 物理和医学工程研究所所有

Raaijmakers 等 [19] 进行了 MC 模拟，研究空气空腔存在时的电子回转效应（ERE）。他们研究了两种几何形状，一种为 10cm³ 的水模体，在中间用厚度为 2cm 的空气狭缝分隔，在 X-Y 平面内，磁场强度为 1.5T，方向指向正 Y 方向，如图 8.10（a）所示 [19]。他们计算出的 6MV 光束在垂直于磁场的中央平面内的能量沉积如图 8.10（b）所示 [19]。

在水 – 空气界面之前剂量增加，并向左偏移显著，且延伸到初级光子束外的假体部分。偏移是由于电子在平均电子能量范围内沉积剩余能量，约占平均光子能量的四分之一。在图 8.11 中，对通过 MC 模拟获得的该几何形状在有无磁场情况下沿中心轴的深度剂量进行了比较 [19]。在没有磁场（$B = 0$）时，剂量曲线在水 – 空气界面之前由于缺乏空气的后散射而剂量降低，在空气 – 水界面由于剂量堆积而增加，在出射处再次由于缺乏后散射而降低。在有磁场存在的情况下（$B = 1.5T$），建成区减少 [20]，并与无磁场（$B=0$）时的曲线相似。且由于 ERE，在水 – 空气界面迅速增加，在空气 – 水界面之后，因为没有电子穿过空气，电子平衡必须再次建立，再次存在建成效应。但比 $B=0$ 时观察到的建成区更大。由于 ERE，在出射处剂量再次增加 [19]。

Raaijmakers 等 [19] 在他们的第二次模拟研究中，在沿磁场平行的中央 Y 轴的水模型中放置了一个直径 2cm 的小空气管。该研究也显示出类似的效果（图 8.12）。他们发现通过多个照射野（四个）可以消除这种效果。Raaijmakers 等 [19] 注意到，IMRT 射束的剂量沉积会有所不同。必须考虑这一点，并需要基于 MC 模拟的治疗计划方法。

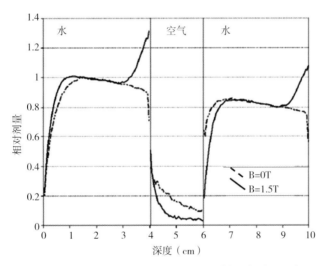

图 8.11　在含有空气缝隙的模体中，与无磁场情况相比的中心轴上的剂量分布图。图像转载自文献 [19]

8.3.4　直线加速器对 MRI 图像的影响

直线加速器的存在可能对 MRI 扫描装置运行产生不利影响。虽然这些影响较低，但是仍然需要电磁屏蔽，这通常通过将直线加速器置于法拉第笼中来实现 [9]。任何外来的射频噪声都会产生严重干扰，导致图像质量下降，这可以通过射频屏蔽来解决。在直线加速器与 MRI 结合使用时的另一个挑战是保持主磁场（B_0）的均匀性。加速器和 MLC 的接近程度，会影响 MRI 机敏感成像范围内磁场的均匀性。Kim 等 [21] 在 MRIdian MRI 直线加速器上使用一个 24cm 的直径球体积（DSV）模体，进行了基于图像的 B_0 均匀性和空间完整性的测量。根据他们的测量，

MR–Linac 系统在不同机架位置的 B_0 均匀性为 1.72 ± 0.27ppm。Kolling 等 [22] 研究了 Varian Millennium 120MLC 对 1.0T 分体式 MRI 磁体磁场均匀性的影响。磁场均匀性通常规定在 20cm 和 30cm 直径球体积（DSV）上分别为 < 1uT 和 < 10uT。但由于 MLC 的存在，在垂直和平行方向，源到等中心距离（SAD）分别为 ≥ 130cm 和 ≥ 140cm 时，点对点 DSV 失真均 < 300uT。MLC 叶片和电机几乎同样会造成失真，并且由于边缘场下降较快，垂直束方向失真通常较小。由于磁场饱和，磁场失真在 B_0 > 1.0T 时保持不变 [22]。

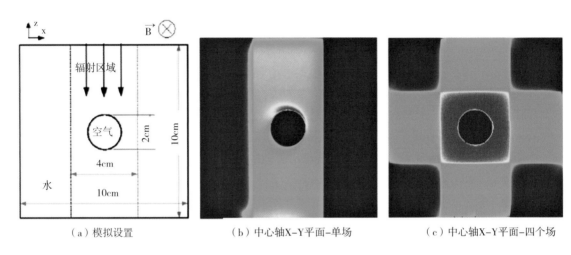

图 8.12 （a）模拟设置示意图 （b）带有空气管的模型在垂直于磁场方向的中央平面的能量沉积 （c）带有空气管的模体从四个方向照射的能量沉积。图片转载自文献 [19]

8.3.4.1 射频接收线圈效应

如前所述，为了在 MRIgRT 期间接收 MR 信号，RF 线圈放置在患者周围，并尽可能靠近目标靶区。这个放置在放疗射束路径中的线圈可以减弱辐射射束并影响实施的剂量分布 [23]。

此外，照射 RF 线圈可能会导致 RF 线圈中产生辐射感应电流。当 RF 线圈的薄铜条受到高能光子束照射时，高能康普顿电子可能会逃脱线圈。如果这个电子损失没有通过电子注入来平衡，则材料中会产生净正电荷，并开始生成电流以中和这种电荷不平衡，这种电流称为辐射感应电流 [24]。辐射感应电流的具体特征取决于 MR 成像的 RF 线圈类型、直线加速器，并且还显示出与剂量率的线性依赖关系。辐射感应电流的大小可以通过蜡建成区的厚度调节 [24]。

常规柔性 MR 线圈可以用于 IMRT，而不会对剂量分布产生显著影响 [25]。

人们观察到：将常规 MR 线圈靠近患者体表时，可显著增加治疗射束入射侧的表面剂量，但通过在线圈和患者之间预留空气间隙，可以减少这种剂量 [26]。位于射束出射侧的线圈能够通过减弱回返电子来减少剂量 [23]。因为常规 MR 线圈尚未获得临床使用批准，并且可能会使用于参考计划的外部体轮廓变形，飞利浦公司针对 1.5T MR 直线加速器开发了一种专用于 MRIgRT 的刚性 RF 线圈 [23]。Hoogcarspel 等 [23] 经过电离室和胶片测量，证明前侧和后侧线圈可分别均匀减弱射束的 0.4% 和 2.2%，并发现在照射期间 MR 采集的时间 – 过程信噪比（SNR）略有下降。

8.3.5　MR Linac 方向

正如上述各节中所看到的，MRI-Linac 可以与 B_0 磁场平行（in-line）或垂直对齐。平行（in-line）和垂直方向的示意图如图 8.13 所示 [27]。Keall 等 [28] 对这两种方法的优点进行了比较，总结如下。

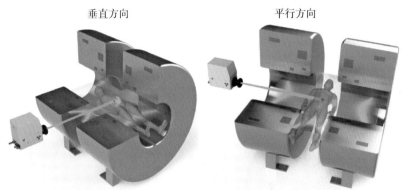

垂直方向　　　　　　　平行方向

图 8.13　相对于磁场的垂直和平行方向的射束。图片转载自文献 [27]。版权所有 2018 物理与医学工程学会。保留所有权利

平行方向的优点：

- 磁体或线圈不会减弱射束。
- 磁场对电子枪和波导操作的影响最小。
- B_0 磁场对患者体内电子传输的影响较小，即没有 ERE 效应。
- 减少了直线加速器相对于磁体移动时需要管理涡流或动态补偿的需求。
- 垂直方向的优点：
- 设计类似于传统 MRI 系统。
- 镜像性能更高，磁场更强，因为对磁体、梯度线圈和射频设计的限制更少。
- 皮肤剂量相对较小。
- 磁体或患者无需旋转。

8.4　多种 MRIgRT 系统

在过去十年中，科学家开发了几种 MRIgRT 系统，其中两种系统是 ViewRay 的 MRIdian 系统和 Elekta 的 Unity 系统，并于 2017 年开始临床运行 [9]。目前可用和 / 或在开发中的 MR-Linac 系统及其特性列在表 8.2 中。

表 8.2　目前使用或开发中的 MRIgRT 系统的详细信息

系统	系统种类	磁场强度（T）	磁体种类	方向
Unity （Elekta）	7MV linac	1.5	封闭式超导体	垂直
MRIdian （ViewRay）	6MV linac	0.35	分裂式超导体	垂直

系统	系统种类	磁场强度（T）	磁体种类	方向
MRIdian（ViewRay）	^{60}Co	0.35	分裂式超导体	垂直
Aurora-RTTM, MagnetTx	6MV	0.5	超导	平行
Australian	4 和 6MV	1.0	开放式超导体	两者兼有

第一个临床实施的基于 ^{60}Co 的 MRIgRT 系统是由 ViewRay 制造的 MRIdian 系统，该系统使用了一个三源 ^{60}Co 与一个 0.35T MRI。ViewRay 系统是一个集成的 MR-IGRT 设备，允许同时进行 MR 成像和外部束放射治疗。该系统包括：

（1）一个垂直间隙（双环结构）水平螺线管超导 0.35T 全身 MRI 机；

（2）一个三头 ^{60}Co 机器人系统，从安装时位于等中心的三个 $10.5 \times 10.5 \mathrm{cm}^2$ 射野中提供 5.5Gy /min 剂量率，配有射线源快速气动开关机制；

（3）集成了高性能治疗计划和实施软件 [29]。

放疗系统由包括一个旋转机架的剂量传输系统组成，其中三个 ^{60}Co 间隔 120° 提供在等中心 5.5Gy/min 的组合剂量率。所有三个 ^{60}Co 头都配备有一个双重聚焦的 MLC 系统，由 30 对叶片组成，在等中心处提供的最大射野尺寸为 $27.3 \mathrm{cm}^2$。投影叶片在等中心处的投影宽度为 1.05cm。集成的治疗计划系统（TPS）使用 MC 剂量计算算法，可设计和计算 3D-CRT、IMRT 和在线自适应放疗计划 [29]。

Wooten 等 [30] 按照 AAPM TG 119 号报告对这个基于 ^{60}Co 的 MRIgRT 系统进行的 IMRT 评估表明，这个 MRI 引导 ^{60}Co 的 IMRT 系统能够在 AAPM TG 119 号报告推荐的置信限度内提供预期的 IMRT 剂量 [31]。此外，还有文献报告成功使用该系统完成了在线自适应放疗 [32, 33]。

8.4.1 ViewRay MR-linac

ViewRay 随后推出了一款名为 MRIdian Linac 的 MR-Linac，将 ^{60}Co 替换为 MR 引导系统中的 6MV FFF 直线加速器。该系统包括一台磁场强度为 0.35T 的 "双环" 超导大孔径磁体。分离磁体的两边有一个 28cm 的分开间隙，所有直线加速器组件都放置在这个间隙中磁屏蔽的环形机架组件上，从而使得治疗束垂直于静磁场发射 [34]。环形机架有六个同心的顺磁圆柱形隔间，其中放置了直线加速器以及直线加速器组件如磁控管，以避免磁场干扰，如图 8.14 所示 [35]。为了避免由于直线加速器操作期间 RF 能量导致的 MR 图像质量下降，使用 RF 吸收碳纤维和 RF 反射铜提供 RF 屏蔽 [34, 35]。

8.4.1.1 加速器

MRIdian 使用的直线加速器是一个 S 波段的直线加速器，产生一个 6MV FFF 光子束，源轴距（SAD）90cm 时，剂量率为 6Gy /min。该直线加速器配有一个由非顺磁性钨合金叶片组成的双层双焦点 MLC，上层有 68 片叶片，下层有 70 片叶片，每层叶片的物理高度为 5.5cm，两层叶片的总高度为 11cm。叶片的侧面是平的，没有任何舌或槽，为了减少漏射线，上层的 MLC 叶片偏移了 1/2 叶片宽度，这也使 MLC 在等中心可以实现 2mm 的空间分辨率。系统在等中心距离为 90cm 时的最大视野尺寸为 27.4cm × 24.1cm，最小射野尺寸为 2mm × 4mm。由于技术限制，机架可以设置从 33° 到 30° 开始的任何起始角度（30° 到 33° 之间的角度不可用）[34]。MRIdian 可以提供调强放疗（IMRT）、体部立体定向放射治疗（SBRT）和适形治疗，小叶片宽度能够生成高度适形的剂量分布。

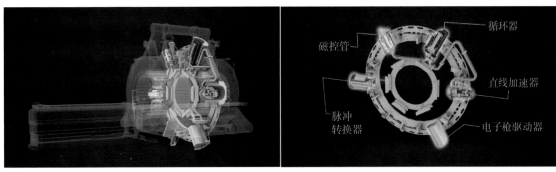

图 8.14　（a）系统的示意图，描绘了主要的硬件组件：超导双甜甜圈磁铁、圆形辐射机架和患者治疗床；以及（b）具有直线加速器组件的 MRIdian 机架示意图。图片由 ViewRay Technologies，Inc. 授权转载，版权所有

8.4.1.2　MRI 影像系统

MRIdian 的 MR 成像单元具有 70cm 的孔径，治疗床可以在孔径限制内在三个维度上移动。MR 成像系统提供直径 50cm 的球形视野（FOV），并使用 75cm 直径的全身 RF 发射线圈，表面 MRI 阵列线圈设计较薄且均匀衰减，约有 0.75% 的光束衰减，并且覆有低密度泡沫以防止增加表面剂量、改善患者舒适度 [29, 32]。使用 MRIdian 系统监测患者定位，容积 MRI 数据集使用 "真稳态进动快速序列"（True Fast Imaging with Steady State Free Precession，TRUFI）[35, 36]。该 TRUFI 序列提供混合 T_2/T_1 对比度，虽然在临床诊断成像中的应用有限，但具有高信噪比（SNR）并且能够抵抗由于相位和切片方向的内在补偿带来的运动和流动 [37]。TRUFI 序列在 MR 加速器（MR-linac）实时跟踪的理想特征在于，允许连续成像而不出现渐进饱和，同时可达到 M_0（平衡磁化强度）的理论最大稳态信号的 50% [38]。

ViewRay MRIgRT 系统提供三种线圈，分别用于全身、躯干和头颈部（H&N）。全身线圈是单通道发射 / 接收线圈，无论选择哪种线圈接收，均用于 RF 发射 [39]。躯干和头颈线圈是多通道仅接收线圈，可以靠近患者以提高 SNR。躯干线圈有 12 个通道，头颈线圈有 10 个通道，这种多通道配置可并行采集成像，加快图像获取 [39]。

为患者摆位和治疗计划提供了十九种预定义的 FOV 和分辨率组合，此外还提供 3D 图像分辨率，治疗计划扫描的分辨率可以在 $1.5 \times 1.5 \times 1.5 \text{mm}^3$ 和 $3.0 \times 3.0 \times 3.0 \text{mm}^3$ 之间变化 [32, 35]。该系统还能够在治疗中连续获取实时平面电影（cine）图像，平面内分辨率为 $3.5 \times 3.5 \text{mm}^2$，层厚为 7.0mm。这些实时图像可以在一个矢状平面以每秒 4 帧（fps）或在三个连续平行矢状平面以每秒 2 帧（fps）的速度获取 [35]。

8.4.1.3　计划系统（TPS）

MRIdian TPS 完全集成在治疗实施软件中，并共享同一个患者数据库。剂量计算由快速的 MC 剂量计算算法执行，并可以选择考虑静态磁场影响。CT 及 MR 模拟定位扫描，可以用作治疗计划设计的主要图像。该系统提供了图像刚性以及形变配准，以配准 CT 与 MRI 或其他影像模式。该系统通过批量密度重置，并为不同类型的组织预先定义了六个密度还允许仅使用 MRI 进行计划设计。该软件具有轮廓自动勾画功能，并且可以生成 3D 适形放疗（CRT）、静态 IMRT 的治疗计划 [29, 34]。该系统还能够基于每日 MR 成像进行在线治疗计划调整 [34]。

8.4.1.4 使用 MRIdian 进行自适应放射治疗（ART）的工作流程

3DCRT 和 IMRT 的治疗与其他 IGRT 系统一样简单，在本节中进行 ART 工作流程的说明。

该工作流程包括使用衰减特性类似于 MR 接收表面线圈的仿真 MRI 线圈来获取计划 CT。使用这些线圈是为了在 TPS 剂量计算时补偿线圈衰减。这些线圈放置在治疗床和固定装置之间。患者在自适应 MRIgRT 系统上进行 MRI 模拟，接收线圈放置在感兴趣区域（ROI）。在计划 CT 上生成轮廓，并与 MRI 扫描配准，以完成靶区和正常组织的勾画。

对于每日在线 ART，计划 CT 扫描的电子密度图和轮廓使用 TPS 生成的形变图，拷贝到当天的 MRI 扫描图像上 [32]。如果需要，患者躺在治疗床上，工作人员在治疗控制台上进行靶区和危及器官（OAR）的重新勾画；如果需要，使用新的轮廓和原射野角度及优化目标进行在线再优化。如果再优化的计划质量可以接受，则可以进行治疗 [32]。Acharya 等 [32] 使用一个内部 QA 工具来验证重要的计划参数，如射野角度、子野数量、通量模式和出束时间。

8.4.1.5 MRIdian MRIgRT 系统的质控（QA）

对于 IGRT 治疗，量化影像系统、机械和辐射等中心的稳定性和重合性至关重要。与其他 IGRT 装置一样，第一步是检查治疗射束的等中心，即 MV 射野。第 6.4 节中介绍的用于其他立体定向和 IGRT 装置的 Winston–Lutz（W–L）方法，也可以用于这个 MRIgRT 装置，但 W–L 测试的显影球应为非顺磁性的 MR 安全材料。Wen 等 [35] 使用了一个自制的包含三个模块的体模，一个装有 $25cm^3$ 不规则形状的注水矩形 MR/CT 靶区体模，一个 W–L 测试立方体和一个装有陶瓷小球（BB）的注水 MR/CT 等中心矩形体模。W–L 测试立方体的中心位置放置了一个直径为 5mm 的钨 BB 球，内部由硫酸铜溶液填充 $25cm^3$ 不规则形状，此溶液用于 MR/CT 融合和靶区定位。另一个矩形体模带有陶瓷标记，用于验证体模的位置。Wen 等 [35] 进行的 W–L 测试在体模的每一侧都固定（用胶带粘贴）了放射感光胶片。四个机架角度获取的重复 W–L 测试图像，测得的等中心偏移矢量长度为 $1.0 \pm 0.1mm$。

在 MRIdian 系统中，RT 模式是临床模式，具有预设的图像分辨率、扫描时间和像素带宽的标准成像协议。该模式可以用于基于图像配准的定位／重新定位等临床协议的常规成像 QA。然而，由于预设参数的限制，使用这些临床协议在不同机架角度识别成像等中心存在局限性。MRIdian 中的 MRI 模式是一种成像 QA 模式，不涉及射野传输，这提供了更多成像选项。利用这些选项，可以使用 T_1– 加权和 T_2– 加权进行对比度、空间分辨率和层面位置准确性的成像 QA [21]。在 MRI 模式下可以调整图像分辨率、扫描时间和像素带宽，这可以进行详细的离线成像等中心测试。通过在 MRIdian 系统中使用机架在 0° 位置的校准，将成像等中心与治疗等中心虚拟对齐，但对于其他机架角度的等中心变化没有采用修正 [21]。Kim 等 [21] 利用图像配准和基于图像中心的验证方法，分别分析了各个机架角度的成像等中心。在基于图像中心的验证方法中，Kim 等在间隔 30° 度获取了西门子 24cm 的 DSV 体模的轴向容积 3D 图像，体素大小为 $1mm^3$，并使用 MatLab 函数分析机架角度的图像中心变化。在基于图像配准的 RT 模式中，他们观察到机架角在 120° 处，轴向容积 3D 图像在三个方向上的最大偏移为 1.8mm；在

MRI 模式中，机架角度在 150° 时，观察到最大偏移为 2.5mm。

8.4.1.6　MRIdian 系统的图像质量

由于标准 QA 设备可能不起作用或存在安全隐患，几何精度和伪影需要专业的模体在大范围内进行评估。图像质量测试应包括高对比度空间分辨率、低对比度可检测性、层面位置精度、层厚精度、图像强度均匀性和百分比重影测试。

（a）空间完整性：

MRIgRT 图像质量的潜在问题之一是 MRI 系统的空间完整性。空间完整性取决于磁场均匀性以及对被扫描对象的影响。为了测试 MR 成像系统的空间完整性，供应商（ViewRay）提供了一个可以使用的模体。ViewRay 提供了两个空间完整性模体，一个是体积为 40.8cm^3 的 3D 模体，另一个是用于常规 QA 的尺寸为 $25 \times 10cm^2$ 的 2D 模体。模体包含塑料网格结构，并充满了可以产生 MR 信号的溶液。为了测试空间完整性，首先获取模体的 CT 图像并与 MRI 图像进行配准。制造商关于空间完整性的规范要求是在距等中心 10cm 直径范围内具有 1mm 的空间完整性，并在 45cm 直径范围内需要保持误差在 2mm[38]。

（b）信噪比（SNR）：

在验收时确定线圈 SNR 的性能基线，并与使用相同模体和线圈设置的定期 QA 测试中的 SNR 进行比较很重要[39]。Hu 等[39] 已根据美国电气制造商协会（NEMA）MS-1[40] 和 MS-9 标准[41] 进行了线圈 SNR 测试。

他们使用自旋回波序列采集了信号图像和噪声图像，FOV 的参数为 $30 \times 30cm^2$，像素矩阵 256×256，层厚为 1cm，TE 为 15ms。信号图像采用翻转角度 90° 和 1.5s 的 TR 采集，噪声图像采用翻转角 0° 和最小 TR 采集[39]。为了计算 SNR，使用图像中心的一个圆形 ROI。ROI 的大小为模体尺寸的 85%，以获取平均信号 S_{ave}。SNR 的计算公式为：

$$SNR = \frac{S_{ave}}{SD/0.66} \tag{8.2}$$

SD 是噪声图像中 ROI 内的标准差，0.66 是修正幅度图像非高斯分布的因子。所有三个方向的平均 SNR 分别为：身体线圈为 12.0、组合躯干线圈为 42.9、头颈线圈为 44.0[39]。

8.4.1.7　磁场均匀性

加速器系统的许多组件可能会影响磁场均匀性，如第 8.3（d）节所讨论的。Kim 等[21] 报告了机架旋转对 MRIdian 均匀性的影响，Kolling 等[22] 报告了 Varian MLC 对磁场均匀性的影响。Hu 等[39] 建议定期使用波谱峰值法来测量磁场均匀性。这种波谱峰值法使用由 ViewRay 公司提供的直径 24cm 的 DSV 球形模型，在 0°，30°，60°，90° 和 120° 五个不同机架角度进行测量。使用 FID 序列将模型放置在 MRI 等中心。原始数据通过 ViewRay 提供的 MatLab 程序进行分析，将 FID 信号转换为频谱域，然后获得中心频率（f_0）和全宽半高的带宽（Δf）磁场均匀性被量化为 $\triangle f / f_0$，基线磁场均匀性以 ppm 为单位，在机架角度为 0°，30°，60°，90° 和 120° 时分别为 3.07、2.73、3.35、3.60 和 3.57[39]。

8.4.2　Elekta MR Unity IGRT 系统

在荷兰乌得勒支大学医学中心、Elekta 和 Phillips 的合作下，经过多次使用 MC 方法模拟[19,20]和原型机器[13,42,43]的研究，开发了Unity系统。该系统结合了7MV FFF直线加速器和1.5T MRI。这些装置最初由大西洋MR Linac财团购买，该财团在欧洲和美国的七个地点运营[44]。乌得勒支大学医学中心于2017年将该系统投入首次治疗，皇家马斯登医院于2018年投入治疗，克里斯蒂医院于2019年投入治疗[3]。

MR Unity Linac包括安装在改造后的1.5T Philips Achieva（Best, The Netherlands）的MRI系统上的Elekta（Crawley, UK）直线加速器。MRI非常类似于Philips Ingenia系统，但在磁体内创建了一个环形间隙，使得X射线能穿过闭孔式MRI进入患者人体，如图8.15（a）所示[42,45]。环状机架围绕MRI机构建，加速器和EPID安装在其上面，EPID位于加速器对面[46]。磁场方向如图8.15（b）所示。

磁体孔径中的间隙大小将纵轴（Y）方向的最大射野减少到22cm，且增加源轴距（SAD）到143.5cm，允许横轴（X）方向的最大射野为57.4cm。直线加速器使用160片MLC（80对），在等中心处投影宽度为0.72cm，类似于标准Elekta直线加速器上使用的Agility MLC。由于纵向射野大小受磁体空隙大小限制，准直器无法旋转[47]。该系统具有一个固定高度的治疗床床面低于等中心14cm[45]，并且只能在头脚方向移动[48]。该系统目前只能进行静态IMRT和3D-CRT。尽管机架可以360°旋转，但为了避免对连接分离线圈的超导线路进行照射，机架位置在9°~17°时的射线存在出束限制[45]。

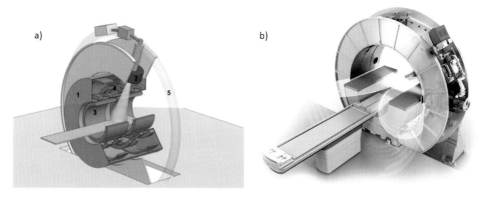

图8.15　MR Unity直线加速器的示意图。（a）显示了（1）1.5T磁共振成像（2）直线加速器（3）分裂梯度线圈（4）超导线圈（5）边缘场中的低磁场环形电感（图片转载自文献[42]，版权2009年物理与工程医学研究所，保留所有权利）；（b）磁场方向（图片由Elekta提供）

8.4.2.1　MR Unity的射野影像

在Unity直线加速器中，提供了非晶硅EPID板，采集MV射束获取2D图像[43,46]。非晶硅EPID板精确安装在环形机架上，与直线加速器的位置相对。该几何布局可提供263.5cm的源－探测器距离（SDD），因为该单元的源－轴距离（SAD）为143.5cm，导致放大系数为1.84。磁体中的间隙将图像获取时未衰减光束的最大尺寸限制为在纵轴（Y）等中心处不超过±4.8cm；对于更大的射野，出射光束尺寸将超过无线圈区域。因此，由于衰减，光束并不均匀[46]。所使用的EPID与Elekta iViewGT面板相同，具有41×41cm²的有效区域，采集矩阵大小为1024×1024像素，像素间距为0.4mm。图像采集的帧速率为3.5fps，而使用XIS软件进行视频影像采集的帧速率为 3.7，并且所有图像均经过坏像素、暗电流和增益校准的校正。鉴于 SDD 较大和射束面板的额外衰减，图像采集中不会出现饱和问题[46]。

由于机械限制，环上 EPID 的位置在纵向（Y）方向上偏离中心。图 8.16 中的示意图显示了 MR 加速器在 X–Y 和 Y–Z 平面中的横截面影像，显示了 EPID 的位置和 EPID 的偏心安装[46]。

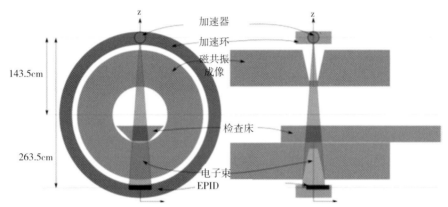

图 8.16　MR Unity 加速器在 X–Y 和 Y–Z 平面中的横截面和电子射野影像系统（EPID）位置示意图。图片转载自文献 [46]。版权所有 2018 物理与医学工程学会。保留所有权利

8.4.2.2　低温恒温器和体线圈

低温恒温器是一个隔热容器，通过使用液氢来保持低温，从而实现 MRI 的超导性。射束穿过氢低温恒温器和 MRI 主体线圈。低温恒温器的构造在磁体表面并不完全均匀，这导致了射束衰减差异。这样可以使辐射束更加平整，也是少量散射辐射的来源。

8.4.2.3　磁屏蔽

为了在磁场环境中，使 MRI 和直线加速器（linac）解耦，MRI 的主动磁屏蔽被修改以在横向中平面创建一个低环形磁场区域，其中敏感电子元件，如：波导管和直线加速器的电子枪位于此区域。

法拉第笼经过重新设计，直线加速器被安装在法拉第笼外。低温恒温器被集成到法拉第笼内，以减少直线加速器元件和 MRI 采集系统之间的射频干扰[49,50]。磁体的主动屏蔽经过改造，在磁体周围的敏感电子组件（如：波导管和直线加速器的电子枪）位置产生一个近乎零磁场的环形区域。

环形结构的龙门架被法拉第笼隐藏，这使得整个系统的外观，更像是一个诊断扫描仪，而不是治疗设备[48]。在中平面上制作了一个均匀的环形入口，以允许射线通过[49]。

8.4.2.4　加速器工作流程

患者通过房间内的激光灯定位在虚拟等中心位置，然后被移动到接近 MR 放疗加速器的等中心位置。在这一点上，患者的摆位并不像传统放疗中那样关键，因为随后会使用 MRI 获取实际肿瘤位置，为肿瘤最新的位置和患者体位生成新的 MRI 计划[48]。图 8.17 展示了 MR 放疗加速器、房间激光灯和放疗加速器床上的 MR 线圈。首次使用 MR Unity 放疗加速器进行患者治疗的工作流程已在 Raaymakers 等的文献中进行了详细说明[48]。

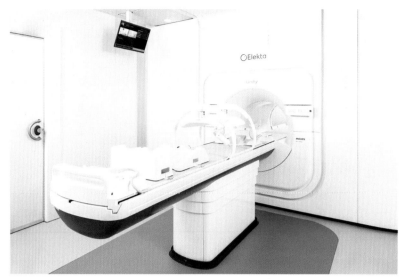

图 8.17　MRI-linac、室内激光灯和患者定位装置以及 RF 接收线圈。图片由 Elekta 提供

除了由操作者决定的关键决策部分外，整个治疗的工作流程是自动化的。Raaymakers 等在相关文献中将工作流程分为治疗前操作和一系列在线操作。治疗前操作包括：

（1）获取计划 CT 图像、与 CT 配准的 MR 图像，进行勾画；

（2）在 Monaco 计划系统上，为 MR 放疗加速器生成 IMRT 计划，以及为传统放疗加速器生成备用计划；

（3）QA 程序和在 Oncentra 计划系统上重新独立计算计划。

在治疗当天，患者在 MR 放疗加速器上摆位，并获取在线 MR 图像。这个 MR 图像可通过图像形变配准技术与治疗前图像配准，相关勾画和 HU 值被转移 到在线 MR 图像。使用 Monaco TPS 为这个配准图像数据生成治疗计划，并将计划传送到 Oncentra 系统进行独立检查。在计划完成后，为确认患者状态的稳定性，再次进行 MRI 扫描，并将轮廓覆盖在此图像上批准用于治疗。在治疗期间，激活 MV 板以获取所有射野图像，用于基于 MRI 治疗的离线验证。此外，使用 3D 平衡 SSFP 序列每七秒获取一次 MRI 并显示一次，以对患者进行连续监测，这只是作为传统相机系统之外的额外患者监控手段 [48]。Raaymakers 等提供的治疗工作流程如图 8.18 所示。

8.4.2.5　当前 MR Unity 的 ART 工作流

当前版本的 MR Unity-linac 设计适用于自适应放疗。正如 Raaymakers 等所概述的那样 [48]，治疗前准备包括获取计划 CT，该 CT 使用一个特别的治疗床标记物执行，该治疗床标记物能够在 CT 扫描期间定位射频线圈并通过特定的床位索引点确定患者的大致位置。在 CT 和 MR 图像进行形变图像配准之后，并且标定肿瘤靶区和危及器官（OAR）之后，生成治疗计划 [51]。

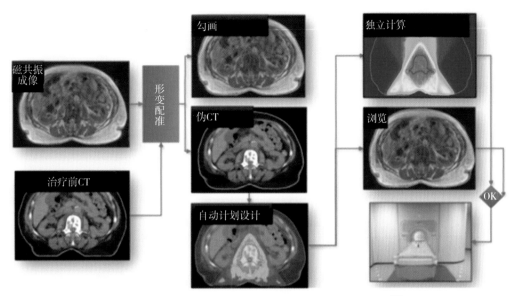

图 8.18　Raaymakers 等提供的 MRI 加速器工作流程[48]

在线 MRI 配准到治疗前的 CT 图像，以生成伪 CT，并映射治疗前的轮廓。IMRT 计划会自动生成，并通过在 Oncentra 计划系统上的独立剂量计算进行验证，经过再次的 MRI 确认患者位置后，治疗才会在 MRI 加速器上执行。图片转载自文献 [48]，2017 物理与医学工程协会保留所有版权。CCBT3.0。

在每分次治疗之前，患者在治疗位置获得一次在线 MRI，并使用治疗前的轮廓、计划和在线 MRI 作为输入，调整该次治疗的计划。Unity 系统提供了两种使用 Monaco TPS 的自适应计划工作流程：①位置自适应（ATP），以及 ②形状自适应（ATS）[51]。

在 ATP 工作流程中，计划调整是基于患者在线位置进行的。在此流程中，治疗前 CT 和在线 MRI 进行刚性配准，并根据该配准更新参考数据中等中心的位置。刚性配准可以在整个图像集上进行，也可以使用确定感兴趣区域（ROI）的裁剪框进行配准。然后使用此等中心重新计算治疗前计划或重新优化，以改进治疗前 CT 影像引导放射治疗的靶区覆盖和轮廓。在这种情况下，轮廓不进行编辑，原始轮廓将用于自适应计划设计[51]。

在 ATS 工作流程中，自适应计划是基于患者新的解剖结构进行的，并且在每日 MRI 和适应轮廓上进行计划优化。通过形变配准，将预处理轮廓自动在在线计划 MRI 上生成，在必要时进行编辑。然后由在线 MRI 上使用编辑后的轮廓重新优化或计算计划。为了在 MRI 上进行计划和计算，可根据预处理轮廓上相应的平均电子密度（ED）值为每个结构赋值。该工作流程中的计划优化是基于参考计划靶区进行的[51]。图 8.19 显示了 ATP 和 ATS 的工作流程。

8.4.2.6　放疗计划自适应方法

Unity 系统提供了六种不同的自适应计划方法：①原始子野；②自适应子野；③从子野优化权重；④从通量优化权重；⑤从子野优化形状和权重；⑥从通量优化权重和形状[51]。

顾名思义，"原始子野"方法使用参考计划中的子野和机器跳数（MU），并在 ATP 工作流中基于参考 CT 或在 ATS 工作流中基于在线 MRI 计算原始计划。第二种方法，即"自适应子野"方法，则根据参考图像和在线 MRI 图像之间的配准结果，使用子野孔径形变（Segment

Aperture Morphing，SAM）算法，从参考计划相对于等中心点移动子野[51]。SAM 算法旨在计算 MLC 形变，即从旧靶区到新靶区的叶片偏移。对每个射野角度和每个子野，SAM 使用了新靶区投影的 BEV 和旧目标投影的 BEV[52]。SAM 过程首先将旧子野形状，即叶片位置，划分为几个离散的边界点，并将每个边界点的坐标从旧靶区投影线性变换到新靶区投影[52]。然后使用得到的子野和原始子野权重计算剂量。

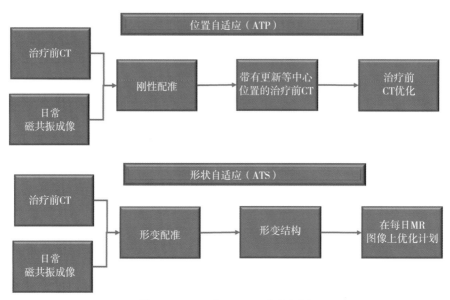

图 8.19　ATP 和 ATS 工作流程图

　　"从子野优化权重"和"从通量优化权重"方法，基于患者每日位置或解剖结构的变化，通过子野权重来调整 MU。在"从子野优化权重"方法中，对参考计划使用 SAM 后，优化子野权重，而在"从通量优化权重"方法中，忽略子野，重新优化通量，并根据新通量创建新子野[51]。

　　另外两种方法，"从子野优化形状和权重""从通量优化权重和形状"也有类似的区别。从子野优化权重和形状方法中先用 SAM 预处理子野，再进行子野权重和形状优化；而在"从通量优化权重和形状"方法中，不用预处理子野，直接进行剂量通量的重新优化。使用新子野，治疗计划针对患者当天的位置或解剖位置重新优化，同时进行子野权重优化。

　　总体而言，原始子野、自适应子野、从子野优化权重、从子野优化权重和形状，均使用参考计划中的子野作为输入；而另两种方法，"从通量优化权重"和"从通量优化权重和形状"，使用重新优化的通量创建一组新子野。

8.4.2.7　MR Unity 影像系统的质控（QA）

　　如同其他 MRIgRT 系统，在安装中，MRI 和装有直线加速器的旋转机架在机械上对齐。MRI 几何中心对准旋转机架的机械等中心；成像等中心和直线加速器等中心之间的偏差预计在 0.5mm 以内[47]。这种关系必须在调试后立即验证，并定期检查。作为这一验证的前提，需要检查直线加速器机架的射线等中心移位，这需要通过 W–L 测试来完成。该测试包括将一个小的抗磁性不透射线的陶瓷小球（ball bearing，BB）标记物，放置在等中心位置，并使用

$2cm^2$ 或 $3cm^2$ 的小照射野，从多个机架角度获取 BB 的 MV 图像。通过与射线束边缘获得的射线束中心比较，BB 中心位置的变化代表了射线等中心的移位。在该系统中，W–L 模体的图像可以使用 MV2D 平面成像来获取。Snyder 等 [47] 估算了来自所有机架角度的位移，在 X 轴（左 / 右）、Y 轴（上 / 下）和 Z 轴（前 / 后）分别为 0.12mm，0.07mm 和 0.14mm。

为了验证 MR 和 MV 等中心的重合性，Elekta 提供了一个 MR 到 MV 的配准模体，包含了七个 ZrO_2 球的预设几何结构，其周围是塑料和硫酸铜溶液。这些陶瓷球在 MV 射野影像上显示为高密度 BB，而在 T_1 加权 MR 图像上显示为信号空白 [47]。通过在 10 个不同角度获取 MV 图像（射野大小为 22 × $9cm^2$）和在相同位置使用 T_1 加权 MRI 图像来验证 MR 和 MV 等中心的重合。通过 Elekta 提供的 QA 软件检测 MV 和 MR 图像中每个球体的中心，并比较两组图像中的球体中心以确定 MR–MV 等中心的重合性。Snyder 等在 MR–Linac 调试过程中估算了这个重合性在 X，Y 和 Z 方向上分别为 0.307mm，0.998mm 和 –0.015mm [47]。

（a）射野均匀性

加速器机架包含大量顺磁性材料，机架可能会在 B_0 场中引入空间上变化的偏移，从而导致图像伪影。为了测试磁场均匀性，将 40cm 的圆柱体模体横向放置，获取机架角度从 0 到 360 之间每隔 30° 的 B_0 图 [47, 50]。为了确定相对于机架角度 0° 的最大均匀性变化，将每个角度的 B_0 图与机架角度 0° 的 B_0 图进行比较 [47]。Snyder 等 [47] 使用一个直径 40cm 的 Philips 体模在 MRI 的横向、矢状和冠状面生成 B_0 图，发现所有测试的机架角度在体模横向放置时，350mm DSV 内最大峰值变化为 3.91ppm。Jackson 等 [53] 使用直径 40cm 圆柱体模体测试 Unity 系统在连续机架旋转时的 B_0 均匀性。为了评估最坏情况，即在旋转摆位期间 FOV 内的不均匀性，Jackson 等 [53]（图 8.20）计算了转速为 2 转 / 分的（Revolutions Per Minute，rpm）数据集中所有动态帧中像素与平均 ppm 不均匀性图的最大绝对偏差的像素图。

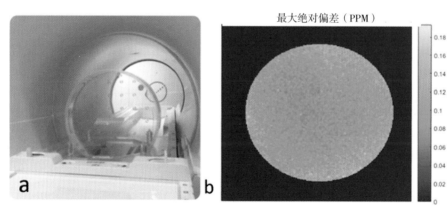

图 8.20　（a）用于均匀性测量的大尺寸模体　（b）非均匀性平均 ppm 的像素最大绝对偏差（所有动态帧）。图像转载自文献 [53]。物理与医学工程协会保留所有版权。

（b）梯度保真度

Tijssen 等 [50] 使用 Philips 提供的尺寸为 $500 \times 375 \times 330mm^3$ 的几何保真模体，对 MR 加速器上的梯度分割系统的保真度进行表征测试。该模体包含 1932 个标记，标记之间的间隔为 $25mm \times 25mm \times 55mm$。通过从已知模体的几何标记位置中减去 MR 数据中的标记位置来确定偏移量。这一过程进行了两次梯度极性交换，即一次使用正读出梯度，另一次使用负读出梯度，以此减去静态 B_0 不均匀性和由残余梯度误差引起的磁化率失真程度 [50]。

（c）几何精确度

MRI 的几何精确度使用与梯度保真度相同的带有标记点的 3D 几何体模进行确定。3D 形变模体的标记物位置使用供应商提供的软件进行测定，并与体模制造商提供的预期位置比较 [47]。供应商软件通过屏蔽背景来确定每个标记物的质心和半径，根据 Philips 的标准，几何精确度的容差为 ≤ 0.2mm [47]。

（d）由于射频干扰引起的噪音

需要测试直线加速器产生的射频干扰。这是通过获取无射频激发噪声的扫描来执行的。图像获取条件包括：（1）直线加速器关闭；（2）磁控管通电但不出束；（3）MLC（MLC）移动；和（4）各种射野大小下的射线出束 [47, 50]。

对于 MRI 的 QA，应完成基于 AAPM TG 100 号报告 [54] 和美国放射学会（ACR）[55] 指导文件中介绍的测试。Tijssen 等 [50] 列出了针对 MR 加速器的偏离标准，诊断放射学质量控制测量的混合测试，包括：（1）确定主磁场方向，这将决定剂量核的倾斜和 ERE；（2）测量 B_0 的均匀性随机架角度的变化，因为机架的顺磁材料可能会引入空间上的偏移，从而导致图像伪影；（3）直线加速器产生射频干扰。一般图像质量测试包括供应商提供的 Philips 周期性图像质量测试（PIQT）、ACR 周期性模体测试和功能生物医学信息学研究协作组（functional biomedical informatics research network，FBIRN）的测试。ACR 模体测试和 PIQT 测试有许多重叠之处 [50]。还需要包括针对于图像引导序列的附加测试。由于对比度和信噪比（SNR）也是序列特定的，需要重复 ACR 测试 [50]。

8.4.3 Aurora-RT™ 核磁加速器

埃德蒙顿的 Cross 癌症研究所开发了一种双平面 MR 直线加速器设备。 MR 是一个开放的双平面磁铁，其主磁场从一个平面到另一个平面。这项开发分为三个阶段进行。第一阶段，Fallone 等 [56] 将一个 6MV 加速器与一个头部大小的 0.2T 的永久性 MRI 结合，实现了具有 27.9cm 平坦梯度的极间开口。这证明了加速器和 MR 集成的可行性，并且是第一个在 MR 图像采集期间进行剂量出束的设备 [56]。第二阶段，Fallone 等 [57] 将一个 6MV 加速器与一个全身超导 0.6T 开放式磁体相结合，在放大旋转机架上展示了系统结构和机械完整性。第三阶段，将一个 6MV 加速器与一个高度紧凑的全身超导 0.5T MRI 结合，该 MRI 具有最佳的均匀性、结构刚性、操作者友好的集成控制台，以及一个 $110 \times 60 cm^2$ 的患者容纳面积，使得治疗床在 MRI 的 "开放" 部分内获得较大的水平移动。MRI 的 B_0 场和 6MV 射线束的中心轴彼此平行。这样的平行配置避免了在组织 / 空气界面和射线出射处由于 ERE 在垂直设置中发生的（即 B_0 场与中心轴垂直）剂量大幅增加。该设备现在由加拿大埃德蒙顿的 Aurora-RT™，MagnetTx Oncology Solutions 制造。

8.4.4 澳大利亚的 MRI-linac 系统

正在开发的澳大利亚系统具有定制化的设计。该系统由一个 1T 开放磁体组成，孔径为 82cm，患者容纳空间为 50cm。磁体通过沿 B_0 方向的低磁场区域进行主动屏蔽，直线加速器放置于此区域。MRI 子系统是基于西门子的 Magnetom Avanto。 MRI 系统采用高性能梯度线圈，线圈间隙为 50cm，还包括一个圆极化 RF 发射线圈和一个 8 通道接收线圈 [28]。直线加速器是瓦里安公司生产的 6MV Linatron MP 工业级直线加速器，配有 120 叶 Millennium MLC。他们的 MR 直线加速器被设计用于便于平行和垂直方向的实验研究。他们还研究了旋转 MRI 直线加速器（成本较高）或旋转患者（患者舒适度较低）这两个选项 [28]。澳大利亚小组设计并测试了一个与西门子 3T MRI 机兼容的患者旋转系统，以检查患者旋转工作流程的可行性，并成功将其与 MRI 机集成 [58]。为 IGRT 提出了一种使用正交 2D 电影 MRI 平面，并低延迟跟踪软组织靶区结构 3D 运动轨迹的策略 [59]。

这一小组搭建了一个原型实验系统，以展示高场强内联合 MR 与直线加速器的可行性，系统采用便携式直线加速器单元（Linatron，Varian SIP），能够产生标称能量为 4MV 和 6MV、剂量率分别为 4 和 8Gy/min 的光子束。系统前部配有一个临床用 120 片 MLC，以提供动态射野光栅 [16]。Liney 等 [16] 使用这一原型进行了一系列 MRI 直线加速器实验，结论是：

（1）图像质量不受辐射束影响；

（2）当辐射束开启时，表面射频线圈的背景强度升高；

（3）沿磁体轴心线出现电子聚焦效应。

澳大利亚的原型系统设计如图 8.13 所示。

8.4.5　序贯式的 MRgRT 的系统

无需集成 MRI 和直线加速器的两个系统也已被提出了 [60, 61]。因为被放置在相邻的房间里。这些系统不需要对 MRI 或直线加速器进行技术改造，Karlsson 等 [61] 在乌梅大学附属医院开发了一套专用的 MRIgRT 装置，其中 MRI 机位于靠近直线加速器室的地方；可以将患者在固定装置的固定下，在 MRI 机房和治疗室之间转运 [61]。该系统使用了一台 1.5T 的西门子 Espree 单元进行成像，用于放射治疗的 6MV 和 15MV 的 X 射线直线加速器配备了 MLC 和 MV 射野影像（Optiview 配备的西门子 ONCOR）[61]。该系统需要在传统 MRI 机和直线加速器之间小心地转运患者。

另一类似系统带有可以将 MRI 移动到治疗室的轨道，由 Varian 医疗系统和 IMRIS 为放射治疗中的 MR 引导开发。该系统包括一个直线加速器和一个可以通过轨道送到治疗室进行扫描的 MRI，无需患者转运 [62]。Jaffray 等 [60] 在其文章中详细介绍了该系统。该系统由三个单元组成，即用于模拟定位的单元、用于 MR 引导近距离放疗（MRgBT）的单元、用于 MR 引导外照射治疗的单元。该系统允许在所有三个单元中操作安装在轨道上的 1.5T MRI 机。外照射放疗装置为 6MV Varian TrueBeam，而高剂量率近距离放疗采用 Nucletron，MicroSelectron Ir-192 装置。该设施符合 ACR 推荐的 MR 安全指南。

MR 引导的外照射放疗通过协调直线加速器运动、治疗床位置修正和轨道上的 MR 扫描仪来实现。首先将患者从直线加速器等中心移动到位于距离治疗等中心 3.1m 处的室内 MR 成像等中心。接下来，一套屏蔽门打开，允许 MRI 机移动到已被带到成像等中心的患者上方 [60]。磁体的线性运动避免了患者与磁体的碰撞风险，并且提供了额外的安全系统，如磁体运动的"制动装置开关"和各种安全联锁装置。在生成 MR 图像时，直线加速器处于准备出束状态，为避免射频干扰，在成像过程中射频隔离门用于分隔直线加速器和 MRI 机[60]。

MR 图像经过校正，可以消除几何成像中可重复性的变化，并转换到治疗参考框架，然后用于图像配准和治疗计划设计[60]。在治疗时，患者从 MR 成像等中心移回到治疗位置，这一过程大约需要 120 秒，相当于 CBCT IGRT 系统中的时间延迟（大约 80 秒）。TrueBeam 直线加速器能够以高剂量率进行非共面、IMRT 和容积调强旋转治疗（VMAT）放疗[60]。

8.5 小结

- 进动是指旋转物体旋转轴方向的变化。
- 当人体内旋转的质子处于强磁场中时，会发生进动。
- 进动频率由拉莫尔方程给出 $f = \gamma B_0$，其中 γ 是旋磁比，B_0 是磁场强度。
- 氢质子的旋磁比是 42.6MHz。
- T_1 弛豫时间是在 90° 脉冲后的纵向磁场强度增长时间。
- T_1 弛豫被定义为纵向磁场强度恢复到其最终值的 63% 所需的时间。
- T_2 弛豫被定义为横向磁场强度衰减到其初始值 37% 所需的时间。
- 在 MR 直线加速器中，加速器的方向可以是与磁场平行（顺向）或垂直于磁场（垂直）。
- 在 MR 直线加速器中，强磁场的存在会对加速器的束流传输产生干扰效应。
- 加速器中产生的射频会对 MR 成像造成严重干扰。
- 磁场对加速器波导的影响可能会减少 X 射线输出并影响辐射束的对称性。
- 在顺向磁场配置中，会发生 EFE，次级电子被聚焦到中心轴上。
- EFE 可能导致皮肤剂量增加，可以通过在束流路径中使用 2cm 厚的有机玻璃或电子净化方法来减少。
- EFE 会增加肿瘤中的剂量沉积。
- 由于洛伦兹力，次级电子沿圆形路径运动，并在组织 – 空气界面处重新进入组织，在垂直磁场配置中，会发生 ERE。
- ERE 可能增加组织 – 空气界面的剂量。
- 为了避免射频对 MR 图像的影响，加速器可以放置在法拉第笼中。
- 加速器和多叶准直器（MLC）可能会影响磁场的均匀性。
- 射频接收线圈可能会影响束流的传输，因为它位于束流路径上。
- 辐照射频接收线圈会产生诱发电流。
- ViewRay 的 MRIdian MR 直线加速器有一个双环分离式超导宽孔径磁体，强度为 0.35T，采用垂直方向配置。
- MR 直线加速器图像引导放疗（IGRT）系统的质量保证（QA）包括治疗和成像等中心的一致性验证。
- 成像质量保证应包括空间完整性、信噪比（SNR）、磁场均匀性。
- MR Unity 直线加速器系统使用 1.5T MRI，采用垂直方向配置，并且还有用于 MV 级成像的 EPID。

参考文献

[1]　Chung N-N, Ting L-L, Hsu W-C, Lui L T and Wang P-M 2004 Impact of magnetic resonance imaging versus CT on nasopharyngeal carcinoma: primary tumor target delineation for radiotherapy Head Neck 26 241–6

[2]　Mitchell D G, Snyder B, Coakley F, Reinhold C, Thomas G and Amendola M et al 2006 Early invasive cervical cancer: tumor delineation by magnetic resonance imaging, computed tomography, and clinical examination, verified by pathologic results, in the ACRIN 6651/GOG 183 Intergroup Study J. Clin. Oncol. 24 5687–94

[3]　Chin S, Eccles C L, McWilliam A, Chuter R, Walker E and Whitehurst P et al 2020 Magnetic resonance-guided radiation therapy: A review J. Med. Imaging Radiat. Oncol. 64 163–77

[4]　Leu S C, Huang Z and Lin Z 2020 Generation of pseudo-CT using high-degree polynomial regression on dual-contrast pelvic MRI data Sci. Rep. 10 8118

[5]　Groh B A, Siewerdsen J H, Drake D G, Wong J W and Jaffray D A 2002 A performance comparison of flat-panel imager-based MV and kV cone-beam CT Med. Phys. 29 967–75

[6]　Pooley R A 2005 Fundamental physics of MR imaging RadioGraphics 25 1087–99 [7]　　　Bitar R, Leung G, Perng R, Tadros S, Moody A R and Sarrazin J et al 2006 MR pulse sequences: What every radiologist wants to know but is afraid to ask RadioGraphics 26 513–37

[8]　Lütgendorf-Caucig C, Fotina I, Stock M, Pötter R, Goldner G and Georg D 2011 Feasibility of CBCT-based target and normal structure delineation in prostate cancer radiotherapy: multi-observer and image multi-modality study Radiother. Oncol. 98 154–61

[9]　Liney G P, Whelan B, Oborn B, Barton M and Keall P 2018 MRI-linear accelerator radiotherapy systems Clin. Oncol. 30 686–91

[10]　Fallone B G, Brad M, Keyvanloo A and Rathee S 2016 Design and development of linac-MR hybrids Advances in Medical Physics ed D J Godfrey et al vol 6 (Madison, WI: Medical Physics Publishing)

[11]　Aubin J S, Santos DM, Steciw S and Fallone B G 2010 Effect of longitudinal magnetic fields on a simulated in-line 6 MV linac Med. Phys. 37 4916–23

[12]　Aubin J S, Steciw S and Fallone B G 2010 Effect of transverse magnetic fields on a simulated in-line 6 MV linac Phys. Med. Biol. 55 4861–9

[13]　Raaijmakers A J E, Raaymakers B W and Lagendijk J J W 2008 Magnetic-field-induced dose effects in MR-guided radiotherapy systems: dependence on the magnetic field strength Phys. Med. Biol. 53 909–23

[14]　Yun J, Aubin J S, Rathee S and Fallone B G 2010 Brushed permanent magnet DC MLC motor operation in an external magnetic field Med. Phys. 37 2131–4

[15]　Bielajew A F 1993 The effect of strong longitudinal magnetic fields on dose deposition from electron and photon beams Med. Phys. 20 1171–9

[16]　Liney G P, Dong B, Begg J, Vial P, Zhang K and Lee F et al 2016 Technical note: experimental results from a prototype high-field inline MRI-linac Med. Phys. 43 5188–94

[17]　Oborn B M, Ge Y, Hardcastle N, Metcalfe P E and Keall P J 2016 Dose enhancement in radiotherapy of small lung tumors using inline magnetic fields: A Monte Carlo based planning study Med. Phys. 43 368

[18]　Lee H J, Choi G W, Alqathami M, Kadbi M and Ibbott G 2017 Using 3D dosimetry to quantify the Electron Return Effect (ERE) for MR-image-guided radiation therapy (MRIGRT) applications J. Phys.: Conf. Ser. 847 012057

[19]　Raaijmakers A J E, Raaymakers B W and Lagendijk J J W 2005 Integrating a MRI scanner with a 6 MV radiotherapy accelerator: dose increase at tissue-air interfaces in a lateral magnetic field due to returning electrons Phys. Med. Biol. 50 1363–76

[20] Raaymakers B W, Raaijmakers A J E, Kotte A N T J, Jette D and Lagendijk J J W 2004 Integrating a MRI scanner with a 6 MV radiotherapy accelerator: dose deposition in a transverse magnetic field Phys. Med. Biol. 49 4109–18

[21] Kim T, Gu B, Maraghechi B, Green O, Lewis B and Mutic S et al 2020 Characterizing MR imaging isocenter variation in MRgRT Biomed. Phys. Eng. Express 6 035009

[22] Kolling S, Oborn B and Keall P 2013 Impact of the MLC on the MRI field distortion of a prototype MRI-linac Med. Phys. 40 121705

[23] Hoogcarspel S J, Zijlema S E, Tijssen R H N, Kerkmeijer L G W, Jürgenliemk-Schulz I M and Lagendijk J J W et al 2018 Characterization of the first RF coil dedicated to 1.5 T MR guided radiotherapy Phys. Med. Biol. 63 025014

[24] Burke B, Fallone B G and Rathee S 2010 Radiation induced currents in MRI RF coils: application to linac/MRI integration Phys. Med. Biol. 55 735–46

[25] Hoogcarspel S J, Crijns S P M, Lagendijk J J W, van Vulpen M and Raaymakers B W 2013 The feasibility of using a conventional flexible RF coil for an online MR-guided radiotherapy treatment Phys. Med. Biol. 58 1925–32

[26] Ghila A, Fallone B G and Rathee S 2016 Influence of standard RF coil materials on surface and buildup dose from a 6 MV photon beam in magnetic field Med. Phys. 43 5808

[27] Paganelli C, Whelan B, Peroni M, Summers P, Fast M and van de Lindt T et al 2018 MRIguidance for motion management in external beam radiotherapy: current status and future challenges Phys. Med. Biol. 63 22TR03

[28] Keall P J, Barton M and Crozier S 2014 Australian MRI-Linac Program, including contributors from Ingham Institute, Illawarra Cancer Care Centre, Liverpool Hospital, Stanford University, Universities of Newcastle, Queensland, Sydney, Western Sydney, and Wollongong. The Australian magnetic resonance imaging-linac program Semin. Radiat. Oncol. 24 203–6

[29] Mutic S and Dempsey J F 2014 The ViewRay system: magnetic resonance-guided and controlled radiotherapy Semin. Radiat. Oncol. 24 196–9

[30] Wooten H O, Rodriguez V, Green O, Kashani R, Santanam L and Tanderup K et al 2015 Benchmark IMRT evaluation of a Co-60 MRI-guided radiation therapy system Radiother. Oncol. 114 402–5

[31] Ezzell G A, Burmeister J W, Dogan N, LoSasso T J, Mechalakos J G and Mihailidis D et al 2009 IMRT commissioning: Multiple institution planning and dosimetry comparisons, a report from AAPM Task Group 119 Med. Phys. 36 5359–73

[32] Acharya S, Fischer-Valuck B W, Kashani R, Parikh P, Yang D and Zhao T et al 2016 Online magnetic resonance image guided adaptive radiation therapy: First clinical applications Int. J. Radiat. Oncol. Biol. Phys. 94 394–403

[33] Fischer-Valuck B W, Henke L, Green O, Kashani R, Acharya S and Bradley J D et al 2017 Two-and-a-half-year clinical experience with the world's first magnetic resonance image guided radiation therapy system Adv. Radiat. Oncol. 2 485–93

[34] Klüter S 2019 Technical design and concept of a 0.35 T MR-Linac Clin. Transl. Radiat. Oncol. 18 98–101

[35] Wen N, Kim J, Doemer A, Glide-Hurst C, Chetty I J and Liu C et al 2018 Evaluation of a magnetic resonance guided linear accelerator for stereotactic radiosurgery treatment Radiother. Oncol. 127 460–6

[36] Bieri O and Scheffler K 2013 Fundamentals of balanced steady state free precession MRI J. Magn. Reson. Imaging 38 2–11

[37] Rankine L J, Mein S, Cai B, Curcuru A, Juang T and Miles D et al 2017 Three-dimensional dosimetric validation of a magnetic resonance guided intensity modulated radiation therapy system Int. J. Radiat. Oncol. Biol. Phys. 97 1095–104

[38] Green O L, Rankine L J, Cai B, Curcuru A, Kashani R and Rodriguez V et al 2018 First clinical implementation of real-time, real anatomy tracking and radiation beam control Med. Phys. 45 3728–40

[39] Hu Y, Rankine L, Green O L, Kashani R, Li H H and Li H et al 2015 Characterization of the onboard imaging unit for the first clinical magnetic resonance image guided radiation therapy system Med. Phys. 42 5828–37

[40] NEMA Standards Publication MS 1–2008. Determination of Signal-to-Noise Ratio (SNR) in Diagnostic Magnetic Resonance Imaging. National Electrical Manufacturers Association 2008

[41] NEMA Standards Publication MS 9. Characterization of Phased Array Coils for Diagnostic Magnetic Resonance Images. National Electrical Manufacturers Association 2008

[42] Raaymakers B W, Lagendijk J J W, Overweg J, Kok J G M, Raaijmakers A J E and Kerkhof E M et al 2009 Integrating a 1.5 T MRI scanner with a 6 MV accelerator: proof of concept Phys. Med. Biol. 54 N229–37

[43] Raaymakers B W, de Boer J C J, Knox C, Crijns S P M, Smit K and Stam M K et al 2011 Integrated megavoltage portal imaging with a 1.5 T MRI linac Phys. Med. Biol. 56 N207–14

[44] Kerkmeijer L G W, Fuller C D, Verkooijen H M, Verheij M, Choudhury A and Harrington K J et al 2016 The MRI-linear accelerator consortium: evidence-based clinical introduction of an innovation in radiation Oncology connecting researchers, methodology, data collection, quality assurance, and technical development Front. Oncol. 6 215

[45] Woodings S J, Bluemink J J, de Vries J H W, Niatsetski Y, van Veelen B and Schillings J et al 2018 Beam characterisation of the 1.5 T MRI-linac Phys. Med. Biol. 63 085015

[46] Torres-Xirau I, Olaciregui-Ruiz I, Baldvinsson G, Mijnheer B J, van der Heide U A and Mans A 2018 Characterization of the a-Si EPID in the unity MR-linac for dosimetric applications Phys. Med. Biol. 63 025006

[47] Snyder J E, St-Aubin J, Yaddanapudi S, Boczkowski A, Dunkerley D A P and Graves S A et al 2020 Commissioning of a 1.5T Elekta Unity MR-linac: A single institution experience J. Appl. Clin. Med. Phys. 21 160–72

[48] RaaymakersBW, Jürgenliemk-Schulz IM,BolGH,GlitznerM,KotteANTJ and vanAsselen B et al 2017 First patients treated with a 1.5 T MRI-Linac: clinical proof of concept of a highprecision, high-fieldMRI guided radiotherapy treatment Phys.Med. Biol. 62 L41–50

[49] Lagendijk J J W, Raaymakers B W and van Vulpen M 2014 The magnetic resonance imaging-linac system Semin. Radiat. Oncol. 24 207–9

[50] Tijssen R H N, PhilippensME P, Paulson E S, Glitzner M, Chugh B and Wetscherek A et al 2019 MRI commissioning of 1.5T MR-linac systems—a multi-institutional study Radiother. Oncol. 132 114–20

[51] Winkel D, Bol G H, Kroon P S, van Asselen B, Hackett S S and Werensteijn-Honingh A M et al 2019 Adaptive radiotherapy: The Elekta Unity MR-linac concept Clin. Transl. Radiat. Oncol. 18 54–9

[52] Ahunbay E E, Peng C, Chen G-P, Narayanan S, Yu C and Lawton C et al 2008 An on-line replanning scheme for interfractional variations Med. Phys. 35 3607–15

[53] Jackson S, Glitzner M, Tijssen R H N and Raaymakers B W 2019 MRI B 0 homogeneity and geometric distortion with continuous linac gantry rotation on an Elekta Unity MR-linac Phys. Med. Biol. 64 12NT01

[54] Jackson E, Bronskill M, Drost D, Och J, Pooley R and Sobol W et al Acceptance Testing and Quality Assurance Procedures for Magnetic Resonance Imaging Facilities [Internet]. AAPM; 2010 Dec [cited 2021 May 28]. Available from https://aapm.org/pubs/reports/detail. asp?docid=101

[55] Price R, Allison J, Clarke G, Dennis M, Hendrick R E and Keener C et al Magnetic Resonance Imaging [Internet]. ACR; 2015 [cited 2021 May 28]. Available from https://acr. org/-/media/ACR/NOINDEX/QC-Manuals/MR_ QCManual.pdf

[56] Fallone B G, Murray B, Rathee S, Stanescu T, Steciw S and Vidakovic S et al 2009 First MR images obtained

during megavoltage photon irradiation from a prototype integrated linac-MR system Med. Phys. 36 2084–8

[57] Fallone B G 2014 The rotating biplanar linac-magnetic resonance imaging system Semin. Radiat. Oncol. 24 200–2

[58] Whelan B, Liney G P, Dowling J A, Rai R, Holloway L and McGarvie L et al 2017 An MRI-compatible patient rotation system: Design, construction, and first organ deformation results Med. Phys. 44 581–8

[59] Bjerre T, Crijns S, af Rosenschöld P M, Aznar M, Specht L and Larsen R et al 2013 Threedimensional MRI-linac intra-fraction guidance using multiple orthogonal cine-MRI planes Phys. Med. Biol. 58 4943–50

[60] Jaffray D A, Carlone M C, Milosevic M F, Breen S L, Stanescu T and Rink A et al 2014 A facility for magnetic resonance-guided radiation therapy Semin. Radiat. Oncol. 24 193–5

[61] Karlsson M, Karlsson M G, Nyholm T, Amies C and Zackrisson B 2009 Dedicated magnetic resonance imaging in the radiotherapy clinic Int. J. Radiat. Oncol. Biol. Phys. 74 644–51

[62] Lagendijk J J W, Raaymakers B W, Van den Berg C A T, Moerland M A, Philippens M E and van Vulpen M 2014 MR guidance in radiotherapy Phys. Med. Biol. 59 R349–69

第9章

基于光学体表成像的 IGRT 系统

本章详细阐述了用于患者摆位和位置引导的光学 IGRT 系统，该系统通常被称为光学体表引导放疗（Surface-guided Radiotherapy，SGRT）。本章主要包含以下几部分内容：第一部分，介绍了光学体表扫描技术的基本物理原理，例如激光扫描和结构光表面扫描；第二部分，讨论了商用系统的技术细节、临床工作流程和质量保证程序，包括 VisionRT 公司研发的 AlignRT 系统、C-RAD 公司研发的 Catalyst ™和 Sentinel ™系统；在本章最后，探讨了光学体表引导系统的优点和局限性。

9.1 光学体表引导放疗基本原理

光学体表扫描方法已用于患者摆位、分次内运动监控和呼吸门控技术，被称为光学体表引导放疗（Surface-guided Radiotherapy，SGRT）。SGRT 系统使用一个光投影仪和一个或多个摄像机来实时记录患者的 3D 体表。通过配准方法将相对于治疗位置的参考体表和 SGRT 系统生成的 3D 体表进行匹配，以确定患者在六个自由度坐标系中的位置误差信息。放疗中使用的光学体表扫描技术有四种不同的实现方法，即激光扫描 [1]、时间飞行法系统 [2, 3]、立体视觉系统 [4] 和结构光系统 [5, 6]。SGRT 可以极大减少患者的整体摆位时间，并且没有辐射累积，是一种患者位置定位的有效工具 [7]。

光学体表引导技术使用结构光扫描方法获取体表上各点的 x、y 和 z 坐标。为了获取这些体表坐标，需要在体表上投影特定设计的 2D 空间变化强度图案，这种图案被称为结构光。光的图案可以是不同颜色的，也可以是伪随机图案，以避免在曲面重建过程中因每个点的唯一性而产生歧义 [8]。此类型的光学体表引导的工作原理如下：光投影仪将光图案投影到体表上，然后用摄像机记录下来。如果体表的平面没有 3D 变化，记录下来的图案将与投影图案相似，但如果体表是非平面的，从摄像机可以看到随体表几何形状而产生扭曲的结构光图案。结构光 3D 体表成像技术的原理是根据投影结构光图案的形变信息提取体表 3D 形状。考虑到需要为实时监控提供可接受的采集帧率，光点云被限制在有限的预先选定的感兴趣区域（Region of Interest，ROI）内 [6]。如果投影仪和摄像机之间的空间关系已知（图 9.1），深度信息 R 可根据 Geng 等 [9] 提出的公式（9.1）重新计算。

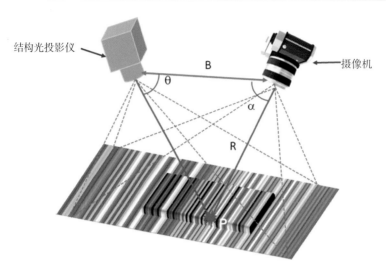

图 9.1 用于结构光 3D 体表成像技术的工作原理示意图

$$R = B\frac{\sin(\theta)}{\sin(\alpha + \theta)} \tag{9.1}$$

其中，B 是摄像机与投影仪之间的距离，θ 是投影仪与 P 点的夹角，α 是摄像机与 P 点的夹角。

9.2　临床用 SGRT 系统

Li 等[10] 首次提出了实时 3D 体表引导技术，将实时体表图像与计划治疗位置定义的参考体表进行配准。该系统的主要部分是快速获取实时 3D 体表图像，这些图像可以近似代表真实的感兴趣区体表[10]。

在该系统中，使用的 Rainbow 摄像机是一种带有单色或双色电荷耦合器件摄像机，还包括光投影仪和计算机的测距摄像机。该摄像机在 2 米处的精确度小于 0.5mm，并且不受室内光线的影响[10]。摄像机获取投影到体表的特定模式编码的光图像，并利用上述三角测量公式（9.1）快速计算出 "距离图像"。该体表图像与计划 CT 获得的参考体表图像相匹配，以确定平移和旋转的摆位误差。Li 等[10] 使用这种体表引导方法进行了头部位置验证，前提要求是大脑、肿瘤与颅骨是刚性连接的，而颅骨可以根据体表配准结果进行精确定位。

9.2.1　与参考体表的融合配准

SGRT 系统是基于实时光学体表与参考体表配准的一个复杂过程。配准两个大致对齐的3D 点云是计算机视觉和计算机图形学中的一个著名问题，可通过最近点迭代（Iterative Closest Point，ICP）算法来解决[11]。

在 ICP 算法中，参考点中最近点被视为实时体表的相应点，并在每个迭代步骤中迭代调整变换矩阵。可以使用复杂的搜索策略避免在两个曲面之间进行枚举搜索。每个迭代步骤中的变换不会使两个曲面完全对齐，但会在趋同的情况下使两个曲面更加接近[12]。然而，ICP

算法在对具有平移或旋转对称性的物体进行配准时有很大不稳定性。

配准主要需要解决两个难题，一个是传感器缺陷（噪声），另一个是被测物体形状造成的模糊性。只有在曲面良好的情况下，精度才有可能小于 1mm，而在形状不独特的曲面上，配准可能会出现严重误差 [12]。具有平移或旋转对称性的物体会产生配准滑动效应，从而导致患者实时体表与参考体表对齐结果不理想 [8]。

体表信息极少的均匀表面（如乳腺、胸部、平坦的腹部）会在配准中产生结果较差的问题，迫使临床医生选择比预期更大的 ROI，以提供足够的体表信息进行充分的融合配准，而不是选择更小、更精确的 ROI，尽管后者可能更接近治疗位置。这是限制体表追踪技术在放疗中发挥作用的主要因素之一 [8]。

目前市场上有三种商用的用于体表引导及提高系统精度的 SGRT 系统：AlignRT 光学体表成像系统（VisionRT）、Catalyst/Sentinel 系统（C–RAD）和 Identify 系统（Varian 医疗系统）。此外，如第 4 章所述，BrainLab ExacTrac 系统在初始设置时用光学表面成像和热成像取代了红外标记和摄像机。这些 SGRT 系统最多可使用三个安装在治疗室不同位置的摄像机吊舱（由摄像机和高精度增稳云台构成），同时使用一个或多个结构光投影仪 [6]。在 C 形臂直线加速器中，这些吊舱聚焦于治疗等中心。

9.3　AlignRT 光学体表成像系统

第一个 AlignRT 系统是由 Bret 等设计的，该系统有两个悬挂在天花板上的摄像机吊舱，在治疗床 0° 下，每个吊舱覆盖从躯干中线到背侧约 120° 的轴向体表 [4, 13]。吊舱的位置由房间设计决定。每个吊舱由两台用于立体视觉的电荷耦合设备摄像机、一台纹理图像采集摄像机、带镜头可调焦距的斑点闪光灯、不带镜头的透明闪光灯和一台投影仪组成，用于动态成像的连续斑点投影 [4]，VisionRT 摄像机吊舱如图 9.2 所示。所有摄像机都使用带有网格图案的校准板完成相对于直线加速器坐标系的校准。

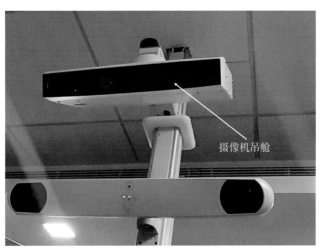

图 9.2　VisionRT 摄像吊舱，配有两台立体摄像机、一台灯光投影仪和纹理图像采集摄像机。图片由 Super Speciality 癌症研究所（C G City，Lucknow）提供

仅使用两个摄像机吊舱会导致系统在某些机架角度丢失部分图像，原因是在这些机架角度，机头会遮挡其中一个摄像机，而且随治疗床角度增加，感兴趣区域的视野也会减小。为了克服这些可能影响系统精度的因素，AlignRT3C 版本增加了一个中央摄像机，从而提高了机架和治疗床整体范围内的图像采集覆盖率[13]。3D 曲面是根据三个摄像吊舱以大约 1 ～ 3mm 的间距和 10，000 个点采集的图像重建而来[13]。目前的标准 AlignRT 系统有两个侧向摄像机吊舱，位于等中心稍前方，以避免碰撞机架；一个中央摄像吊舱位于治疗床足端上方（治疗床 0° 条件下）。图 9.3 显示了摄像机吊舱在直线加速器机房内的位置。

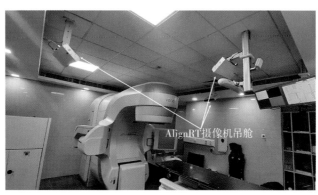

图 9.3　AlignRT 3C 系统，三个摄像机吊舱悬挂在天花板上。图片由 Super Speciality 癌症研究所 （C G City，Lucknow）提供

9.3.1　AlignRT 光学体表成像系统的基本原理

闪光灯或投影仪将编码的图案光投影到患者身上，立体摄像机获取该图案光，并利用第 9.1 节中讨论的三角测量公式重建患者的 3D 体表。AlignRT 系统的投射光模式如图 9.4 所示。AlignRT 的光学体表成像软件使用第 9.2.1 节中讨论的 ICP 算法跟踪相对于参考体表图像的体表运动。参考体表图像可以从 CT 中提取，也可以在治疗第一个分次中获得[14]。对于患者的摆位，系统使用一种配准算法将 ROI 与实时生成的体表之间的点到体表距离最小化，AlignRT 计算出将一个体表与另一个体表相匹配的 3D 变换（旋转和平移）[14]。由软件确定的与参考体表图像的误差应用于治疗床移位，治疗床移动后可通过获取另一张体表图像快速完成验证。图 9.5 显示了获取的人形模型体表图像以及与参考体表的配准情况。该系统还与直线加速器集成在一起用于实时体表成像，以便在治疗中跟踪患者的移位，如果患者的位移距离超过了预先设定的容差范围，系统就会停止治疗。实时跟踪的误差值存储在系统中，以供日后分析。在初始设置和实时监控时都会选择一个 ROI。图 9.6 显示了在治疗中获取的具有时间序列的平移和旋转坐标误差值。

9.3.2　AlignRT 光学体表成像系统的校准及质量保证

AlignRT 系统配有一个用于等中心校准的立方体模体，其中有五个不透 X 射线的陶瓷球，每个直径为 7.5mm，其中一个位于模体中间。AlignRT 软件有一个 "等中心校准" 选项，执行校准时，通过室内激光灯系统将模体摆位在等中心，然后获取体表图像。在不改变模体位置的相同条件下，分别在 0°、90°、180° 和 270° 处采集射线图像。射线分析软件会比较体表图像和射线图像，确定误差值。将误差值应用到治疗床上，然后重复该过程，直到误差值在可接受的公差范围内。

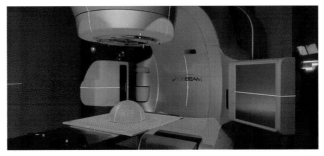

图 9.4　AlignRT 摄像机投射的光学体表成像图案。图片由 Super Speciality 癌症研究所（C G City, Lucknow）提供

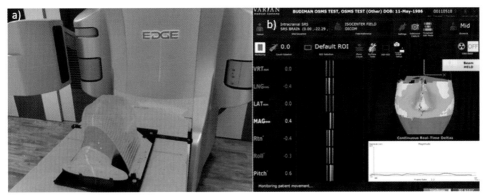

图 9.5　（a）利用 AlignRT 系统采集人形模体的体表图像，（b）与参考体表配准。图片由 The Brunei Cancer Centre（TBCC）of Pantai Jerudong Specialist（PJSC）中心提供

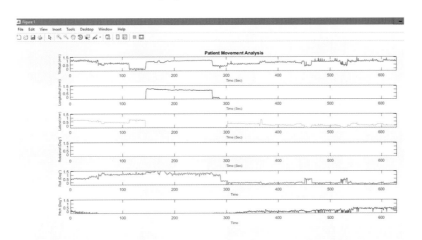

图 9.6　AlignRT 光学体表成像系统获取的实时 6DoF 误差值的后期分析

　　为了对 SGRT 系统进行日常 QA，提供了一个带有黑点阵列的校准板，放置在治疗床上，通过直线加速器室内激光灯将其摆位到等中心。AlignRT 系统的日常 QA 选项可获取校准板的

表面图像，并快速检查黑点与预期位置的平均偏差[15]。校准板和 AlignRT 系统选项如图 9.7 所示。Wooten 等[15]还介绍了一种使用内部模体进行月度质量保证的方法。

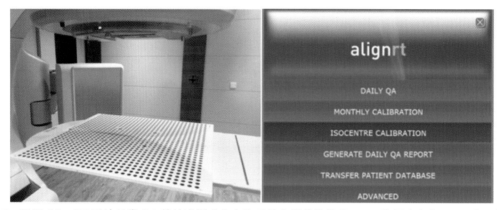

图 9.7　用于 AlignRT 系统日常 QA 的校准板（左）和系统中提供的校准、QA 选项（右）。QA 选项从上到下依次是每日 QA、每月校准、等中心校准、生成每日 QA 报告、转换患者数据库、拓展选项。图片由 The Brunei Cancer Centre（TBCC）of Pantai Jerudong Specialist（PJSC）中心提供

系统调试期间进行端到端测试，并定期验证 SGRT 的全流程，是很有必要的工作内容。具体做法是利用 SGRT 系统以人形模体完成放射治疗过程的所有工作流程。人形模体的 CT 图像作为制定计划的 CT，将治疗计划传输到直线加速器并执行。从 CT 图像中提取的体表轮廓将作为体表引导系统的参考，用于对人形模体进行摆位。可通过 CBCT 图像验证 AlignRT 系统的摆位精度，并在执行治疗前获取体表图像以作验证。在使用该模体进行剂量验证时将实时采集体表图像。端到端测试流程图如图 9.8 所示。

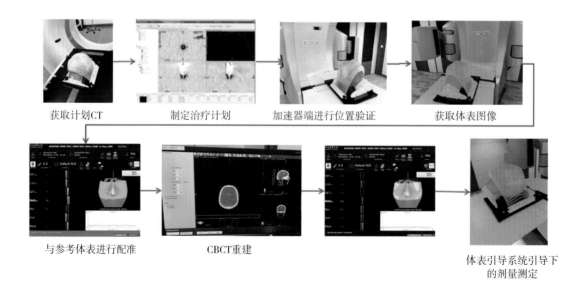

获取计划CT　　　　制定治疗计划　　　加速器端进行位置验证　　　获取体表图像

与参考体表进行配准　　　　CBCT重建　　　　　　　　　　　　　体表引导系统引导下的剂量测定

图 9.8　体表引导系统的端到端测试工作的流程图。图片由 The Brunei Cancer Centre（TBCC）of Pantai Jerudong Specialist（PJSC）中心提供

9.4　Catalyst™/Sentinel™ 的 SGRT 系统

9.4.1　Sentinel™ 光学引导治疗系统

　　Brahme 等[1]首先开发了激光摄像（Laser Camera，LC）成像系统，用于对患者的精确定位具有严格要求的诊断和治疗模式。该 LC 系统的激光和摄像机组件分别安装在系统的上下两端。LC 成像系统使用窄束激光器和光学扫描仪，光学扫描仪由安装有振镜的镜面组成，用于扫描扇形激光束[1]。激光束沿患者扫描，扫描角度为 ±25°，步进扫描时间小于 300 μs。放置在系统另一端的金属氧化物半导体（Metal-oxide Semiconductor，CMOS）摄像机以高达 50fps 的帧率捕捉患者体表的激光线，然后通过光学三角测量法计算出患者在 3D 空间中的轮廓数据[1]。该系统已由 C-RAD 商业化，成为用于患者摆位和 4D-CT 扫描的 Sentinel™ 系统。

　　用于患者摆位和治疗中运动监控的商用 Sentinel™ 系统是一种基于激光的光学体表扫描系统。如图 9.9 所示，该系统悬挂在治疗床足端上方的天花板上。该装置的顶部有一个波长为 635 ～ 690nm 的激光器，指向一个检流计 / 电机控制的反射镜，该反射镜可沿着患者横向扫描。设备底部的 TFT 摄像机可捕捉激光线的投影图像[16]。在治疗床上扫描获得的表面或 3D 数据点可与参考表面（如用于治疗计划的 CT 图像检测到的皮肤表面）进行配准。该系统已用于 C 形臂直线加速器和 TomoTherapy 系列设备[17]，其结果重复性小于 1mm，旋转角度小于 1°[16]。CT 模拟定位机房提供的 Sentinel™ 采集的呼吸信号可用于 4D-CT 扫描。目前，除了为 CT 模拟机房设计的 Sentinel™ 系统，C-RAD 还推出了用于治疗端的 Catalyst HD 光学体表扫描仪。

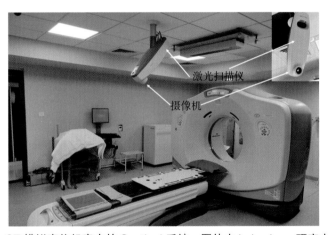

　　激光扫描仪

　　摄像机

图 9.9　CT 模拟定位机房中的 Sentinel 系统。图片由 Lakeshore 研究中心提供

9.4.2　Catalyst™ 光学体表扫描仪

　　C-RAD 公司的 Catalyst HD 光学体表扫描仪由安装在天花板上的三个扫描单元和相关软件组成。扫描仪悬挂在直线加速器机房的天花板上，每个扫描仪相隔 120°，其中一个主扫描仪悬挂在治疗床末端正上方[18]。扫描仪的这种布置方式可实现对体表的连续检测，而且在机架旋转时不会被遮挡。在光学体表扫描过程中，系统发射波长为 450nm 的可见蓝光，并将 CCD 摄像机采集到的反射光进行重投影[19]。系统采用非刚性算法，利用光学三角测量原理计算表面与等中心之间的距离，从而进行 3D 体表重建[19]。通过非刚性 ICP 算法，在六个自由度（即

三个平移坐标和三个旋转坐标）内将体表扫描结果与最初获得的参考体表进行配准。扫描区域为 $800 \times 1300 \times 700mm^3$，最大帧频为 200Hz[18]。该系统还配有 LED 投影仪，可将位置偏差投射到患者体表，利用不同颜色的光进行区分，以辅助患者摆位，如绿光（528nm）和红光（624nm）[18]。

在治疗过程中，由 Catalyst™ 光学体表扫描仪监测的患者表面光点通过直线加速器接口自动启动治疗。患者表面光点是一个半径为 20mm 的圆。系统对该半径范围内的所有测量点求平均值，获得一个可重复的门控控制点[19]。

如图 9.10 所示，Catalyst™ 光学体表扫描仪还可作为单个扫描仪（投影仪 – 摄像机组合）装置使用，该装置悬挂在治疗床足端上方的天花板上。Catalyst™ 光学体表扫描仪有二种功能：

（1）治疗前的患者摆位；

（2）治疗中的运动跟踪；

（3）呼吸跟踪或门控。

患者摆位是通过比较获取的体表和参考体表的差异来实现的，而运动跟踪则是在治疗中不断比较实时图像和参考图像来实现的。如果运动超出了预设容差，出束就会中断。在三种情况下，治疗中断指令会被发送到直线加速器以停止出束，即：

（1）患者体表移动；

（2）等中心不正确；

（3）肿瘤不在门控窗口内。

该系统还配有无线护目镜或大屏幕显示器，用于引导患者呼吸，让患者按照最佳或预设的呼吸模式进行治疗。

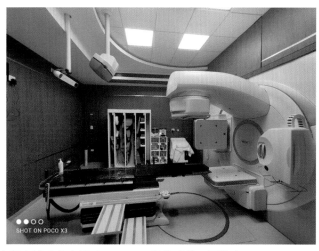

图 9.10　安装在治疗室内的 Catalyst™ 单体系统。图片由 Lakeshore 研究中心提供

9.4.3　基于 Catalyst™/Sentinel™ 的 SGRT 系统的质量保证

C-RAD 提供了一个日常检查装置，用于检查 Sentinel™ 和 Catalyst™ 系统的完整性（图 9.11）。该系统的软件可指导在 CT 室的 Sentinel™ 系统、在治疗室内的 Catalyst™ 系统使用该装置进行校准。日常 QA 应在治疗前进行，对于 CT 室的 SGRT 系统日常检查，提供了两种类

型的 QA：校准模式和检查模式。在校准模式下，为模拟真实患者的治疗床轮廓，会在治疗床上放置重物（约 70kg）进行扫描；在检查模式下，在治疗床上不放置额外重物的情况下获得治疗床轮廓，并与校准轮廓进行比较。AlignRT 系统设计的端对端测试也可用于任何 SGRT 系统。

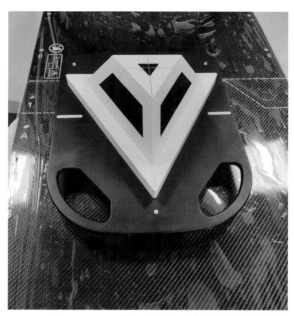

图 9.11　用于 Sentinel™ 和 Catalyst™ 的日常检查设备。图片由 Lakeshore 研究中心提供

9.5　SGRT 的优点

SGRT 可以取代在模拟定位扫描 CT 时为确定三点定位的伪等中心而绘制的体表标记线，以定义伪等中心。SGRT 可提供比三点标记更多的摆位信息，如患者姿势的 3D 可视化和包括旋转在内的体表信息[20]，可用于在 kV 验证成像或治疗前对患者位置进行校正。虽然 SGRT 完全可以取代体表标记线，但体表标记线仍在使用（尽管有 SGRT），其作为 SGRT 系统出现问题时的备用方案，或提供额外的安全检测。SGRT 系统的优点还包括：在患者摆位完毕后只需几秒钟就能捕捉到体表图像，而且系统中没有需要移动的部件；此外，SGRT 系统不会给患者带来额外的辐射剂量。每天使用 SGRT 可以帮助识别影响体表轮廓的解剖改变，并提示是否有必要调整计划，特别是对于靠近体表的肿瘤[20]。

虽然 SGRT 最初被建议用于 SRS，但最近发现它有助于辅助采用深吸气屏气（Deep Inspiration Breath Hold，DIBH）技术治疗左侧乳腺癌[19, 21-26]。Padilla 等[27] 在美国进行的一项调查研究表明，体表成像主要用于乳腺癌放疗、SRS 和 SBRT 的初始摆位。体表成像在指导纠正患者姿势方面发挥了重要作用，例如下颌和手臂的位置[7]。

SGRT 与基于 X 射线成像的 IGRT 配合使用，有助于避免重复 X 射线成像。据报道，可使头颈部肿瘤患者的摆位成像时间显著缩短[7]。它还能减少观察者之间的差异，消除使用者的主观性[20, 28]。总的来说，SGRT 为 IGRT 提供了重要的补充信息。

9.6 SGRT 的局限性

虽然体表追踪具有匹配点多、摆位速度快、无辐射剂量等优点，但该系统也有一些固有局限性。这些限制包括对外部因素敏感性、系统延迟性、配准误差以及外部标记物与内部器官之间的相关性。

9.6.1 对外部因素的敏感性

所有 SGRT 系统的效果都取决于环境光线和反射率，结构光系统也不例外。物体的环境光照强度会影响扫描质量，不均匀的光照会导致图像重建错误。治疗室的照明可能会通过过度照明或照明不均影响结构光系统[8]。此外，深肤色或体毛等吸光表面也会导致图像配准错误[8]。结构光系统使用灵敏的多目配置，任何微小振动只要稍微改变立体基座的位置，都会影响整个系统的准确性，需要定期校准[29]。

9.6.2 系统延迟

放疗的要求之一是对患者或器官移动进行实时监控。结构光系统的系统延迟（即确定位置的时间滞后）可能使其不适合门控治疗。造成系统延迟的原因是实时体表和参考体表配准所需的重建时间。目前，结构光系统中使用的技术不会造成系统延迟，因为其具有足够快的帧频，这一限制主要取决于图像后处理软件以及需要跟踪体表的尺寸[8]。此外，在光学体表扫描系统中，激光扫描仪会连续采集一个表面，无法采集动态表面变化[29]。

9.6.3 人体皮肤表面与内部解剖结构运动的关联性

所有体表追踪系统都是基于体表与内部器官或肿瘤位置之间存在完美关联的假定，但除了颅内肿瘤外，这一假定可能并不成立。研究发现，体表和内部结构之间的关联与治疗部位有很大关系[30]。

9.7 小结

- 目前有三种商用 SGRT 系统，即 VisionRT 公司的 AlignRT 系统、C–RAD 公司的 Catalyst 和 Sentinel 系统以及 Varian 公司的 Identify 系统。
- BrainLab ExacTrac 系统用光学表面成像和热成像取代了红外标记点和红外摄像机，用于患者的初始摆位。
- 表面引导的原理是，可以根据投射非平面结构光图案的畸变提取 3D 表面形状信息。
- 光学体表扫描方法有：
  （1）激光扫描；
  （2）飞行时间系统；
  （3）立体视觉系统；
  （4）结构光系统，其中结构光系统是 SGRT 的常用方法。
- AlignRT 摄像机吊舱由两个用于立体视觉的电荷耦合器件摄像机、一个纹理图像采集摄像机、带镜头可调焦距的斑点闪光灯、不带镜头的透明闪光灯和一台投影仪组成，可产生用于动态成像的连续斑点投影。

- 一般来说，在 AlignRT 系统中，有三个摄像机吊舱悬挂在治疗室天花板上。
- 光学扫描提取的体表与计划 CT 获得的体表进行配准，以验证患者的摆位。
- 除了患者的初始摆位外，该系统还用于实时监控患者在治疗中的移动。
- 摆位误差值（与原始位置的偏差）会被记录下来，供今后参考。
- Sentinel 系统使用激光扫描进行体表提取。
- Sentinel 系统有一个在患者体表扫过的窄线激光器和一个在患者身上捕捉激光线的摄像机。
- 在 Catalyst 系统中，投影仪和摄像机组合用于获取体表数据。
- 对表面扫描系统进行日常 QA，以验证系统的完整性。
- 光学系统没有移动部件，只需投射光线和使用摄像机捕捉图像，速度非常快。

参考文献

[1] Brahme A, Nyman P and Skatt B 2008 4D laser camera for accurate patient positioning, collision avoidance, image fusion and adaptive approaches during diagnostic and therapeutic procedures Med. Phys. 35 1670–81

[2] Placht S, Stancanello J, Schaller C, Balda M and Angelopoulou E 2012 Fast time-offlight camera based surface registration for radiotherapy patient positioning Med. Phys. 39 4–17

[3] Pycinski B, Czajkowska J, Badura P, Juszczyk J and Pietka E 2016 Time-of-flight camera, optical tracker and computed tomography in pairwise data registration PLoS One. 11 e0159493

[4] Bert C, Metheany K G, Doppke K and Chen G T Y 2005 A phantom evaluation of a stereovision surface imaging system for radiotherapy patient setup Med. Phys. 32 2753–62

[5] Lindl B L, Müller R G, Lang S, Lablanca M D H and Klöck S 2013 TOPOS: A new topometric patient positioning and tracking system for radiation therapy based on structured white light Med. Phys. 40 042701

[6] Kuo H-C, LovelockMM, Li G, Ballangrud Å, Wolthuis B and Della Biancia C et al 2020 A phantom study to evaluate three different registration platform of 3D/3D, 2D/3D, and 3D surface match with 6D alignment for precise image-guided radiotherapy J. Appl. Clin. Med. Phys. 21 188–96

[7] Freislederer P, Kügele M, Öllers M, Swinnen A, Sauer T-O and Bert C et al 2020 Recent advances in Surface Guided Radiation Therapy Radiat. Oncol. 15 187

[8] potential-and-challenges-of-sgrt_brainlab.pdf [Internet]. [cited 2021 Jul 6]. Available from https://brainlab.com/wp-content/uploads/2019/11/potential-and-challenges-of-sgrt_brainlab.pdf

[9] Geng J 2011 Structured-light 3D surface imaging: A tutorial Adv. Opt. Photon. AOP 3 128–60

[10] Li S, Liu D, Yin G, Zhuang P and Geng J 2006 Real-time 3D-surface-guided head refixation useful for fractionated stereotactic radiotherapy Med. Phys. 33 492–503

[11] Park J, Zhou Q-Y and Koltun V 2017 Colored point cloud registration revisited 2017 IEEE Int. Conf. on Computer Vision (ICCV) (Venice) 143–52

[12] Krell G, Saeid Nezhad N, Walke M, Al-Hamadi A and Gademann G 2017 Assessment of iterative closest point registration accuracy for different phantom surfaces captured by an optical 3D sensor in radiotherapy Comput. Math. Methods Med. 2017 e2938504

[13] Peng J L, Kahler D, Li J G, Samant S, Yan G and Amdur R et al 2010 Characterization of a real-time surface

image-guided stereotactic positioning system Med. Phys. 37 5421–33

[14] Cerviño L I, Pawlicki T, Lawson J D and Jiang S B 2010 Frame-less and mask-less cranial stereotactic radiosurgery: a feasibility study Phys. Med. Biol. 55 1863–73

[15] Wooten H O, Klein E E, Gokhroo G and Santanam L 2010 A monthly quality assurance procedure for 3D surface imaging J. Appl. Clin. Med. Phys. 12 3338

[16] Pallotta S, Marrazzo L, Ceroti M, Silli P and Bucciolini M 2012 A phantom evaluation of Sentinel(™), a commercial laser/camera surface imaging system for patient setup verification in radiotherapy Med. Phys. 39 706–12

[17] Haraldsson A, Ceberg S, Ceberg C, Bäck S, Engelholm S and Engström P E 2020 Surfaceguided tomotherapy improves positioning and reduces treatment time: A retrospective analysis of 16 835 treatment fractions J. Appl. Clin. Med. Phys. 21 139–48

[18] Carl G, Reitz D, Schönecker S, Pazos M, Freislederer P and Reiner M et al 2018 Optical surface scanning for patient positioning in radiation therapy: a prospective analysis of 1902 fractions Technol. Cancer Res. Treat. 17 1533033818806002

[19] Schönecker S, Walter F, Freislederer P, Marisch C, Scheithauer H and Harbeck N et al 2016 Treatment planning and evaluation of gated radiotherapy in left-sided breast cancer patients using the Catalyst™/Sentinel™ system for deep inspiration breath-hold (DIBH) Radiat. Oncol. 11 143

[20] Batista V, Meyer J, Kügele M and Al-Hallaq H 2020 Clinical paradigms and challenges in surface guided radiation therapy: Where do we go from here? Radiother. Oncol. 153 34–42

[21] Laaksomaa M, Sarudis S, Rossi M, Lehtonen T, Pehkonen J and Remes J et al 2019 AlignRT® and Catalyst™in whole-breast radiotherapy with DIBH: Is IGRT still needed? J. Appl. Clin. Med. Phys. 20 97–104

[22] Pazos M, Walter F, Reitz D, Schönecker S, Konnerth D and Schäfer A et al 2019 Impact of surface-guided positioning on the use of portal imaging and initial set-up duration in breast cancer patients Strahlenther. Onkol. 195 964–71

[23] Naumann P, Batista V, Farnia B, Fischer J, Liermann J and Tonndorf-Martini E et al 2020 Feasibility of optical surface-guidance for position verification and monitoring of stereotactic body radiotherapy in deep-inspiration breath-hold Front. Oncol. 10 573279

[24] Kügele M, Edvardsson A, Berg L, Alkner S, Andersson Ljus C and Ceberg S 2018 Dosimetric effects of intrafractional isocenter variation during deep inspiration breath-hold for breast cancer patients using surface-guided radiotherapy J. Appl. Clin. Med. Phys. 19 25–38

[25] Alderliesten T, Betgen A, Elkhuizen P H M, van Vliet-Vroegindeweij C and Remeijer P 2013 Estimation of heart-position variability in 3D-surface-image-guided deep-inspiration breathhold radiation therapy for left-sided breast cancer Radiother. Oncol. 109 442–7

[26] Reitz D, Walter F, Schönecker S, Freislederer P, Pazos M and Niyazi M et al 2020 Stability and reproducibility of 6013 deep inspiration breath-holds in left-sided breast cancer Radiat. Oncol. 15 121

[27] Padilla L, Havnen-Smith A, Cerviño L and Al-Hallaq H A 2019 A survey of surface imaging use in radiation oncology in the United States J. Appl. Clin. Med. Phys. 20 70–7

[28] Shah A P, Dvorak T, Curry M S, Buchholz D J and Meeks S L 2013 Clinical evaluation of interfractional variations for whole breast radiotherapy using three-dimensional surface imaging Pract. Radiat. Oncol. 3 16–25

[29] Placht S, Stancanello J, Schaller C, Balda M and Angelopoulou E 2012 Fast time-offlight camera based surface registration for radiotherapy patient positioning Med. Phys. 39 4–17

[30] Fayad H, Pan T, Clement J F and Visvikis D 2011 Technical note: Correlation of respiratory motion between external patient surface and internal anatomical landmarks Med. Phys. 38 3157–64

附　录

国内图像引导放疗设备介绍

1　一体化诊断级 CT 引导直线加速器

1.1　C 形臂 CT 引导直线加速器

C 形臂加速器作为医用直线加速器的经典构造，是当前市场的主流产品形态。因其臂架结构外形与英文字母 C 类似而得名。其主要特点如图 1 所示，其治疗头由一个相对于机架伸出的臂架支撑，射束由治疗头向下发射；束流对面配置有 EPID（电子平板成像探测器），可以进行实时图像采集，臂架和 EPID 组成 C 形结构。

C 形臂加速器由于其开放式构造，患者与射束之间的位置关系非常灵活，使其适用性极广，能够广泛应用于不同患者体态以及治疗体位的临床需求。除了常规的共面治疗还可以通过旋转治疗床不同角度来实现非共面治疗，通过更多的射束照射角度，使得体内剂量分布能够最大程度的优化，实现精准治疗。这种灵活的配置也带来了一些不可避免的缺点，由于其运动维度非常多，包括机架旋转，治疗头旋转、治疗床的平移和旋转，机架 /EPID 与治疗床之间会有碰撞风险，而且在它们还有与患者碰撞的风险，需要设计相应的碰撞检测机制来降低碰撞风险；对于自动计划执行以及非共面计划，在治疗前需要进行试跑来确定是否有碰撞的可能，从而进一步降低风险。

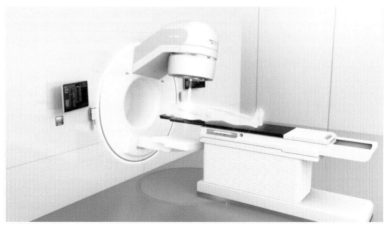

图 1　C 形臂加速器示意图

1.1.1 uRT-linac 506c

uRT-linac 506c 为上海联影医疗推出的全球首创一体化 CT 直线加速器，采用 C 形臂结构。主要组成有 CT、机架、治疗头、平板探测器和治疗床，如图 2 所示。

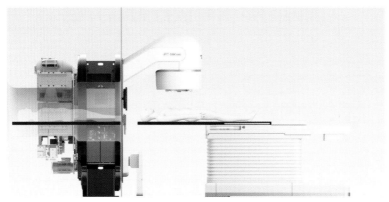

图 2　uRT-linac 506c 示意图

配备 24 排诊断级 CT，成像质量相对于常规 kV 级平板成像系统有质的提升，支持 CT 模拟定位功能和 CT 图像引导功能。

模拟定位功能：支持同机模拟定位和治疗，提高摆位精度；减少了传统的模拟定位机房到放疗机房的患者转移以及摆位复位的流程，从而简化了放疗流程，且可以减少模拟定位 CT 机房需求。

CT 图像引导功能：诊断级 CT 图像质量，与模拟定位 CT 图像质量一致，图像配准精度大幅提升，从而减少摆位误差，提高治疗精度。同时可以根据 CT 图像中患者体型或者肿瘤的变化来判断是否需要对治疗计划进行调整，实现自适应放疗等高级放疗流程来进一步提高治疗精度。

CT 主要性能参数参见表 1。

表 1　uRT-linac 506c 主要参数

参数	指标	参数	指标
探测器材料	固态稀土陶瓷	FOV	500mm
球管阳极热容量	5.3MHU	扩展 FOV	700mm
扫描架孔径	700 ± 10mm	焦点尺寸（IEC 60336）	0.5mm × 1.0mm 1.0mm × 1.0mm
探测器排列数	24 排	扫描时间 /360°	0.5s*, 0.6s, 0.7s, 0.8s, 1.0s, 1.5s, 2.0s
探测器 Z 轴宽度	19.2mm	每圈扫描层数	16 层
X, Y 轴空间分辨率	18.5lp/cm@0%MTF	最薄扫描层厚	0.6mm
Z 轴空间分辨率	18.0lp/cm@0%MTF	图像重建矩阵	1024 × 1024，768 × 768，512 × 512

参数	指标	参数	指标
低对比度分辨率	2mm@0.3%@40mGy	扫描模式	自动螺旋、轴扫
最大 X 射线球管电压	80kV	图像噪声	≤ 0.35%
最大输出管电流	420mA	CT 值均匀性	± 4HU（水）
最小可调管电流	10mA	CT 值准确性	−1000 ± 10HU（空气） 0 ± 4HU（水）
最小毫安调节范围	1mA	CT 值显示范围	1024~+8191（HU）
		最长扫描距离	990mm

机架旋转轴、治疗头旋转轴和治疗床旋转轴的理想相交点为等中心，由于治疗计划总会涉及到这三个轴的旋转，所以等中心精度直接决定了治疗精度，通过精细的仿真计算，以及严格的生产制造标准，506c 的机架与治疗头的等中心精度高达 0.5mm，达到 SRS 以及 SBRT 的治疗精度要求。同时机架旋转范围为 540°，对比传统 C 形臂设备的旋转范围更大，使得计划制作有更多的发挥空间，但是受限于碰撞风险的法规要求，机架最大速度不能超过 7°/s。

束流系统配备了 S 波段驻波边耦合加速管和大功率磁控管，可产生 6MV 治疗束和超低能量 1.5MV 成像束流，其中治疗束支持均整以及非均整束流。双通道封闭式电离室以及温湿度、气压自动矫正功能提供了高剂量稳定性。

506c 主要束流指标如表 2 所示。

表 2　506c 主要束流参数

参数	指标	参数	指标
X 线能量	6MV	最大吸收剂量比 TMR	107%（≤ 30cm × 30cm） 109%（> 30cm × 30cm）
成像束能量	1.5MV	剂量重复性	≤ 0.5%
最大剂量率	600MU/Min（FF） 1400MU/Min（FFF）	剂量线性度	± 1%
最小剂量分辨率	0.01MU	剂量随设备角度位置的变化	± 1.5%
最大剂量建成深度	1.6 ± 0.15cm（FF） 1.5 ± 0.15cm（FFF）	剂量随机架旋转的变化	± 2.5%
束流变换响应时间	0.05s	束流击靶点尺寸	≤ 2mm
百分深度剂量（水下 10cm）	（67 ± 1.0）%（FF）	射野尺寸	0.5cm × 0.5cm~ 40cm × 40cm

续表

参数	指标	参数	指标
X 线对称性	101.5%	半影	≤ 9mm（10cm × 10cm）（钨门） ≤ 7mm（10cm × 10cm）（MLC）
X 线平坦度	106%（≤ 30cm × 30cm） 110%（> 30cm × 30cm）	光射野一致性	钨门： ± 1mm（≤ 20cm × 20cm） ± 1.5mm（> 20cm × 20cm） 多叶光栅： ± 1mm（≤ 10cm × 10cm） ± 1.5mm（> 10cm × 10cm）

　　束流产生后需要经过治疗头进行成形，形成所需的二维形状，照射至患者从而实现剂量调强。治疗头主要准直器包括钨门和多叶光栅，定义了最大射野，射野分辨率以及射野的准确性。为了避免位置传感器的失效导致射野形状错误，准直器运动轴都配置了两套相互独立的位置传感器，实时进行交叉验证来保证射野形状的准确性。

　　为了实现高效且精准的治疗效果，准直器的最大运动速度、叶片的投影宽度以及运动到位精度极其重要；多叶光栅叶片设计使得相对叶片组可形成交指野，大幅降低片间漏射，减少漏射对治疗精度的影响。

　　uRT-linac 506c 在各指标都实现了业内领先，主要参数见表 3。

表 3　506c 准直器主要指标参数

参数	指标	参数	指标
准直器旋转范围	± 180°	叶片数量	120
准直器旋转精度	0.1°	叶片等中心平面投影宽度	5mm ± 0.2mm（中间 40 对） 10mm ± 0.2mm（外侧各 10 对）
准直器旋转重复性	0.1°	叶片过中心线最大距离	20cm
上独立准直器 (Y Jaw) 运动范围	10 ～ 20cm	叶片到位精度	≤ 1mm
下独立准直器 (X Jaw) 运动范围	–2 ～ 20cm	叶片移动重复精度	≤ 0.5mm
钨门到位精度	≤ 1mm	叶片移动最大速度（等中心平面）	2.5cm/s
钨门最大运动速度	2.5cm/s	最大固定射野	40cm × 40cm
		叶片与钨门联合透射率	≤ 0.02%

治疗床作为患者支撑结构，为了最大程度地减少对剂量的衰减，同时保证床的刚性，床板采取碳纤维加填充材质的形式来设计。其最大负载能力决定了所能支撑的最重患者，其运动范围以及到位精度决定了治疗精度，因为对于图像引导工作流，在完成配准后，需要通过移床来补偿摆位误差。同时如果需要支持非共面治疗，治疗床的旋转精度以及旋转等中心会直接影响治疗精度。

506c 治疗床的主要指标参数见表 4。

表 4　506c 治疗床主要参数

参数	指标	参数	指标
最大负载	250kg	平移到位精度	≤ 0.5mm（等中心 ±5cm）； ≤ 1.5mm（等中心 ±20cm）
垂直运动范围	66~160cm	旋转范围	±95°
前后运动范围	310cm	旋转到位精度	≤ 0.1°
左右运动范围	±25cm	等中心精度（机架 + 治疗头 + 治疗床）	≤ 0.75mm

平板探测器（EPID）可以进行实时图像采集，支持成像束情况下的三维图像重建以及平片图像重建。在治疗束情况下，可以支持机器质控，计划质控以及实时剂量监测等功能。常规可以支持患者成像，用于图像引导功能。其次鉴于放疗设备的特殊性，为了保证治疗的精度和安全性，机器状态的周期性质控极为关键，传统的机器质控采用很多三方设备，使用起来极为复杂，不同质控项需要切换不同的测量设备，这样会导致质控工作非常耗时且容易出错。基于机器自带的平板探测器，设计自动化质控工作流，使得用户只需要简单的执行相关工作流，即可得到质控结果并自动记录至加速器数据库中，可以随时进行回顾和备份，极大地简化了质控工作。类似地，患者治疗计划在执行前，需要使用三方测量设备进行剂量验证，保证计划执行和计划系统能够保持一致，这也导致用户的计划质控工作量极大。而使用自带平板探测器进行计划质控，可以批量化、自动进行计划队列式的测量验证和记录，极大地简化了用户的工作，且可以保证质控的质量。机器自带平板探测器取代三方设备进行质控是未来直线加速器质控的发展趋势。

506c 的平板探测器的主要性能参数如表 5 所示。

表 5　506c 平板探测器主要参数

参数	指标	参数	指标
探测器材料	非晶硅	图像采集速度	15fps（1024 × 1024） 30fps（512 × 512）
有效感应面积	41cm × 41cm	探测器最小帧时间	0.5s
探测器像素矩阵	1024 × 1024, 512 × 512	平板垂直移动范围	60cm（SID: 95 ～ 155cm）

续表

参数	指标	参数	指标
像素空间分辨率	0.4mm×0.4mm	平板水平纵向移动范围	±12cm（SID=155cm）
图像空间分辨率	7.6lp/cm（2D） 3.0lp/cm（3D）	平板水平横向移动范围	−8～+12cm
像素灰度分辨率	16bit/pixel		

1.1.2　uLinac VisionaryTx

uLinac VisionaryTx 为联影医疗推出的一体化 CT 直线加速器旗舰机型，如图 3 所示。

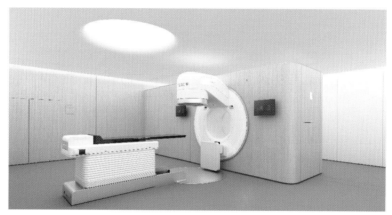

图 3　uLinac VisionaryTx 示意图

相较于 uRT-linac 506c，uLinac VisionaryTx 在各方面都有了很大的升级，主要包括 CT、治疗束、准直器、治疗床，其中 CT 采用了联影最新型号的大孔径 CT，在孔径大小以及成像指标上有极大的提升；束流由 506c 的单光子新增多档光子和电子束；准直器在叶片宽度方向的分辨率提升了一倍；治疗床新增床板的俯仰（pitch）和翻转（roll）两个自由度。

大孔径 CT 的主要性能指标如表 6 所示。

表 6　大孔径 CT 主要参数

参数	指标	参数	指标
探测器材料	固态稀土陶瓷	FOV	630mm
球管阳极热容量	8MHU	扩展 FOV	870mm
扫描架孔径	870±10mm	焦点尺寸（IEC 60336）	0.5mm×1.0mm 1.0mm×1.0mm
探测器排列数	40 排	扫描时间 /360°	0.37s※，0.4s※，0.5s，0.6s，0.7s，0.8s，1.0s，1.5s，2.0s

参数	指标	参数	指标
探测器 Z 轴宽度	22mm	每圈扫描层数	20/40/80 层
X, Y 轴空间分辨率	18.5lp/cm@0%MTF	最薄扫描层厚	0.55mm
Z 轴空间分辨率	19.0lp/cm@0%MTF	图像重建矩阵	1024 × 1024，768 × 768，512 × 512
低对比度分辨率	3mm@0.3%@21mGy	扫描模式	定位扫描、断层扫描、螺旋扫描、灌注扫描 *、增强扫描、基于呼吸过程的动态 4D 扫描 *、双能量扫描 *（需后处理软件）
最大 X 射线球管电压	140kV	图像噪声	≤ 0.33%
最大输出管电流	667mA	CT 值均匀性	± 4HU（水）
最小可调管电流	10mA	CT 值准确性	−1000 ± 10HU（空气）0 ± 4HU（水）
最小毫安调节范围	1mA	CT 值显示范围	−1024 ~ +32768（HU）
		最长扫描距离	910mm

相较于 506c 只配置了 6MV 单光子，uLinac VisionaryTx 治疗束包括 6MV、10MV 光子、6MeV、9MeV、12MeV 和 15MeV 电子，丰富了治疗束的能量配置，并配备电子后，能够根据肿瘤的病种和位置来选择最优化的束流进行治疗，进一步提升治疗效果。

准直器在多叶光栅的设计上采取独有专利设计，由单层多叶光栅升级为双层多叶光栅，在叶片宽度方向的分辨率（等效叶片分辨率）得到了成倍的提升，同时优化了叶片端面设计，使得其具有更小的半影，其主要指标如表 1 所示。

表 7 uLinac VisionaryTx 多叶光栅主要参数

参数	指标	参数	指标
叶片数量	204	叶片移动最大速度	6.5cm/s
等效叶片分辨率	2.5 mm ± 0.2 mm（等中心 10cm 内）5 mm ± 0.2 mm（整个野）	叶片箱体最大速度	5cm/s
叶片过中心线最大距离	20cm	最大固定射野	40cm × 40cm
叶片到位精度	≤ 1mm	叶片端面半影	≤ 3.5mm
叶片移动重复精度	≤ 0.5mm		

治疗床新增了床板的俯仰（pitch）和翻转（roll）两个自由度，它们的运动范围均为 ± 3°，到位精度高达 0.1°，如图 4 所示。配合图像引导算法的六维配准，可以计算出患者体位

在平移轴以及旋转轴的偏移，再通过治疗床的六个维度移动来补偿相应的摆位误差，六维床相对于四维床能够更加精准地补偿摆位误差。

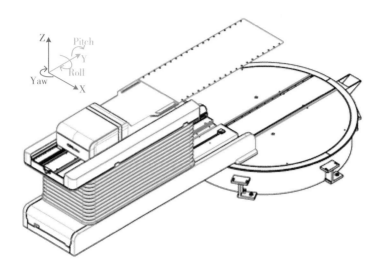

图 4　六维床维度示意图

除以上主要部件的升级外，还首次使用了创新性专利设计的无线手控盒，如图 1 所示，相比于传统的有线手控盒，其更像一部智能手机，在治疗室内能够手持自由移动，不受线缆束缚，使用更加自由灵活，其配置有 5 英寸多点触控电容屏，能够完整展示患者信息、机器参数、摆位数据等信息，极大地方便了人机交互操作。

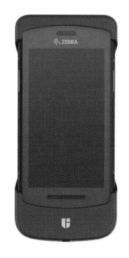

图 5　无线手控盒示意图

1.1.3　uLinac EternaTx

uLinac EternaTx 是联影医疗所推出的新一代大孔径 CT 引导单光子加速器，采用了与

VisionaryTx 同型号的大孔径 CT，治疗床也新增了六维可选配置。多叶光栅的叶片数量和叶片等中心平面投影宽度等参数与 uRT-linac 506c 一致，叶片最大 6.5cm/s（箱体 3.0cm/s 独立运动），钨门最大 9.5cm/s，能够有效提升治疗计划执行效率。

1.2　环形 CT 引导直线加速器

相较于 C 形臂加速器，环形加速器的治疗头隐藏在外壳内，从外观上看与 CT、MR 等影像设备类似，没有外伸的臂式结构，避免了治疗头、平板探测器与治疗床和患者碰撞的风险，提高了使用安全性，简化了工作流。机架的最大旋转速度可以突破法规要求的 7°/s 的限制。机架的提速可以明显增加治疗效率，因为对于 C 形臂加速器，通常来说机架是限制治疗计划效率的主要瓶颈。此外，环形加速器体积更小，且采用自屏蔽设计，对加速器机房的尺寸以及屏蔽要求都有极大的降低，大大降低了医院配置放疗设备的成本。环形加速器的装机调试也会相对简单，能够大大降低装机调试时间，降低医院使用等待时间。

但以上优点也会带来应用上的限制，例如，患者只能在孔径中进行治疗，孔径的大小限制了患者的体态以及部分特殊支架的使用，从而限制了临床应用的范围。治疗床无法旋转，这使得环形设备无法实现非共面治疗。而且摆位位置与治疗位置不一致，操作者无法直接观察摆位的准确性。

uLinac HalosTx 是配置大孔径 CT 的一体化 CT 直线加速器设备，是 uRT-linac 506c 的一个改进款，部分部件进行了升级和修改，主要有 CT、机架、平板探测器和治疗床（图 6）。

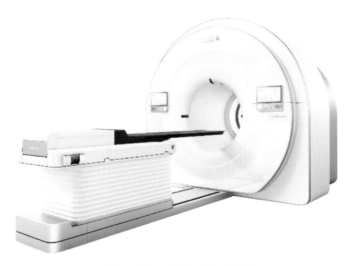

图 6　uLinac HalosTx 示意图

其中 CT 采用的是与 uLinac VisionaryTx 一致的大孔径 CT，其主要参数参见表 6。

机架速度由 7°/s 提升到了 24°/s，由于机架速度的极大提升，进而提升了治疗效率。

平板探测器采用业内首创的超大成像面积，如图 7 所示。有效感应面积提升到 64.51cm×60.92cm，探测器像素矩阵为 4608×4352，像素空间分辨率为 0.14mm×0.14mm，图像采集速度为 40fps，为市场在售直线加速器中最大的 MV 级平板探测器，使得 CBCT 成像的最大 FOV 达到 40cm×40cm，能够实现全射野的机器质控、计划质控和剂量监测等功能。

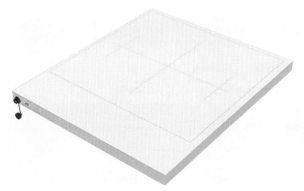

图 7　超大成像面积平板探测器

EPID 下方集成了自屏蔽模块，阻挡在主射线穿透设备的路径上，使得机房主屏蔽厚度减少至常规机房的一半。

治疗床由于需要适配孔径治疗应用，设计为 5 维治疗床，相对于 uLinac VisionaryTx 的 6 维床，减少了床的旋转轴。其主要参数参见表 8。

表 8　5 维治疗床主要参数

参数	指标	参数	指标
垂直移动范围	–550 ～ +250mm（距离地面 650~1450mm）	Pitch&Roll 旋转范围	± 3°
水平横向运动范围	–210 ～ 210mm	Pitch& Roll 旋转精度	≤ 0.1°
水平纵向运动范围	0 ～ 2516mm	最大负载	190kg
运动到位精度	≤ 0.5mm		

治疗束支持 6MV 单光子，只支持非均整束流，其最大剂量率可达 1200MU/min；且等中心精度高达 0.5mm，与 uRT-linac 506c 保持一致。

除以上主要部件的优化和修改，uLinac HalosTx 还创新性设计有孔径投影功能，可以让患者在孔径中实现视觉交互，并减轻患者恐惧心理。

1.3　诊断级 CT 图像引导放疗技术特点

CT-linac 系统将诊断级 CT 与直线加速器结合到放疗过程中，为临床使用提供高清图像引导，能够准确显示肿瘤及其周围重要器官的位置关系。如图 8 所示，传统直线加速器通常配备 kV、MV CBCT 或二维正交成像。kV 或 MV 正交成像引导仅能提供二维信息，图像引导的精度有限。kV 或 MV CBCT 像的图像质量也有各种限制因素。锥束成像中最大的问题在于患者体型和组织密度的差异以及病床板引起的散射，难以通过硬件或算法完全去除。此外，CBCT 图像采集使用的平板探测器效率较低，每次扫描获得的投影图像较少，也会影响图像质量。此外，CBCT 图像采集受限于机架速度，对运动区域特别敏感，导致重建图像存在几何不确定性，并可能引发几何大小偏差。因此通常只能依赖简单的骨性标记进行配准。然而，软组织与骨骼的位置关系并非固定，这使得 CBCT 在肿瘤位置和形态的精确配准上无法完全满足临床需求。

而诊断级 CT 采用扇形束重建，具有较多的投影数和快速的机架旋转，大大提升了图像质量。诊断级 CT 不仅能清晰显示骨骼，还能呈现更多的组织结构，从而实现更精确的配准，提供更丰富的临床信息。与其他模态例如 MR 或 PET 图像引导相比，CT-linac 的图像引导时间更短，图像无几何畸变，且可以直接用于放疗剂量计算。

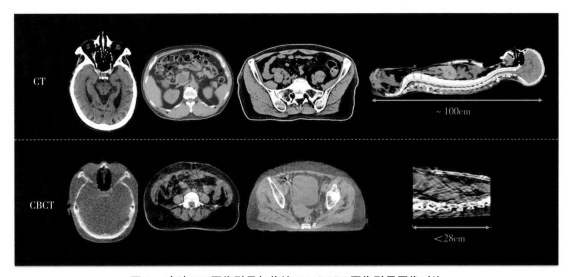

图 8　高清 CT 图像引导与传统 kV-CBCT 图像引导图像对比

表 9　CT 与其他模态图像引导的对比

	kV CBCT	MRI	MV FBCT	CT
FOV（cm）	28 ～ 50	30 ～ 40	≥ 40	≥ 50
扫描长度（cm）	28	＞ 40	≥ 50	≥ 100
图像质量	软组织分辨差，依靠骨性标记，无法分辨肿瘤	软组织分辨率优越，但图像存在一定程度的空间畸变	信噪比和软组织分辨不如 kV 成像	信噪比和软组织分辨率优于 CBCT，可分辨大部分肿瘤
是否提供电子密度信息	不准确	不准确（生成伪CT，但准确性不高）	不准确	金标准
扫描时间	C 形机：1 分钟环形机最快：6 秒	＞ 3 分钟	3 分钟	10 ～ 30 秒

1.4 诊断级 CT 图像引导放疗临床应用

1.4.1 CT-IGRT 全流程监控

利用诊断级 CT 集成在放疗系统中，可以在治疗前通过高质量的影像进行引导，实现肿瘤边缘的高清对齐，而不是依赖传统的骨性标记配准。这种方法能够在治疗前实现肿瘤的精准复位，为技师和物理师提供更清晰的图像，减少肿瘤边缘扩展，从而降低病人的正常组织剂量和毒性。同时，高清的 CT-IGRT 图像可以帮助医生在整个治疗过程中检测肿瘤的变化，及时调整治疗方案，确保每次放疗的精确实施（图 9）。

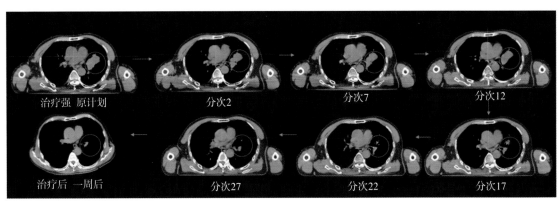

图 9　CT-IGRT 全疗程疗效监测

1.4.2 低剂量 CT

随着技术的发展，在常规 CT 的基础上，通过调整特定的 CT 扫描参数实现了低剂量 CT 技术（表 10，图 10）。目前最常用的降低 CT 成像剂量的方式是降低 X 光球管的输入电流，从而减少其释放的光子数量，以此减小 CT 扫描时对人体的辐射剂量。通过这种方法实现的低剂量 CT 不会对图像的空间分辨率产生较大影响，对人体解剖图像的显示无明显差异，但成像剂量较常规 CT 有显著减少。常规 CT 扫描的 $CTDI_{vol}$ 剂量从 10 ~ 50mGy 不等。常规剂量扫描的 CT 图像可用于后续的剂量评估及自适应放疗。而对于日常 IGRT 的需求，对于某些只需依赖骨性标记的部位，可以使用低剂量协议扫描。

表 10　常规剂量 CT 协议与低剂量 CT 协议的对比

部位	常规剂量协议	$CTDI_{vol}$（mGy）	低剂量协议	CTD_{Ivol}（mGy）
头部	120kV/200mAs	30.1	120kV/20mAs	3.01
颈部	140kV/120mAs	13.32	140kV/30mAs	3.33
胸部	120kV/150mAs	10.1	120kV/50mAs	3.4
腹部	120kV/180mAs	12.24	120kV/50mAs	3.4
盆腔	120kV/200mAs	13.54	120kV/70mAs	4.6

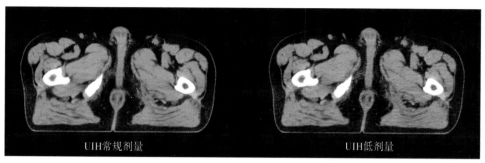

图 10　盆腔部位常规剂量 CT 与低剂量 CT 扫描图像对比

1.4.3　一站式放疗技术

随着放疗计划和实施的复杂性增加，安全准确地治疗患者所需的步骤数量也在增加。患者不得不在不同的科室之间多次往返，这不仅严重影响了他们的整体就医体验，也可能造成不必要的治疗延误。在我国，受限于"机器少患者多"的放疗现状，从患者登记到开始接受放疗，这一过程可能耗费数周至一个月的时间。

研究表明，脑转移瘤可能在极短的时间内发生显著的体积变化。具体来说，在两次 MRI 检查间隔仅为 7 天时，有 41% 的患者需要调整其治疗计划。而当这一间隔超过 7 天时，需要更改治疗策略的患者比例更是高达 78%[1]。此外，从进行 MRI 检查到开始立体定向放射治疗（SRS）的延迟，可能会对局部控制率产生不利影响[2]。此外，在肺癌立体定向放射治疗（SBRT）的患者中，有研究推荐从影像采集到首次治疗的间隔应控制在 3 周以内[3]。另一篇系统综述的分析结果表明，对于膀胱癌、乳腺癌、结肠癌、直肠癌、肺癌、宫颈癌和头颈部癌症患者而言，无论治疗方式是手术、放疗还是全身治疗，治疗的延迟超过 4 周都会增加患者的死亡风险，且随着延迟时间的延长，其危害性也随之增大[4]。此外，一些患者伴有明显的不适症状，需要立即通过放疗缓解症状。如上腔静脉压迫的患者常伴有呼吸困难，骨转移的患者伴有剧烈疼痛。然而，放疗计划的设计和执行的复杂性、沟通障碍、成本考量、硬件限制以及患者的个体差异，都使得在传统设备上实现从首次影像采集到首次放疗的短间隔变得不切实际。

CT 一体化加速器突破了这些限制，它不仅整合了 CT 模拟定位与放射治疗功能，还配备了先进的智能化平台。一站式放疗技术允许患者在单一平台上完成从即时定位、即时勾画、即时计划、即时治疗到在线剂量监测的整个放疗流程。这一创新将原本跨越数周至数月的放疗流程缩短至大约 15 分钟，不仅提升了放疗的工作效率，并极大地改善了患者的就医体验。

2021 年初，复旦大学附属肿瘤医院首次在 23 分钟内在 uRT-linac 506c 上成功实现了直肠癌术后放疗患者的一站式放疗，随后该技术被进一步拓展推广至鼻咽癌、乳腺癌、肺癌、脑转移和急诊放疗。一站式放疗的在线工作流示意如图 11 所示，在线流程主要由 CT 模拟定位、勾画生成与确认、计划创建与优化、计划质控和执行几个阶段组成。

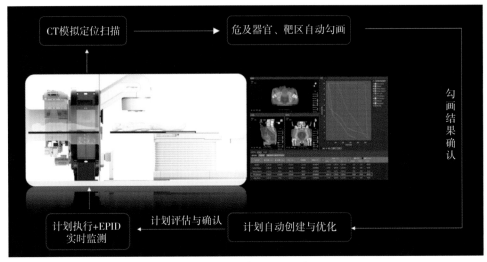

图 11　一站式放疗流程示意图

1.4.4　在线自适应放疗技术

个体化精准放疗是近年来放疗技术发展的趋势。在目前的常规放射治疗流程中，根据分割方式不同，患者通常需要接受 4～30 次的治疗，整个放射治疗周期大约持续 1～6 周。由于患者的体型、体位以及器官充盈程度等因素的影响，肿瘤的大小、形态和相对位置在长期的治疗过程中可能会发生变化。如果单纯沿用初始的治疗计划，可能导致肿瘤靶区剂量不足、漏照或危及器官的受量超标等问题。自适应放疗作为一种闭环放射治疗过程，其治疗计划可以通过系统的测量反馈进行动态调整[5]。

根据自适应计划调整时患者是否仍处于放疗体位躺在治疗床上，自适应可以分为在线自适应和离线自适应两种模式。然而，由于缺乏集成在加速器上的高清影像设备，无法实时清晰地观察肿瘤的变化情况；同时，自适应的勾画与计划设计耗费大量时间，若采用在线自适应，将占用过多的加速器时间，对临床工作造成重大负担。此外，过长的自适应计划调整用时可能导致在此期间患者解剖结构又发生了变化，导致自适应计划不能满足临床要求。因此这一技术尚未在临床上得到广泛应用。

为实现在线自适应技术，基础条件在于能够在线完成 CT 模拟定位影像的采集。除了清晰的肿瘤边界勾画，还需要获取精确的电子密度信息以进行在线剂量计算。目前，只有一体化 CT-Linac 能实现这一目标。为了减少在线自适应放疗调整过程中患者变化的影响，整个在线自适应流程应控制在 15 分钟以内。为了实现这一目标，一体化 CT-linac 搭载智能化在线自适应平台，提供如自动勾画、形变配准、自动计划、计划独立验算和基于 EPID 的实时在线剂量监测等前沿技术，能够实现快速 CT 在线自适应放疗。

在患者治疗当天，通过机载诊断级 CT 采集当日的患者图像，并与计划图像进行配准后，智能化判断是否需要对计划进行修正。如果当日解剖变化显著，则可以启动在线自适应放疗。利用自动勾画和形变配准技术生成的勾画，医生只需进行少量修改即可用于临床，大大减少了医生在线修改勾画的时间。此外，自主开发的 TPS 实现了自动计划功能，省略了物理师输入约束条件、辅助结构、反复调优等步骤，基于原计划的风格自动生成个体化的自适应计划，仅需 3 ～ 5 分钟即可完成临床计划的制作。为了解决在线自适应放疗中的病人计划质量保证（QA）问题，一体化 CT-linac 还提供了基于电子射野影像设备（EPID）的在线质控系统。该系统能在病人接受剂量投照的过程中，利用蒙特卡罗算法（Monte Carlo algorithms）实现二维实时在线计划质量保证。这不仅确保了治疗的准确性和可靠性，还显著提高了效率，减少了潜在的人为错误。

CT-Linac 的在线自适应具备以下特点：

- 诊断级的 FBCT 引导：HU 值准确，可直接用于剂量计算；FOV 大，头脚方向扫描范围长，可完整覆盖患者体表外轮廓和长靶区；软组织分辨率优于锥形束 CT，对于腹盆器官成像清晰容易辨识，无空腔伪影；对于易受呼吸运动影响的病种，如肺癌和上腹部肿瘤，可采用 4DCT 引导进行自适应放疗。
- 触发式的在线自适应流程，可每个分次按需选择是否开展 ART；
- 定制化的勾画生成方式，勾画精度高，在线修改时间短；
- 快速高效的自适应优化算法，计划效果稳定，与手工计划相当；
- 快速精准的剂量计算算法；
- EPID in vivo 和独立验算双重质控手段；
- 支持远程访问；
- 支持在线自适应流程中多模态融合；
- 支持多种呼吸运动管理方式。

通过这种高效、前沿的技术集成，在线自适应放疗的精度、效率和安全性得到了极大提升，为在线自适应技术的临床应用提供了技术基础。目前，该技术已被广泛应用于宫颈癌、鼻咽癌、乳腺癌、肺癌、脑转移、膀胱癌、直肠癌、结肠癌等病种。

在线自适应放疗的工作流示意如图 12 所示，在线流程主要由诊断级 CT 图像引导，配准和自适应放疗评估，勾画生成与确认，计划创建与优化，计划质控和执行几个阶段。

1.4.5　超长靶区放疗

对于超长靶区的放射治疗，如全骨髓照射（total marrow irradiation, TMI）、全骨髓全淋巴链照射（TMLI）和全脑全脊髓放射治疗（craniospinal irradiation, CSI）等，CT-linac 具备独到的临床应用优势。超长靶区的治疗挑战体现在放疗的各个环节：

- 定位：靶区范围长，定位时体位固定难度大；
- 计划制定：往往需要设计 3 ～ 4 个等中心，射野衔接处易出现剂量冷热点；剂量拼接调强对位置精度要求更高；多中心计划执行过程中，定位床和不同厂家治疗床差异以及沉降误差不一致对衔接处的实际剂量有影响；
- 摆位：多个等中心治疗，摆位治疗时间较长；
- 影像引导：受限于 CBCT 的 FOV 及扫描长度，往往需要多次拼接或多中心扫描，使 IGRT 时间进一步延长；临床考虑到 MVCT 的扫描速度慢且剂量大，对长靶区往往不会采用全覆盖扫描而常采用分段扫描综合评估；
- 治疗过程：分次内照射的剂量准确性无法监测。

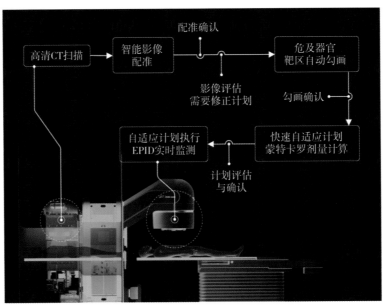

图12　在线自适应放疗流程图

针对以上问题，一体化 CT-linac 提供了如下解决方案：

- 一体化 CT 头脚方向一次可扫描范围超过 90cm，长靶区成像无需多次拼接，可用于患者模拟定位，避免定位床和不同厂家治疗床差异以及沉降误差不一致对衔接处的实际剂量有影响；
- 一体化 CT 的 FOV、扫描长度和影像质量优于常规 CBCT，便于治疗前对长靶区进行快速整体评估和影像引导摆位验证；
- CT-linac 支持多等中心计划自动移床，杜绝人为移床可能引起的误差，减少人员反复进出机房，提高治疗效率；
- CT-linac 提供基于 EPID invivo 在体剂量监测功能，在放疗过程中对患者接受的剂量进行实时监测，能够及时发现治疗的错误或偏差，例如由于长时间治疗带来的体位变化等，保证超长靶区放疗计划的精准实施。

1.5　CT-linac 图像引导的重要指标与性能

1.5.1　床形变

在 CT linac 系统中，CT 和 RT 等中心的空间距离需要通过病床运动来补偿。病床系统在纵向分为基座和床板两级运动机构以确保整体刚度。然而，由于患者体重和体位的差异，床的刚性不能无限大，因此 CT 成像位置和 RT 治疗位置之间仍不可避免地存在垂向形变误差。为了精确修正病床的垂向误差，需要在治疗位置和 CT 位置测量并修正病床垂直位置的形变误差。通常，此误差如果大于 2mm，必须校正到小于 0.5mm。校正技术可以使用激光测距仪直接测量或者影像中识别床板的位置变化。

1.5.2　影像引导性能质控

影像引导的性能方面主要表现在引导精度以及引导效率方面。影像引导精度一般在临床上要求总误差小于 1mm，其测试方法如下：

- 将模体摆放在治疗床上，并将模体上的标记的摆位点（set-up point）与三组外激光灯对齐。
- 床在三个方向（LNG,LAT,VRT）上移动 10mm。
- 执行 IGRT，得到 CT 扫描的 IGRT 图像。
- 进行图像配准后，得到各个方向的偏差。
- CT-IGRT 精度偏差为 $\sqrt{(X1-10)^2+(Y1-10)^2+(Z1-10)^2}$，结果要 $\leq$ 1mm。

在影像引导效率方面，通常会计算从引导过程开始到结束所需的总时间。这包括影像采集、影像重建、影像配准和误差修正等环节。总时间一般要求控制在 2 分钟以内，且越短越好。

参考文献

[1] Alison L. Salkeld, Eric K.C. Hau, Najmun Nahar, Jonathan R. Sykes, Wei Wang, David I. Thwaites. Changes in Brain Metastasis During Radiosurgical Planning. International Journal of Radiation Oncology Biology Physics, Volume 102, Issue 4, 2018, Pages 727-733, ISSN 0360-3016,https://doi.org/10.1016/j.ijrobp.2018.06.021.

[2] Zachary A. Seymour, Shannon E. Fogh, Sarah K. Westcott, Steve Braunstein, David A. Larson, Igor J. Barani, Jean Nakamura, Penny K. Sneed. Interval From Imaging to Treatment Delivery in the Radiation Surgery Age: How Long Is Too Long? International Journal of Radiation Oncology Biology Physics, Volume 93, Issue 1, 2015, Pages 126-132, ISSN 0360-3016,https://doi.org/10.1016/j.ijrobp.2015.05.001.

[3] Gilles Colin, Selma Ben Mustapha, Nicolas Jansen, Philippe Coucke, Laurence Seidel, Patrick Berkovic, Levente Janvary. Interval From Simulation Imaging to Treatment Delivery in SABR of Lung Lesions: How Long is Too Long for the Lung? doi: 10.1016/j.adro.2022.101132.

[4] Timothy P Hanna, et al.Mortality due to cancer treatment delay: systematic review and meta-analysis. doi: 10.1136/bmj.m4087

[5] Di Yan, et al.Adaptive radiation therapy.Doi: 10.1088/0031-9155/42/1/008

2　一体化 MR 引导直线加速器

2.1　国内 MR-LINAC 技术发展现状介绍

放疗是治疗癌症的重要手段之一，并且属于"无创"治疗。放疗过程无法看到体内肿瘤位置，因此目前市场上的主流放疗设备都是图像引导直线加速器。但是，当前市场上主流的图像引导加速器系统缺乏有效的软组织影像引导，在治疗过程中无法实时定位肿瘤，这极大地限制了全身各部位肿瘤放疗的精准性和有效性，尤其制约了跟随呼吸运动的多类胸腹部肿瘤的治疗。

国内的磁共振引导医用直线加速器设备研发整体上还落后于国际水平。2022 年，联影牵头申请国家重点研发计划"诊疗装备与生物医用材料"重点专项，获得国内放疗业界的广泛关注。该项目整机系统研制指标如表 11 所示。

表 11　整机系统研制指标

项目	参数指标
光子线能量	6 ～ 7MV
光子剂量率	不少于 450MU/min
内置多叶准直器（MLC）	≥ 120 片，支持动态治疗，中心片厚 ≤ 5mm
MRI	70cm 以上大孔径，加速器机架同轴设计
MR 场强	1.5T
系统等中心精度	± 0.5mm
剂量验证系统	实时监控放射剂量验证，剂量引导误差 ≤ 2%
影像引导定位误差	≤ 1mm
实时影像引导放疗的系统时延	≤ 0.5s
满功率连续稳定工作时间	≥ 30min
TPS 功能	自动器官勾画，调强技术，蒙特卡罗算法，自适应放疗
OIS 功能	网络互联，数据共享，患者及科室管理
国产化关键部件和技术	加速管，多叶准直器，TPS，OIS，治疗床，磁体，线圈
临床应用	MR-IGRT，MR 引导在线自适应放疗，MR 引导一站式放疗

目前现有 MR-linac 系统投入临床应用中的主要局限在于整体治疗时间偏长，单个患者在线自适应放疗开展耗时 40 ～ 90 分钟不等，严重局限了 MR-linac 的广泛临床应用；此外，MR-linac 设备成本高，机房空间要求高，进一步限制了相关技术的推广。为了充分发挥 MR-linac 的优越特性，未来 MR-linac 技术发展将主要聚焦在以下几个方面：

- 提高 MR-linac 成像与重建速度，包括常规结构影像及常用功能影像；
- 提高 MR-linac 束流剂量率，实现基于 MR-linac 的容积调强放疗技术，提升治疗效率；
- 引入人工智能自动分割、多模态配准和自动计划等技术，整合优化工作流，提升在线自适应放疗工作流效率；
- 开发治疗中实时三维成像及实时自适应放疗技术，不断降低系统延迟，提高治疗精度。

乘此重启放疗中高端设备发展之际，我国应该迅速投入力量开展磁共振加速器的研发，减少差距甚至达到领先的目标。

3　CT 模拟定位机

3.1　CT 模拟定位机（图 13）功能介绍

CT-Sim 是放射治疗中的关键技术，通过 CT 扫描获取患者解剖图像，帮助精确定位肿瘤。它最初用于放疗前的肿瘤定位，现在对治疗效果也至关重要。CT-Sim 模拟患者体位，提供肿瘤位置、大小和形状信息，支持放疗计划设计和验证。

CT-Sim 技术特点包括：

- 大孔径设计，适应各种固定技术，确保放疗精确性（图 14）。
- 高分辨率 CT 图像，帮助医生精确勾画肿瘤和周围组织，提高剂量计算准确性。
- 呼吸运动管理，实时监测器官和靶区运动，支持适应性治疗。
- 提供精确电子密度信息，提高剂量计算准确性，支持个性化治疗。

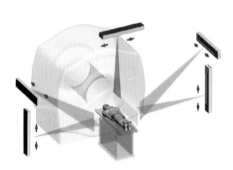

图 13　CT 模拟定位机

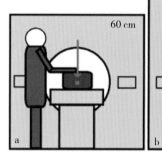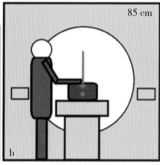

图 14　常规 CT 与大孔径 CT 对比图

3.2　设备原理和组成

3.2.1　基本成像原理

CT-Sim 的核心原理是基于 X 射线的计算机断层成像，通过高精度的射线探测器和先进的图像重建算法生成高质量的横断面图像。这些图像用于精确勾画肿瘤靶区和周围正常组织，以便进行精确的放射治疗计划。CT-Sim 系统包含了从数据采集到图像重建、再到部分治疗计划工作的完整流程。

- 数据采集：CT-Sim 通常采用多排探测器和系统能力下的最高转速，从而在短时间内采集大量断层数据，生成高分辨率的三维图像。
- 图像重建：传统 CT 使用滤波反投影算法（Filtered Back Projection, FBP）进行图像重建。该算法通过对采集的投影数据进行滤波和反向投影，生成横断面图像。现代 CT-Sim 系统大多也配备了迭代重建算法，能够更有效地减少噪声和伪影，提升图像质量，相较 FBP 重建，迭代重建可以在降低辐射剂量的同时提高图像质量。
- 治疗计划准备：CT-Sim 配备的软件通常支持添加定位点、复位、添加等中心点等功能，为后续的治疗计划设计提供便利。

3.2.2 CT 模拟定位机组成

CT-Sim 系统通常由诊断型大孔径 CT、平板床和模拟定位软件组成，此外，还需配备外置的患者定位激光灯。

大孔径 CT 孔径应至少为 85cm，以适应各种不同的患者定位和固定装置需求，如乳腺托架、侧卧位等。孔径设计使得在放疗过程中患者能够保持更自然的姿势，而不受限于传统 70cm 孔径的限制，这不仅提供了必要的空间灵活性，还增强了系统在不同临床场景中的适应性。

为确保每次扫描的物理位置准确性，机架系统的定位精度通常要求 ≤ ±1mm。

X 线球管及高压发生器是 CT-Sim 的核心组件之一，高压发生器功率应达到 60kW 及以上，kVp 范围在 80 ～ 130kV 之间，mA 范围至少为 30 ～ 400mA，且步进至少为 5mA。球管热容量应达到 MHU 级别及以上，阳极散热率需 ≥ 0.5MHU/min，从而确保在高频次使用、大范围曝光或采集呼吸周期较多的情况下维持系统的稳定性。双焦点设计的球管能够在不同的临床应用中提供更高的分辨率和更好的图像质量。

CT 探测器系统是保证输出高质量图像的关键因素。系统应具备多排探测器设计，每排探测器单元数量应 ≥ 650 个，且支持至少 16 层 /360° 的成像能力。

扫描及重建参数方面，CT-Sim 应支持多种扫描模式，包括定位像、断层扫描和螺旋扫描，扫描层厚通常在 3 ～ 5mm 之间，扫描速度 ≤ 0.6s/360°，最大扫描视野（SFOV）应 ≥ 600mm，重建矩阵至少为 512×512，空间分辨率可达 0% MTF 时 15 lp/cm。水的 CT 值精度需优于 0±5HU，空气的 CT 值精度优于 -1000±20HU，从而确保图像的精确性。系统还应具有自动 mA 调节方案和金属伪影校正算法，以提升图像质量。

CT 模拟系统还应配备专用的检查床或放疗专用的平床板，该平板通常由放疗专用的碳纤维材料制成，具备高强度和低射线吸收特性。检查床应至少能承载 181.4kg 的重量，且在承载 80kg 体重的患者时，床板下沉应 < 5mm。检查床的水平移动范围应 ≥ 170cm，水平可扫描范围 ≥ 150cm，移动速度 ≥ 100mm/s，确保能够快速且准确地调整患者位置。

系统主机部分应支持配置两个 ≥ 19 英寸的显示器，一个用于数据采集，另一个用于图像浏览和处理。主机硬盘容量应 ≥ 1TB，能够存储至少 200 000 幅 512 矩阵不压缩图像。系统支持 DICOM 3.0 标准，具备打印、存储、发送 / 接收、查阅和检索功能。为了数据的安全性，应只允许接入内部局域网而不支持连接外部网络。

模拟定位软件能够勾画组织轮廓、定义等中心点、生成数字重建放射影像（Digitally Reconstructed Radiograph, DRR），以支持医生进行精确的治疗计划制定和模拟，确保放疗剂量的准确计算。此外，CT-Sim 的患者数据、图像、体积和设备参数能够导出到治疗设备端、放疗计划系统（TPS）或肿瘤信息管理系统（OIS）。

其他配件如外置激光灯、高压注射器等也可作为 CT 模拟系统的一部分。通过这些设备来提升系统的功能性、操作的便利性和安全性。如，激光灯投影在患者平面上的长度应 ≥ 50cm，利用红色或绿色激光，在治疗前对患者进行精确的定位和标记。

高压注射器联动的功能则可以辅助医生在需要增强对比的扫描中能够快速、安全地注入对比剂。

为满足临床上对运动部位肿瘤，特别是胸部和腹部肿瘤的治疗需求，CT 模拟定位系统应具备呼吸运动管理的功能。利用呼吸门控技术和 4DCT 技术，系统能够在不同时间点或呼吸相位获取图像，生成动态的四维数据集。这些数据集可以详细反映肿瘤及其周围组织的运动轨迹，为精确的治疗计划制定提供关键支持。

3.3　国内 CT 模拟定位机产品介绍

国内大孔径 CT 设备制造商众多，其中联影医疗科技股份有限公司推出的 uCT 610 Sim 系统（图 15）以其卓越的性能和设计脱颖而出。

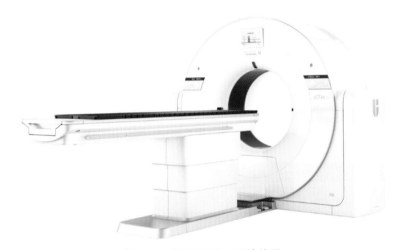

图 15　uCT 610 Sim 系统外观

该系统具有 87cm 的超大孔径，适用于各种放疗附件和特殊体位的患者，如乳腺癌托架和肥胖患者的定位，提升了临床操作的灵活性和患者的舒适度。该系统的扩展重建视野算法可以将传统 700mm 的视野扩展到 870mm 大小，甚至该算法可将扩展部分的 CT 值准确性提升到 ±20HU，对于边界线显示的精确性可以达到 ±1.5mm，在勾画皮肤边界时，整体过渡更自然（图 16）。

uCT 610 Sim 配备了 40 排时空探测器，最大可实现 80 层的扫描能力，结合 0.55mm 的精细探测器单元和 1024×1024 像素的图像重建矩阵，能够提供高分辨率的影像。这种高精度成像对于精确勾画肿瘤靶区、危及器官及其周围正常组织的边界至关重要，有助于优化放射剂量的分布，从而最大程度减少对正常组织的辐射损伤。

在时间分辨率方面，uCT 610 Sim 的扫描速度达到 0.37s/ 圈，有效减少了呼吸伪影的影响。结合其长达 200s 的连续曝光能力，该系统能够在长时间扫描过程中维持高质量影像，特别适用于需要呼吸门控和大范围扫描的应用场景。这一特性使 uCT 610 Sim 在精确捕捉动态变化和复杂解剖结构方面表现突出（图 17）。

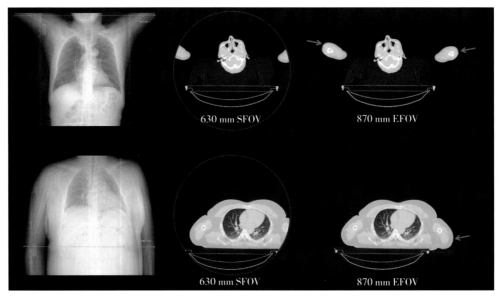

图 16　使用扩展视野后的结果

转速	螺距	扫描长度	扫描时间	准直	层厚	CTDIvol	平均呼吸频率
0.37s	0.0863	774 mm	150.2 s	22 mm	3 mm	22.898 mGy	16 rpm

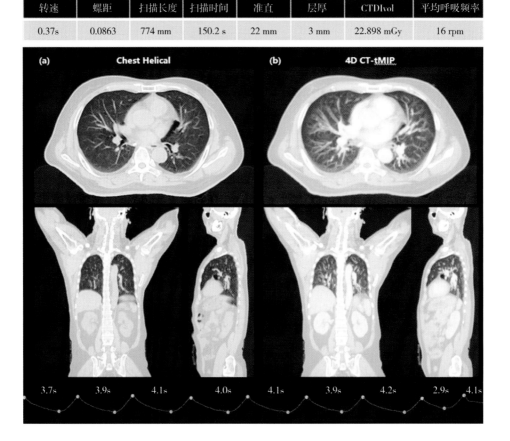

图 17　可扫描范围长达 744mm，时间－最大密度投影图像可汇总肿瘤和器官的运动信息，从而达到减弱呼吸运动伪影的目的

此外，uCT 610 Sim 还具备多种功能，如支持 70kV 低管电压成像，结合 uDose 智能 mA 调节技术和 KARL 3D 双域迭代重建降噪算法，在降低辐射剂量的同时保持图像质量。系统支持压力传感腹部绑带和光学体表呼吸门控，同时支持前瞻和回顾式采集方式，确保影像的准确性、稳定性以及临床应用的灵活性。通过其独创的智能铅点识别和复位匹配功能，uCT 610 Sim 可显著临床工作效率，减少人为干预，提高操作的准确性和效率。

3.4 CT 模拟定位机未来技术发展

近年来，随着计算能力和图像处理技术的进步，CT Sim 的功能和性能得到了显著提升。高分辨率和低剂量成像技术的结合，使 CT Sim 能够提供更清晰的图像，同时降低了患者的辐射剂量。人工智能和机器学习技术的引入，特别是深度学习算法的应用，使 CT Sim 在图像重建和处理方面取得了重要进展。例如，CT Sim 能够自动勾画肿瘤和重要器官，从而减少人为操作的误差和时间消耗。

多模态影像融合在 CT Sim 中的应用前景广阔。通过将 CT 影像与其他影像模式（如 MRI、PET）相结合，可以提供更丰富的诊断信息，有助于制定精确的治疗计划。这对于需要高软组织分辨率的复杂病例尤为重要。然而，CT Sim 技术仍面临一些挑战，如在保证图像质量的同时进一步降低辐射剂量、提高扫描速度和处理效率等。尤其是运动伪影和呼吸运动影响的处理，仍然需要开发更有效的解决方案。

未来，随着技术的不断进步，CT Sim 在放射治疗中的应用将更加广泛和深入。特别是随着个性化医学的发展，CT Sim 有望提供更加定制化的影像解决方案，以满足不同患者的个体需求。通过不断改进硬件和软件系统，CT Sim 将在提高治疗精确性和患者安全性方面发挥更大的作用。

参考文献

[1] CT 模拟定位技术临床操作指南中国专家共识（2021 版）

[2] Quality assurance for computed-tomography simulators and the computed tomography-simulation process: Report of the AAPM Radiation Therapy Committee Task Group No. 66

[3] Technical specifications of radiotherapy equipment for cancer treatment. The World Health Organization (WHO)/ International Atomic Energy Agency (IAEA)

[4] Saw CB, Chen H, Beatty RE, Wagner H Jr. Multimodality image fusion and planning and dose delivery for radiation therapy. Med Dosim. 2008 Summer;33(2):149-55.

[5] Tunissen SAM, Moriakov N, Mikerov M, Smit EJ, Sechopoulos I, Teuwen J. Deep learning-based low-dose CT-Simulator for non-linear reconstruction methods. Med Phys. 2024; 1-15.

[6] Xiadong Li, Enle Chen, Bina Guo, Wan Yang, Ruozhen Han, Chengcheng Hu, Lidan Zhang, Chuandi Pan, Shenglin Ma, Yu Kuang.(2020)The impact of respiratory motion and CT pitch on the robustness of radiomics feature extraction in 4DCT lung imaging.Computer Methods and Programs in Biomedicine, 2020.105719.

4 MR 模拟定位机

20世纪80年代,磁共振成像（MRI）技术开始在医学影像学中得到广泛应用,极大地推动了医学影像学的发展,因其分辨率高和软组织对比度高,能够更清晰地显示肿瘤的内部结构,逐渐成为放射治疗计划中不可或缺的一部分,从而使放疗治疗更加精准有效,并能更好地保护正常组织。时至今日,MRI已广泛应用于各部位肿瘤的精准治疗规划,推动了个性化治疗的进程。

4.1 MR 模拟定位机的组成

磁共振放疗模拟定位机（MR Simulator, MR-Sim）是用于放射治疗前精确定位的重要设备,其主要组成包括磁体系统、射频系统、梯度系统、接收线圈以及计算机辅助系统。此外,还配备了放疗专用的外置三维激光定位系统和体位固定装置,以满足临床需求。

4.1.1 磁体系统

磁体系统是磁共振设备的核心组件,负责提供稳定且均匀的磁场环境。磁体性能的关键指标包括磁场强度和磁场均匀度,这些指标直接影响到成像质量和定位精度。

4.1.2 射频系统

射频系统由射频线圈、射频发生器、射频放大器组成,主要用于发射射频脉冲,激发成像区域。射频线圈是该系统中最重要的部分,分为发射线圈（Transmit Coil）、接收线圈（Receiver Coil）及发射/接收线圈（T/R Coil）。其中,正交线圈（Quadrature Coil, QC）作为磁共振内部的关键部件,既可以发射射频脉冲,也能够接收磁共振信号,但其主要功能是激发质子共振以产生成像信号。

4.1.3 梯度系统

梯度系统用于在空间方向上实现磁场的线性变化,从而对磁共振信号进行精确的空间定位。该系统由梯度线圈、梯度放大器、模数转换器和梯度控制器组成,负责产生用于成像的梯度磁场,进而生成梯度回波信号。

4.1.4 接收线圈

接收线圈包括表面柔线圈、体部相控阵线圈以及针对特定部位的专用线圈。根据线圈的使用范围可以分为:全容积线圈、部分容积线圈、表面线圈、体腔内线圈、相控阵线圈。为了确保放疗模拟定位的准确性,接收线圈需要在不接触患者的情况下尽量靠近人体,以提高信号接收质量和图像信噪比。

4.2 与传统 MR 的区别

磁共振模拟定位机（MR-Sim）是放射治疗领域的重要设备,用于治疗部位的精准定位、靶区及危及器官的勾画以及确定治疗参数（如机架和机头角度、照射范围等）。相比于传统的诊断磁共振系统,MR-Sim 在软硬件配置和功能设计上有着显著区别。

为了满足放疗定位的特殊需求,MR-Sim 需具备以下特点:
- 大扫描孔径:磁共振成像的扫描孔径与 CT 有所不同,受限于超导磁共振的物理硬件条件,磁共振难以像大孔径 CT 那样实现 85cm 甚至 90cm 的孔径。实际上,70cm 的孔径已经被视为大孔径。这是因为增大扫描孔径需要增加线圈的匝数，从而显著增加磁体的尺寸和重量。此外，随着孔径的增大，对磁场均匀度的要求也相应提高，技术挑战更为严峻。目前，主流的磁共振放疗模拟定位机（MR-Sim）扫描孔径已可达到 ≥75cm，以满足放疗定位的摆位需求。上海联影医疗科技突破了这一领域近 20 年的技术瓶颈，推出了业内首创的 75cm 超大孔径 3T 磁共振——uMR Omega，因其创新设计而备受关注。

- 外置激光灯定位系统：与传统 MR 不同，MR-Sim 需要利用激光灯进行精确的摆位、复位和空间坐标定位，因此额外配置了外置激光灯系统。
- 放疗专用接收线圈桥架：放疗模拟定位要求线圈不能直接接触患者，因此设计了专门的桥架，以确保线圈在不压迫患者的情况下尽可能贴近身体。
- 放疗专用平板床：MR-Sim 的扫描床板设计与放疗床板一致，保证在治疗计划制定过程中能够与实际治疗条件相匹配。
- 放疗定位专用扫描序列：为了适应不同的放疗定位需求，MR-Sim 配置了专门的扫描序列，与普通诊断磁共振系统有显著差异。
- 放疗质控体模与质控程序：为确保高精度成像，MR-Sim 配备了专用的质控体模及相关质控程序，支持物理师进行精确的质控扫描。

MR-Sim 与传统磁共振系统的不同之处不仅体现在硬件配置上，还包括了专为放疗定位设计的工作流程。例如，uMR Omega 凭借其超大孔径设计，为放疗模拟定位提供了更广阔的摆位空间，特别是在需要使用体位固定装置时，其灵活性得到了极大提升。

4.3　磁共振用于放射治疗的优势

和目前模拟定位的"金标准"CT 相比，MRI 引导放射治疗主要有以下几点优势：

- 卓越的软组织对比度：MRI 提供了极高的软组织对比度，使肿瘤靶区与周围危及器官的勾画更加精准。
- 无电离辐射：MRI 不产生电离辐射，因此患者可以在放疗前、中、后进行多次扫描，而无需担心辐射累积。
- 丰富的功能成像与定量技术：MRI 的多参数成像序列和定量技术可以评估肿瘤及周围组织的生物学特性，从而优化治疗计划并预测潜在的副作用。

国内制造商，如上海联影医疗科技的 uMR Omega Sim 系统（图 18），以其超大孔径和先进的磁体设计，显著提升了放疗模拟定位的精准度和灵活性。其采用的超大内径净磁体制造方案，提供了 75cm 的突破性孔径，为 MR-RT 临床应用提供更宽阔的固定、摆位空间。尤其是孔径上方两侧，拥有显著提升的空间冗余，对于需求患者手臂上举固定的仰卧位特殊体位或 SBRT 固定患者，提供更大的摆位自由度，让乳腺癌模拟定位等特殊场景进入临床常规。并结合高阶匀场技术，实现了前所未有的磁场均匀度，支持 60cm 超大 FOV 的成像，为高精度放疗模拟定位奠定了坚实的硬件基础。

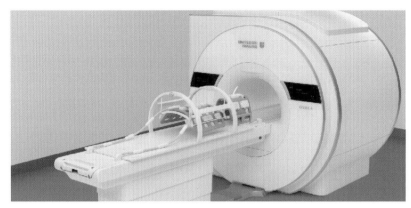

图 18　uMR Omega Sim 系统

此外，uMR Omega 还搭载了联影的智能技术平台 uAIFI Technology，融合了多项全球首创的技术应用，如 SuperFlex Coil 超柔线圈、EasySense 生命感知技术、DeepRecon AI 降噪保真成像技术以及获 FDA 认证的磁共振加速技术 ACS。这些技术的结合，使得在短时间内获得高质量图像成为可能，尤其在儿童患者的扫描过程中，其人性化设计显著提升了扫描成功率和患者体验。

磁体是磁共振的最核心部件，尤其对于以精确配准、勾画为首要目标的 MR-RT 放射治疗模拟定位系统，系统磁场均匀度的优劣直接制约了空间几何精度。uMR Omega 克服种种工程学难题及整体工业设计挑战，采用了行业内独创的超大孔径净磁体制造方案，将净磁体孔径做到了业界前所未有的97cm。革新的超大内径为 3.0T 磁共振梯度、射频等核心系统以及制冷、匀场、屏蔽等部件留下了充足的空间，从而在保证高性能梯度与射频的基础上，使 3.0T 放疗模拟定位检查净孔径首次达到了突破性的 75cm，一举打破了行业最高 70cm 检查孔径的历史壁垒。

不仅如此，uMR Omega 超大孔径环境下最优磁体结构设计，与常规 3.0T 超导磁体相比超导线绕制密度提升 15%。结合领先的高阶匀场技术，实现在 3.0T 磁共振模拟定位系统最重要系统指标——磁体均匀度，超越了目前所有在售大孔径设备，同时实现了 60cm 超大 FOV 的成像，为高精度放疗模拟定位提供了坚实的硬件基础。

除了硬件上更注重扫描体验外，Omega 全面搭载了联影智能技术平台 uAIFI Technology，具备一系列全球首创的技术应用：引领线圈材质革命，实现超高单元密度 + 零距离采集的 SuperFlex Coil 超柔线圈技术；全球首次在医学影像磁共振领域使用的双源毫米波相控阵雷达 EasySense 生命感知技术，实现非接触式智能遥感人体生命体征；全球首次覆盖 2D/3D 的 DeepRecon 人工智能降噪保真成像技术；以及全球首个获得 FDA 认证的基于 AI 的磁共振加速技术 ACS，可以实现全身各部位的百秒成像。

儿童进行磁共振扫描一直是一个让医院头疼的问题，儿童高度的不配合让进行一次成功的儿童磁共振扫描非常不易，但是 Omega 可以提供了一个新选择，可以实现儿童在接受俯卧位扫描（图 19）时，其母亲侧躺在孩子身侧进行了陪伴扫描。75cm 的大孔径、星空顶、毯子般的 SuperFlex 超柔线圈、ACS 和 DeepRecon 技术的加持，再加上目前的陪伴，使得在短时间内成功获得了高质量图像，帮助手术团队确定最佳手术方案。

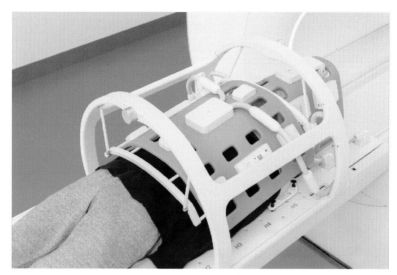

图 19　俯卧位扫描

不仅如此，得益于 75cm 超大孔径，与传统设备相比，uMR Omega 在磁共振引导下放射治疗模拟定位与神经外科手术磁共振"实时"术中引导等临床场景，拥有无可比拟的技术优势，搭配放疗模拟定位专门设计的线圈支架，贴合度高、重量极轻，几乎不会对身体造成挤压变形，因此在放疗模拟定位中甚至可以去掉支架，直接将超柔线圈置于患者成像部位即可，为患者提供高精度成像方案。

4.4　结论

许多研究表明，在放射治疗过程中经常进行影像学检查及评估，随时调整治疗计划对癌症患者有更好的治疗效果。MRI 出色的软组织对比度、丰富的功能成像信息，在引导放射治疗方面能够提供非常大的帮助，从而实现真正的个性化、实时成像引导。

综上所述，越来越多的医院重视磁共振在放疗中的应用，而 MR 模拟定位更加频繁的临床应用使得磁共振引导放射治疗的趋势不断加速，而且磁共振的新技术还在不断发展，很多新技术将改变传统的工作流程，使得临床应用更加广泛。

参考文献

[1] Paulson, Eric S., Crijns, Sjoerd P M., Keller, Brian M., Wang, Jihong., Schmidt, Maria A.. Consensus opinion on MRI simulation for external beam radiation treatment planning. Radiotherapy and oncology : Journal of the European Society for Therapeutic Radiology and Oncology, 2016, 121(2):187-192.

[2] Price, Ryan G., Kim, Joshua P., Zheng, Weili., Chetty, Indrin J., Glide-Hurst, Carri.. Image Guided Radiation Therapy Using Synthetic Computed Tomography Images in Brain Cancer. International Journal of Radiation Oncology, Biology, Physics, 2016, 95(4):1281-9.

[3] Glide-Hurst, Carri K., Wen, Ning., Hearshen, David., Kim, Joshua., Pantelic, Milan.. Initial clinical experience

with a radiation oncology dedicated open 1.0T MR-simulation. Journal of Applied Clinical Medical Physics, 2015, 16(2):5201.

[4] Lawrence, Liam S P., Chan, Rachel W., Chen, Hanbo., Stewart, James., Ruschin, Mark.. Diffusion-weighted imaging on an MRI-linear accelerator to identify adversely prognostic tumour regions in glioblastoma during chemoradiation. Radiotherapy and Oncology: Journal of the European Society for Therapeutic Radiology and Oncology, 2023.

[5] Sherr, David L.. Positioning during radiotherapy for breast cancer. JAMA, 2013, 309(2).

[6] Devicienti, Salvatore., Strigari, Lidia., D'Andrea, Marco., Benassi, Marcello., Dimiccoli, Vincenzo.. Patient positioning in the proton radiotherapy era. Journal of Experimental & Clinical Cancer Research : CR, 2010, 29:47.

[7] Haynor, D R., Borning, A W., Griffin, B A., Jacky, J P., Kalet, I J., Radiotherapy planning: direct tumor location on simulation and port films using CT. Part I. Principles. Radiology, 1986, 158(2):537-40.

[8] Westerhoff, Jasmijn M., Daamen, Lois A., Christodouleas, John P., Christodouleas, John P., Blezer, Erwin L A.. Safety and Tolerability of Online Adaptive High-Field Magnetic Resonance-Guided Radiotherapy. JAMA network open, 2024.

[9] Hall, William A., Paulson, Eric., Li, X Allen., Erickson, Beth., Schultz, Christopher. Magnetic resonance linear accelerator technology and adaptive radiation therapy: An overview for clinicians. CA: a Cancer Journal for Clinicians, 2021, 72(1):34-56.

[10] Baumann, Michael., Baumann, Michael., Baumann, Michael., Baumann, Michael., Baumann, Michael.. Radiation oncology in the era of precision medicine. Nature Reviews. Cancer, 2016, 16(4):234-49.